全国中医药行业高等职业教育"十四五"规划教材

全国高等医药职业院校规划教材（第六版）

中药调剂技术

（第三版）

（供中医药类专业用）

主　编　赵宝林　杨守娟

全国百佳图书出版单位

中国中医药出版社

·北 京·

图书在版编目（CIP）数据

中药调剂技术 / 赵宝林，杨守娟主编 . -- 3 版 .
北京：中国中医药出版社，2024. 12. --（全国中医药
行业高等职业教育"十四五"规划教材）.
ISBN 978-7-5132-9002-9

Ⅰ . R283

中国国家版本馆 CIP 数据核字第 2024BB1237 号

融合教材服务说明

全国中医药行业职业教育"十四五"规划教材为新形态融合教材，各教材配套数字教材和相关数字化教学资源（PPT 课件、视频、复习思考题答案等）仅在全国中医药行业教育云平台"医开讲"发布。

资源访问说明

到"医开讲"网站（jh.e-lesson.cn）或扫描教材内任意二维码注册登录后，输入封底"激活码"进行账号绑定后即可访问相关数字化资源（注意：激活码只可绑定一个账号，为避免不必要的损失，请您刮开序列号立即进行账号绑定激活）。

联系我们

如您在使用数字资源的过程中遇到问题，请扫描右侧二维码联系我们。

中国中医药出版社出版

北京经济技术开发区科创十三街 31 号院二区 8 号楼

邮政编码　100176

传真　010-64405721

保定市西城胶印有限公司印刷

各地新华书店经销

开本 850×1168　1/16　印张 12.25　字数 329 千字

2024 年 12 月第 3 版　2024 年 12 月第 1 次印刷

书号　ISBN 978 - 7 - 5132 - 9002 - 9

定价　47.00 元

网址　www.cptcm.com

服 务 热 线　010-64405510
购 书 热 线　010-89535836
维 权 打 假　010-64405753

微信服务号　zgzyycbs
微商城网址　https://kdt.im/LIdUGr
官 方 微 博　http://e.weibo.com/cptcm
天猫旗舰店网址　https://zgzyycbs.tmall.com

如有印装质量问题请与本社出版部联系（010-64405510）

全国中医药行业高等职业教育"十四五"规划教材
全国高等医药职业院校规划教材（第六版）

《中药调剂技术》编委会

主　编

赵宝林（安徽中医药高等专科学校）　　　　杨守娟（山东中医药高等专科学校）

副主编

张立庆（山东药品食品职业学院）　　　　　刘　青（四川中医药高等专科学校）

李飞艳（湖南中医药高等专科学校）　　　　赵丽娜（郑州铁路职业技术学院）

涂爱国（江西中医药高等专科学校）　　　　鞠　康（亳州职业技术学院）

冯　婧（重庆医药高等专科学校）

编　委（以姓氏笔画为序）

韦德群（遵义医药高等专科学校）　　　　　刘舜慧（漳州卫生职业学院）

李　勇（邢台医学院）　　　　　　　　　　李红侠（渭南职业技术学院）

杨发建（保山中医药高等专科学校）　　　　杨冰冰（济南护理职业学院）

杨明宇（沧州医学高等专科学校）　　　　　张　娟（泰山护理职业学院）

陈　赋（安徽省张恒春药业股份有限公司）　陈春苗（江苏医药职业学院）

房玲燕（山东中医药高等专科学校）　　　　骆莉莉（安徽中医药高等专科学校）

高金星（湖北中医药高等专科学校）　　　　唐莉莉（芜湖医药健康职业学院）

全国中医药行业高等职业教育"十四五"规划教材
全国高等医药职业院校规划教材（第六版）

《中药调剂技术》
融合出版数字化资源编创委员会

主　编

赵宝林（安徽中医药高等专科学校）　　　　杨守娟（山东中医药高等专科学校）

副主编

骆莉莉（安徽中医药高等专科学校）　　　　张立庆（山东药品食品职业学院）

刘　青（四川中医药高等专科学校）　　　　李飞艳（湖南中医药高等专科学校）

赵丽娜（郑州铁路职业技术学院）　　　　　涂爱国（江西中医药高等专科学校）

鞠　康（亳州职业技术学院）　　　　　　　冯　婧（重庆医药高等专科学校）

编　委（以姓氏笔画为序）

韦德群（遵义医药高等专科学校）　　　　　刘舜慧（漳州卫生职业学院）

李　勇（邢台医学院）　　　　　　　　　　李红侠（渭南职业技术学院）

杨发建（保山中医药高等专科学校）　　　　杨冰冰（济南护理职业学院）

杨明宇（沧州医学高等专科学校）　　　　　张　娟（泰山护理职业学院）

陈　赋（安徽省张恒春药业股份有限公司）　陈春苗（江苏医药职业学院）

房玲燕（山东中医药高等专科学校）　　　　高金星（湖北中医药高等专科学校）

唐莉莉（芜湖医药健康职业学院）　　　　　崔家泉（建昌帮药业有限公司）

前　言

"全国中医药行业高等职业教育'十四五'规划教材"是为贯彻党的二十大精神和习近平总书记关于职业教育工作和教材工作的重要指示批示精神，落实《中医药发展战略规划纲要（2016—2030年）》（以下简称《纲要》）等文件精神，在国家中医药管理局领导和全国中医药职业教育教学指导委员会指导下统一规划建设的，旨在提升中医药职业教育对全民健康和地方经济的贡献度，提高职业技术院校学生的实践操作能力，实现职业教育与产业需求、岗位胜任能力严密对接，突出新时代中医药职业教育的特色。鉴于由中医药行业主管部门主持编写的"全国高等医药职业院校规划教材"（三版以前称"统编教材"）在2006年后已陆续出版第三版、第四版、第五版，故本套"十四五"行业规划教材为第六版。

中国中医药出版社是全国中医药行业规划教材唯一出版基地，为国家中医、中西医结合执业（助理）医师资格考试大纲和细则、实践技能指导用书，全国中医药专业技术资格考试大纲和细则唯一授权出版单位，与国家中医药管理局中医师资格认证中心建立了良好的战略伙伴关系。

本套教材由50余所开展中医药高等职业教育的院校及相关医院、医药企业等单位，按照教育部公布的《高等职业学校专业教学标准》内容，并结合全国中医药行业高等职业教育"十三五"规划教材建设实际联合组织编写。本套教材供中医学、中药学、针灸推拿、中医骨伤、中医康复技术、中医养生保健、护理、康复治疗技术8个专业使用。

本套教材具有以下特点：

1. 坚持立德树人，融入课程思政内容和党的二十大精神。把立德树人贯穿教材建设全过程、各方面，体现课程思政建设新要求，发挥中医药文化的育人优势，推进课程思政与中医药人文的融合，大力培育和践行社会主义核心价值观，健全德技并修、工学结合的育人机制，努力培养德智体美劳全面发展的社会主义建设者和接班人。

2. 加强教材编写顶层设计，科学构建教材的主体框架，打造职业行动能力导向明确的金教材。教材编写落实"三个面向"，始终围绕中医药职业教育技术技能型、应用型中医药人才培养目标，以学生为中心，以岗位胜任力、产业需求为导向，内容设计符合职业院校学生认知特点和职业教育教学实际，体现了先进的职业教育理念，贴近学生、贴近岗位、贴近社会，注重科学性、先进性、针对性、适用性、实用性。

3. 突出理论与实践相结合，强调动手能力、实践能力的培养。鼓励专业课程教材融入中医药特色产业发展的新技术、新工艺、新规范、新标准，满足学生适应项目学习、案例学习、模块化学习等不同学习方式的要求，注重以典型工作任务、案例等为载体组织教学单元，有效地激发学生的学习兴趣和创新潜能。同时，编写队伍积极吸纳了职业教育"双师型"教师。

4. 强调质量意识，打造精品示范教材。将质量意识、精品意识贯穿教材编写全过程。教材围绕"十三五"行业规划教材评价调查报告中指出的问题，以问题为导向，有针对性地对上一版教材内容进行修订完善，力求打造适应中医药职业教育人才培养需求的精品示范教材。

5. 加强教材数字化建设。适应新形态教材建设需求，打造精品融合教材，探索新型数字教材。将新技术融入教材建设，丰富数字化教学资源，满足中医药职业教育教学需求。

6. 与考试接轨。编写内容科学、规范，突出职业教育技术技能人才培养目标，与执业助理医师、药师、护士等执业资格考试大纲一致，与考试接轨，提高学生的执业考试通过率。

本套教材的建设，得到国家中医药管理局领导的指导与大力支持，凝聚了全国中医药行业职业教育工作者的集体智慧，体现了全国中医药行业齐心协力、求真务实的工作作风，代表了全国中医药行业为"十四五"期间中医药事业发展和人才培养所做的共同努力，谨此向有关单位和个人致以衷心的感谢。希望本套教材的出版，能够对全国中医药行业职业教育教学发展和中医药人才培养产生积极的推动作用。需要说明的是，尽管所有组织者与编写者竭尽心智，精益求精，本套教材仍有一定的提升空间，敬请各教学单位、教学人员及广大学生多提宝贵意见和建议，以便修订时进一步提高。

国家中医药管理局教材办公室

全国中医药职业教育教学指导委员会

2024 年 12 月

编写说明

　　《中药调剂技术》是全国中医药行业高等职业教育"十四五"规划教材之一。本教材是依据《国务院关于印发国家职业教育改革实施方案的通知》《关于深化现代职业教育体系建设改革的意见》《关于推动现代职业教育高质量发展的意见》等有关文件精神，根据全国中医药职业教育教学指导委员会对"十四五"规划教材的要求进行编写，以满足中医药健康产业发展和建设"健康中国"的需要，促进教学质量和人才培养质量的不断提高。

　　本教材在编写过程中融入课程思政内容及党的二十大精神，以工作过程系统化的课程开发为设计理念，把具体工作过程转化为教学项目。以工作内容为教学项目支撑，力求做到知识为技能服务，坚持技能实用的原则。根据中药调剂岗位的工作内容和任务，分为中药调剂岗位认知、中药饮片调剂技术、中成药调剂技术、中药贮藏与养护技术、技能实训等5个模块，每个模块包含若干个项目，每一项目下又包含具体工作任务。按照模块、项目、任务组织教材内容，以便更好地体现项目引领、任务驱动的高等职业技术教育教学模式。为了便于学生学习、掌握、检测各知识要点，在保持教材主体框架不变的基础上，设计生动、活泼的学习目标、知识链接、复习思考题等模块，以满足教学互动需求，提升教材的可读性、趣味性，适当增加信息量。本教材提供多媒融合配套增值服务，实现纸质教材与数字教材融合，充分利用"医开讲"智慧云服务平台提供的演示文稿（PPT）、题库和微课等教学资源，以满足教师日常教学、在线教学和学生自学等多种需求。

　　本教材的编写分工：模块一中项目一由赵宝林编写，项目二由杨守娟编写；模块二中项目一由张立庆编写，项目二由张娟编写，项目三由李飞艳编写，项目四（任务一、任务二）由鞠康编写，项目四（任务三）由刘青编写，项目五由杨明宇编写，项目六由赵丽娜编写，项目七（任务一、任务二）由李勇编写，项目七（任务三）由唐莉莉编写，项目八由房玲燕编写，项目九由涂爱国编写，项目十、模块五（实训一至实训五）由骆莉莉编写；模块三中项目一由李红侠编写，项目二（任务一）由杨冰冰编写，项目二（任务二）由陈春苗编写，项目二（任务三、任务四）由高金星编写；模块四中项目一由刘舜慧编写，项目二（任务一）由冯婧编写，项目二（任务二）由杨发建编写，项目三由韦德群编写；模块五（实训六至实训十）由陈赋编写。赵宝林负责全书统稿工作。

　　本教材适用于高职高专院校中药学等专业使用，亦可作为中药技能竞赛、职业资格考试和执业药师资格考试，以及中药行业企业在职人员的参考用书。

　　本教材在编写过程中得到中国中医药出版社及各参编同志的全力支持。同时参阅了多位专家、学者及同行的著作及相关资料，在此一并表示衷心的感谢！

　　限于编者的水平，书中难免有错漏和不妥之处，敬请专家学者和各校师生提出宝贵的批评意见，以便进一步修订完善。

《中药调剂技术》编委会

2024 年 9 月

目 录

扫一扫，查看
本教材全部配
套数字资源

模块一 中药调剂岗位认知

中药调剂是中医药学的重要组成部分，在古籍记载中，中药调剂的名称为"合药分剂""合和""合剂"，其起源可追溯到传说中的三皇五帝时期。中药只有经过合理调剂才能进入机体，充分发挥药效。中药调剂是确保药物临床疗效的关键环节，它是一项专业技术很强并负有法律责任的专业操作技术。

项目一 认识中药调剂

【学习目标】

1. 掌握中药调剂的概念。
2. 熟悉中药调剂的起源与发展。
3. 了解中药调剂人员的职责和中药调剂工作的依据。

一、中药调剂的概念

中药调剂是以中医药理论为基础，根据医师处方或患者需求，按照配方程序和原则，及时、准确地将中药饮片或中成药调配给患者使用的过程，它是一项负有法律责任的专业操作技术。

根据调配内容和操作技术的不同，中药调剂分为中药饮片调剂和中成药调剂两部分。中药饮片调剂是根据医师处方要求，将加工合格的不同中药饮片调剂成可供患者内服或外用汤剂的过程。中成药调剂是根据医师处方要求，调配各种中成药，或根据患者的轻微病症来指导患者购买中成药非处方药的过程。

中药调剂工作是一项复杂而严谨的技术工作，它直接关系到中医临床治疗效果和用药安全。只有符合医师处方要求，正确无误地调配药物，才能使中医理、法、方、药取得一致，更好地为广大患者服务。

二、中药调剂的起源与发展

中药调剂的起源与发展经历了长期的实践过程，是历代前贤通过逐渐积累的极为丰富的经验，形成的学术性、技术性较强的一门学科。据《战国策》载，远在夏禹时代，我们的祖先已能人工酿酒。甲骨文中有"鬯其酒"的记载。后汉班固《白虎通义·考黜篇》解释："鬯者，以百草之香郁金合而酿之。"郁金是一种药用植物，以此根酿酒，其色黄如金。可见，"鬯其酒"就是一种经过调剂配制而成的色美味香的药酒，这是较早的中药调剂实践。

中药调剂最早的文献记载是《汤液经法》。该书为商代宰相伊尹所著，是劳动人民长期采药

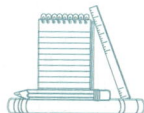

用药及烹调实践经验的总结。故《史记·殷本纪》记载:"伊尹……以滋味说汤。"汤液即汤剂,汤液的发明和使用标志着中药调剂的诞生,推动了中医药的发展。

周代的宫廷医生已有明确的分工。据《周礼·天官》载,当时的"医师"为众医之长,"掌医之政令,聚毒药以供医事"。医师之下设有"府"职,掌司药物。这是中国医药史上有关专职药物调剂的最早记录。

我国现存最早的方书《五十二病方》载方约300首,已有丸、散、汤等剂型。如所载的4个治疗外伤、疥癣的水银膏方,主要用猪脂作基质,个别还配有丹砂、雄黄等制成软膏,标志着中药调剂实践已具雏形。

成书于春秋战国时期的《黄帝内经》,书中总结了有关处方、配伍的理论。《素问·至真要大论》记载:"主病之谓君,佐君之谓臣,应臣之谓使,非上下三品之谓也。"同时记载了简单的方剂13首。《灵枢·邪客》中有关"半夏汤"的记载:"其汤方以流水千里以外者八升……沸,置秫米一升,治半夏五合……去其滓,饮汁一小杯,日三,稍益,以知为度……久者,三饮而已也。"即是一个调剂实例。《黄帝内经》的出现为中药调剂理论的形成奠定了理论基础。

秦国统一六国,建立中央集权的封建帝国,据杜佑《通典》记载:"秦有太医令丞主医药。"东汉建武元年(25年),朝廷曾设置药丞、主药、主方等职分管皇帝的药品和配方,自此医事管理与药事管理开始有较明确的分工。

汉平帝"元始五年,举天下通知方术本草者所在,诏传遣诣京师",就是说政府出面组织医药人员从事本草的编纂工作。故于后汉时出现了我国第一部总结药物作用基本规律的药物学专著《神农本草经》。《神农本草经》是我国现存最早的药物学专著,载药365种,具体介绍了药物的采收、配伍及加工炮制方法,药物质量的优劣与真伪鉴别,以及用法与服法等调剂知识。

东汉名医张仲景《伤寒杂病论》中记载了丰富的调剂内容。如中药制剂除汤剂外,还有文蛤散吹鼻、蜜煎导方做肛门栓剂、猪胆汁方灌肠、捣韭汁滴耳、头风摩散作散剂、蛇床子散为坐药等,都对后世有极大影响。尤其对汤药的调剂要求,包括煎药的火候,溶媒(有酒、蜜、浆水、泉水、井华水等),煎法(有水煮、去渣再煎、分煎、渍干、取汁、先煎、后下、烊化、冲服等),服法(有温服、顿服、分次或连续服、逐渐加量及发病前服等),以及服量、禁忌等,论述详尽。且强调药物调剂必须遵循一定法度,不可违背药性。

从秦到汉,有关药物调剂的分工更见精细。如西汉时设典领方药、本草待诏,东汉时设有药丞、中宫药长、尝药太医等职,均从事中药调剂工作。嗣后,晋沿汉魏旧制。北周至唐皆设有"主药",专司调剂管理。

晋代葛洪编著的《肘后备急方》,收载成药数十种,在配方、制作方法上又有新的发展,如羊肝丸,采用动物脏器羊肝配伍黄连治目疾。所收载之剂型有铅硬膏、蜡丸、锭剂、条剂、灸剂、熨剂等,并著有《抱朴子内篇》专论炼丹。

南朝刘宋时,雷敩撰成《雷公炮炙论》三卷。该书讨论了药物的炮炙和熬煮、修治等调剂理论和方法,对后世影响甚大。

梁代陶弘景著《本草经集注》,设"合药分剂"专篇论述药物调剂方面内容,所收载成药剂型有酒剂、丸剂、散剂、膏剂等,该书就古今药用度量衡制进行了有益的考证。

唐代的"太医署"设有府、主药、药童、药园师、药园生等,以司药职。由唐政府颁行的《新修本草》载药844种,被公认为世界上最早由国家颁行的药典。该书在补充古书未载药品,修订内容有错的记载,介绍和规范药物的性味、产地、功效、禁忌等方面,做了大量工作。

孙思邈的《备急千金要方》中,记载了大量有关处方用药、服药、藏药等的调剂知识,并

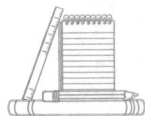

具体介绍了秤、斗、升、合、铁臼、箩筛、刀、磁钵等中药调剂工具，很有现实意义。

宋代已将药物调剂知识作为翰林医官考核录用的重要内容。据《宋会要·职官》载："至和二年（公元 1055 年）诏提举医官院：自今试医官，并问所出病源，令引医经、本草、药之州土、主疗及性味、畏恶、修制次第、君臣佐使、轻重奇偶条对之，每试十道，以六通为合格。"

宋熙宁九年（1076 年），京城开封设立了"太医局卖药所"（又名"熟药所"，后改称"惠民局"），专门贮备药材，调制成药，出售丸、散、膏、丹和中药饮片，为我国乃至世界上官办商业性药房之始。1103 年又增设了"修和药所"（后改称"和剂局"），分设在淮东、淮西、襄阳、四川等地，为官营制药工厂，专制"熟药"（即中药制剂），以供药局销售。这些官办药事机构遍及各州、府和军队。据《梦粱录》载，南宋时京城及各地官办"惠民药局"已达 70 余所，私家药铺则难以计数。1107～1110 年，陈师文、裴宗元编成《和剂局方》一书，是和剂局的制剂规范。后几经补修，至 1151 年经许洪校订，定名《太平惠民和剂局方》，颁行全国，成为世界上最早的国家药局方之一。本书对推广成药、促进中药调剂的规范化及药物贸易起了重要作用。

金元时期仍沿用"惠民药局"。据《元典章》载，元政府重视药品管理，一再明令禁售毒剧药品。1268 年 12 月中书省刑部奉圣旨，严禁售乌头、附子、巴豆、砒霜和堕胎药。1272 年禁止假医游街售药并规定卖毒药致人死者，其买者、卖者均处死。1311 年又规定禁售大戟、芫花、藜芦、甘遂等计 12 种药材。至今，这些仍然是中药调剂中必须重视的。

明清时期是我国资本主义萌芽和发展的阶段，当时私人资本开办的药店已很兴盛，是医药事业蓬勃发展的重要历史阶段。郑和七下西洋，与 30 多个国家建立了贸易关系，促进了我国医药的交流。在国内已形成一定规模的以河北安国、江西樟树、河南禹州、安徽亳州等地为代表的医药市场集散地，出现了北京著名的"同仁堂""万锦堂"等药店。这个时期全国已形成了比较完整的药业体系，医药行业出现了前所未有的繁荣景象。如河北安国中药材专业市场当时被誉为天下第一药市，据清雍正时期进士刁显祖所作《祁阳赋》记载："年年两会，冬初春季，百货辐辏，商贾云集，药材极山海之商，布帛尽东南之美……"据《安国志》记载，当时成药业是安国药材商业非常重要的组成部分，生产出售的成药计 500 多种，剂型有丸、散、膏、丹、水、露、酊、酒等。由于在药物配制和操作技术、保管、禁忌等方面积累了不少经验，产品质量较好，凡标有"祁"字商标的成药备受药商和患者欢迎，产品畅销全国各地，有的品种还远销东南亚各国。当时来自全国各地的药商云集安国，一日不下两千人，经营药品的店堂商号鳞次栉比，据清末历史资料记载不下 500 家。

明至清代影响深远的制药学专著《炮炙大法》，叙述了 400 余种药物的产地、采集、药质鉴别及炮制方法，并附用药凡例、煎药则例、服药序次、服药禁忌、妊娠禁忌等内容，是学习研究中药调剂的重要资料。

清代的药事管理基本上承袭前朝旧制，另设有管理大臣，对生药库按月、季清点校对，以杜绝差错，并规定药铺卖出药材因辨认不清而致人死者，均以过失杀人论处。这些刑律基本上仿效明制，有效地保证了中药调剂工作的正常开展。

清代有代表性的药学专著有赵学敏的《本草纲目拾遗》、吴其浚的《植物名实图考》、吴仪洛的《本草从新》等。这些著作都不同程度地完善了中药调剂的内容。

到了近代，由于大量西药输入，充斥我国市场，而国内药商多追求药品形色和营利，忽视药物质量，甚至有人为牟取暴利，常以伪充真、以劣充优，危害人民健康和生命。为了纠正这些不良倾向，近代不少医药专家长期致力于药物鉴别和炮制的研究，为中药调剂的发展做出了

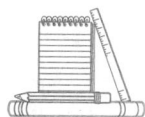

较大贡献。其中，如曹炳章《增订伪药条辨》（1927 年）、陈仁山《药物出产辨》（1931 年）、沈家征《中药药物形态学》（1931 年）、杨叔澄《制药学大纲》（1938 年）等，都是这一时期药物鉴别和炮制法的专著，对于提高调剂人员鉴别药物的能力、丰富药物知识、确保调剂质量有着重要作用。

中华人民共和国成立以来，医药事业快速发展，对中药调剂提出了更高的要求。工业化、电子化的社会迫切要求中药调剂实现规范化。借鉴历代中药调剂的管理办法，国家和各省市颁布了一系列的药品管理规范。如每 5 年都重新修订一次的《中华人民共和国药典》（简称《中国药典》），又如《中华人民共和国药品管理法》《药品经营质量管理规范》《国家中药饮片炮制规范》《药品标准》《处方管理办法》等。根据这些药政管理法规，制订了中药调剂的管理制度，如处方管理制度、调剂工作制度、汤剂制备制作规程、特殊中药的调剂和管理等。

在中药调剂人才培养方面，各中医药院校都设有中药调剂课程，学习中药调剂相关的理论知识和法律规范，并在实习期间锻炼其调剂技能。同时，调剂行业的专家编写了适合当前应用的一系列中药调剂书籍，如《中药调剂与养护学》《实用中药临床调剂技术》《中药调剂员》等。

由于电子化、信息化的社会大发展，中药调剂结合现代科学技术做出了阶段性的提高。例如条形码技术、智能调配技术及全自动药品单剂量分包机等，不仅提高了配方的准确率，确保了用药安全，同时提高了药师的工作效率，使药师的工作重点从简单繁重的机械性工作转到患者用药指导等药学服务方面。为了监督中药调剂是否规范合理地进行，方便患者治病服药，医疗机构设立了临床中药学服务机构，指导监督中药的保管、配制、使用的合理性，并向患者提供用药咨询等。

知识链接

中药调剂从业精神

中药调剂自古以来备受重视，历史上"医药一体""前医馆后作坊"的发展模式，强调中药调剂与中医处方同等重要。中药只有经过合理调剂才能进入机体发挥作用，中药调剂是确保用药安全有效的重要环节。中药调剂包括中药调剂理论、操作技术和相关法律规范三方面内容。

《大医精诚》出自唐代孙思邈所著之《备急千金要方》第一卷，乃中医学典籍中，习医者所必读。《大医精诚》论述医者第一是精，亦即要求医者要有精湛的医术，认为医道是"至精至微之事"，习医之人必须"博极医源，精勤不倦"；第二是诚，亦即要求医者要有高尚的品德修养，以"见彼苦恼，若己有之"感同身受的心，策发"大慈恻隐之心"，进而发愿立誓"普救含灵之苦"。作为未来的中药师，不仅仅要具有精湛的调剂技术，还要具有高尚的品德修养，要"医心仁，医道和，医术精，医德诚"，也就是"仁和精诚"的从业精神，在那中药柜门的开合之间、传统戥秤的丈量之间、牛皮纸包裹中草药的折叠之间，传承和创新中医药，为造福国民健康做出贡献。

三、中药调剂人员的职责

按照国家职业资格要求，中药调剂人员必须具备中医药专业知识，熟悉中药调剂理论和操作技能，身体健康，并取得中药调剂员证。中药调剂工作关系到患者用药的安全有效，影响人的健康和生命，因此，中药调剂人员不仅要刻苦钻研业务，掌握中药调剂的专业知识和技能，

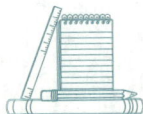

还必须时刻牢记自己的职责。

1. 中药调剂人员要忠诚于人民健康事业，热爱本职工作，救死扶伤，实行人道主义，全心全意为人民服务。要熟练掌握中医药学基本理论知识和调剂业务技能，并且不断学习、了解、掌握中医药有关学科的新理论、新成果、新技术。能正确遵照有关法规制度进行操作，对用药者应负责解答有关用药咨询，主动提示相关注意事项。

2. 必须贯彻质量第一原则，调配处方要做到准确无误、药味齐全、剂量准确、清洁卫生。严格按照《中药调剂规程》所列处方的药味应付进行调剂，严禁以伪充真，以次充好，生制不分，乱代乱用，必须确保中药的调剂质量。

3. 按照医师处方要求，依据《中药饮片调剂规程》《国家中药饮片炮制规范》《药品管理法》等有关规定，进行中药饮片和中成药的调剂。对于违反规定的处方，调剂人员有权拒绝调剂。

4. 调剂的处方中含有毒性和麻醉性中药时，必须遵照《毒性、麻醉性药品管理办法》和有关法规进行特殊管理。

5. 根据医师处方要求，负责临时炮制加工。

6. 解答中成药、中药饮片的用法、用量、使用注意、功效、煎煮方法等用药咨询。

四、中药调剂工作的依据

中药调剂工作必须参考的有关法律、法规有《中华人民共和国药品管理法》《中国药典》《药品经营质量管理规范》《中华人民共和国卫生部药品标准》《处方药与非处方药分类管理办法》《医疗用毒性药品管理办法》《中药饮片调剂规程》《国家中药饮片炮制规范》等。

复习思考

一、单项选择题

1. 世界上官办商业性药房始于（　　　）

　A.唐代　　　　B.宋代　　　　C.元代　　　　D.明代　　　　E.清代

2. 世界上最早的国家药局方是（　　　）

　A.《太平惠民和剂局方》　　　　B.《黄帝内经》

　C.《伤寒杂病论》　　　　D.《新修本草》

　E.《本草纲目》

3. 标志着中药调剂实践已具雏形的书籍是（　　　）

　A.《雷公炮炙论》　　　　B.《黄帝内经》

　C.《伤寒杂病论》　　　　D.《新修本草》

　E.《五十二病方》

4. 设"合药分剂"专篇论述药物调剂方面内容的书籍是（　　　）

　A.《本草纲目》　　　　B.《黄帝内经》

　C.《本草经集注》　　　　D.《新修本草》

　E.《五十二病方》

5. 设有"主药"，专司调剂管理始于（　　　）

　A.唐代至宋代　　　　B.唐代

　C.汉代　　　　D.北周至唐代

　E.明代

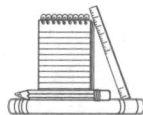

二、多项选择题

1. 中药调剂工作的依据是（   ）

　　A.《中华人民共和国药品管理法》

　　B.《中华人民共和国药典》

　　C.《药品经营质量管理规范》

　　D.《中华人民共和国卫生部药品标准》

　　E.《医疗用毒性药品管理办法》

2. 根据调配内容和操作技术的不同，中药调剂分为（   ）两部分。

　　A. 中药饮片调剂　　　　　　　　B. 中成药调剂

　　C. 中药材调剂　　　　　　　　　D. 处方调剂

　　E. 医师调剂

扫一扫，查阅
复习思考题答案

扫一扫，查阅
本模块 PPT、
视频等数字资源

项目二　调剂服务礼仪

【学习目标】

　　1. 掌握调剂服务礼仪的内容。

　　2. 熟悉调剂服务礼仪的意义。

　　3. 了解调剂服务礼仪的概念。

　　礼仪是人们在社会交往中约定俗成的、以示尊敬的、应共同遵守的行为规范。随着社会文明程度的日益提高，人们对礼仪倍加推崇，讲文明、懂礼貌、尊重他人、服务社会已成为人类的共识。礼仪是人类文明进步的重要标志，是适应时代发展、促进个人进步和成功的重要途径。

　　调剂人员须注重个人仪容仪表，保持整齐、清洁，给顾客一种专业服务的感觉，同时也为药店或药房树立良好的形象。

知识链接

礼仪的传承和发展

　　中华民族文化源远流长，在五千年的历史长河中，创造了灿烂的文化，形成了高尚的道德准则、完整的礼仪规范和优秀的传统美德，被称为"文明古国""礼仪之邦"。古有："变风发乎情，止乎礼义。发乎情，民之性也；止乎礼义，先王之泽也。""凡人之所以为人者，礼义也。"

　　古人云，"不学礼，无以立"。随着社会交往的日益扩大，真诚、文明、富有魅力的交往礼仪已成为扩大交流、增进友谊、加强合作、促进发展的重要手段。礼仪无处不在，无时不有。文明礼仪，不是一朝一夕能做好的。礼仪是个人素质、教养的体现，是个人道德和社会公德的体现，更是一个国家社会文明程序、道德风尚和生活习惯的反映。作为当代大学生，不仅肩负着振兴中华的使命，更是要传承、传播中华文明的精华。

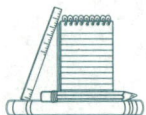

一、调剂服务礼仪的意义

调剂服务礼仪是普通社交礼仪在调剂工作中的具体运用，是药师应严格遵守的礼仪规范。调剂服务礼仪的内涵是指药学人员在工作岗位上向患者提供服务的标准的、正确的做法，主要包括药师的仪容仪态规范、服饰规范、语言规范和行为规范。

（一）有助于提高自身修养，塑造良好形象

礼仪是衡量一个人文明程度的准绳，它反映着一个人的气质风度、道德情操、精神风貌。可以说礼仪即教养，有教养才能文明。通过一个人对礼仪运用的程度可以察知其教养的高低、文明的程度和道德的水准。一个人的个人形象，是通过其仪容、仪表、举止、谈吐和教养综合表现的。礼仪具有美化自身的功能。通过学习、运用调剂服务礼仪，有助于其规范地维护个人形象，充分地展示个人的良好教养、专业知识与优雅的风度。

（二）有助于改善医患关系，提高服务质量

在接待患者过程中，整洁美观的容貌、大方得体的着装、稳重文雅的举止、彬彬有礼的谈吐、亲切友好的态度和娴熟的服务技巧，使人感到安全、亲切，使人产生健康愉悦的情绪，进而产生积极的态度和行为，并迅速赢得患者的信任，获得交往的成功，并能改善医患关系。开展调剂服务礼仪教育，能改善药师的礼仪素质，促进药学服务质量的提高。

（三）有助于塑造药房的良好形象，提高竞争力

礼仪是企业价值观念、道德观念、员工整体素质的集中体现。恰到好处地讲究礼仪，就会为自己的药房树立良好的信誉和形象，就容易获得社会各方的信任和支持，就可在激烈的竞争中处于不败之地。良好的调剂礼仪是塑造药房形象及提高竞争力的重要工具。所以，学习和运用调剂服务礼仪，已经不仅是自身形象的需要，更是提高药房竞争力的现实需要。

二、调剂服务礼仪的内容

（一）仪表

仪表应端庄、整洁。端庄的仪表体现了药师的内在修养，也是对患者的最大尊重。

1. 头发 要养成清洁头发的好习惯，坚持每天梳理、经常清洗、修剪头发，确保其不油腻粘连、不毛糙、无发屑、无汗馊味。发型是构成药师仪容美的重要内容，得体美观的发型，能给人一种整洁、庄重、文雅的感觉，能够体现一个人较高的修养与品位。药师在药房工作时，发型应简洁大方、庄重保守。男士以短发为宜，头发要前不覆额、侧不掩耳、后不及领、面不留须。女士头发不应过短或过长至披肩发，长发必须盘起，以免进行中药饮片调配时头发掉落药材中。

2. 面容 每天要洗脸净面，彻底清除脸上的污垢、汗渍、泪痕等不洁之物，保持面部整洁。男士不得留胡须，女士不得浓妆艳抹，提倡女士着淡妆，但不得使用香味浓烈的化妆品。不得佩戴与职业不相符的夸张性饰品。应随时清洁眼睛分泌物，避免红眼睛和黑眼圈。应保持鼻腔干净，随时清理鼻腔内外的污物，如果鼻毛长出鼻孔，应及时修剪。应注意去除耳朵部位的污垢和耳朵内的分泌物。上班前不能喝酒或吃有异味的食品。应坚持每天早晚刷牙、饭后漱口，以去除口部沉积的食物残渣、牙垢，做到牙齿整齐洁白，口腔无异味。

3. 手部 进行中药饮片调配时，需要药师用手抓药，要保持手部的清洁，不要佩戴戒指，养成勤洗手、勤剪指甲的好习惯，不允许留长指甲及涂抹有色指甲油。根据需要可以戴方便调配饮片的手套。

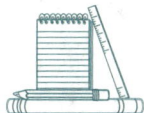

4.表情 在工作中面部表情应自然从容，略带微笑，让人感到真诚可信、和蔼可亲。在与患者交谈时，药师应与对方有目光交流，目光应温和，与对方视线接触时间以 1～2 秒比较适宜。上下打量患者或紧盯患者的某一部位都是不恰当、不礼貌的。墨镜的佩戴一般只适合户外，室内和工作场合慎戴墨镜。人们在生活中离不开微笑，工作中也离不开微笑，因为微笑使人自然放松，如沐春风，美好享受。有礼貌的微笑应是自然坦诚的内心真实情感的表露。可以多回忆美好往事，随时随地提醒自己保持微笑，经常面对镜子练习微笑。

5.着装 应统一穿干净、整齐的工作服。工作服不得有残损，洗后需熨平整，根据季节变化统一更换长、短袖工作服。男士在工作服内须着衬衫，衬衫领子要挺阔，不可有污垢、油渍。女士内衣不可外露，不宜穿拖鞋，不宜赤脚穿凉鞋。男士上班期间要穿长裤、袜子、皮鞋。胸卡或工号牌是向患者表明自己身份的标志，便于接受监督。胸卡佩戴时要求正面朝外，别在胸前，胸卡表面要保持干净，避免药液水迹污染。

6.语言 语言直接反映自身的职业素质与修养，和善的语言可以营造良好的沟通氛围，改善患者用药的依从性。

（1）问候用语 称呼是沟通人际关系的重要一环，称呼要求正确和规范，称呼他人时应遵循就高不就低，同时要使用尊称的规范，如"先生""女士"等。调剂工作中与患者见面时要积极主动问候，表现出热情、友好、真诚，如"您好""早上好""请"。

（2）介绍用语 向患者介绍药品相关信息时，语气要温和耐心，声音要清晰，音量适度，切忌大声说话，语调要轻柔，语速要适中。要主动热情、实事求是、客观公正，当好患者用药参谋，不要言过其实，不得欺骗患者。完成介绍后询问患者："我说明白了吗？""请问，还有什么需要帮忙吗？"尽量满足患者的合理要求，确实无法满足时应耐心解释："非常抱歉，请您见谅。"介绍完毕后，如果患者没有购买商品，不允许有不愉快的表情与情绪，应诚恳地对患者说："没关系，您再看看，需要时您再过来。"

（3）包装药品用语 要双手将包装好的药品递交给患者，注意将药品摆放整齐，正面向上、文字正向患者。并说："这是您的药品，请拿好。"不得把药品随意丢给患者甚至扔向对方。

（4）道歉用语 要求态度诚恳，语气温和，特别是接受患者投诉时，要尽量争取患者的谅解，不允许做错了事不向患者道歉。诚恳道歉用语如"对不起，让您久等了""对不起，让您多跑了一趟""对不起，这的确是药品质量问题，我给您退换""对不起，这个问题我解决不了，请您稍候，我请示一下领导""对不起，这种药品按规定不能退换，请见谅""您提的意见很对，我们做得不好，向您道歉""我们的服务欠周到，是我的错，请您原谅"。

（5）道别用语 道别要求谦逊有礼，和蔼亲切，态度要亲切自然，使顾客感到愉快和满意。道别用语如"您的药齐了，请慢走""请慢走，祝您早日康复""不客气，这是我们应该做的""请您按时吃药，有疑问随时和我们联系""感谢您对我们的信任，谢谢"。

（二）仪态

仪态是指人的姿态和风度。姿态是指一个人在行为中身体各部分显现出来的各种形态，如站立、行走、就座、手势等举止。风度是一个人的内在气质，如道德品质、学识修养等的外在表现。

1.站姿 站姿是指人在站立时所呈现出的具体姿态。站姿要符合工作场合的要求。站立时应挺直、舒展，眼睛平视前方，手臂自然下垂，不要将双手插在腰间、抱在胸前或插在口袋。应注意避免站立时东倒西歪，避免身体倚靠在墙或其他物体上。避免摆弄打火机、头发或咬指甲等。要给患者大方、严谨、安全的感觉。

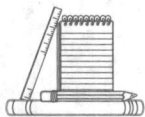

2.坐姿 坐姿是人在就座后所呈现出的姿势。坐姿要符合工作场合的要求，坐时要保持上身端正，肩部放松，不要伏在桌面或斜靠在椅背上。

（三）电话

在调剂服务日常工作中，经常会接到顾客打来的咨询电话，也经常需要使用电话联系患者，使用电话时应注意以下内容。

（1）通常在电话铃声响起三声内接起电话，否则患者会认为药师精神状态不佳。接听电话时，要做到语气温和、语调愉悦、音量适中，要做到情绪平稳，保持站或坐的体姿，不得口中咀嚼东西。

（2）接起电话后应报出单位的名称、部门名称或自己的姓名和职务，如"您好，这里是某药房"或"您好，我是某某，很高兴为您服务"。禁止抓起话筒就问："喂，你找谁，你是谁？"

（3）在电话旁最好摆放纸和笔，这样可以一边听电话一边随手将重点记录下来。如果接电话时不得不中止电话而查阅一些资料，应当动作迅速，你还可以有礼貌地征求对方说："您是稍等片刻，还是过一会儿我再给您打过去？"等查到资料再次接听电话时必须向对方道歉："对不起，让您久等了。"若无法立即查到，应留下对方联系方式，并将对方所提问题进行记录，待查到后再与其联系。

（4）接到抱怨或投诉电话时，不要与对方争执，并表示会尽快处理。如不是本部门的责任，应把电话转给相关部门或人士，或告诉对方该找哪个部门、找谁及联系方式。

（5）如果是主动打电话联系患者，应该注意时间，不要影响患者正常休息。

（6）电话接听完毕前，立即向对方复述一遍来电要点，防止记录错误或理解偏差带来的误会。

（7）结束通话时要使用礼貌性结束语，如"再见"，并等对方挂断后再挂。

（四）问候

问候，又叫作问好或者打招呼。主要用于向他人询问安好、表示关切或者致以敬意。见到师长或上级应主动问候，问候时须使用尊称，如"您好"。同事间见面时应互致问候，如"早上好""你好""大家好"。患者来到药房窗口或柜台前 1.5～2m 时应向患者致意，用体态语言表达出"愿意为您服务"的意愿。接过患者处方时，应问候对方"您好"。

除上述这些服务礼仪外，药师还应注意其他方面的服务礼仪，如进入别人的房间或办公室应该敲门，表示"我可以进来吗"。遇到患者一般不要主动握手，如患者主动伸出手来时应略微欠身，轻握手指，不可用力，时间应短，站的距离不要太近。

复习思考

一、单项选择题

1.下列说法错误的是（　　　）

　A.药师要双手将包装好的药品递给患者，注意将药品摆放整齐，正面向上、文字正向药师

　B.向患者介绍药品相关信息时，药师的语气要温和耐心，声音要清晰，音量适度，切忌大声说话，语调要轻柔，语速要适中

　C.药师应统一穿干净、整齐的工作服。工作服不得有残损，洗后需熨平整，根据季节变化统一更换长、短袖工作服

　D.药师要养成清洁头发的好习惯，坚持每天梳理、经常清洗、修剪头发，确保其不油腻粘连、不毛糙、无发屑、无汗馊味

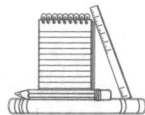

E. 药师在工作中面部表情应自然从容，略带微笑

2. 调剂服务礼仪的主体是（   ）

    A. 患者   B. 医生   C. 药师（执业药师）   D. 健康人群   E. 健康咨询师

3. 通常在电话铃响（   ）声内拿起听筒，面带微笑，迅速接听。

    A. 三   B. 四   C. 五   D. 六   E. 七

二、多项选择题

1. 调剂服务礼仪的内涵包括（   ）

    A. 着装规范   B. 仪容仪表规范   C. 行为规范   D. 语言规范   E. 书写规范

2. 下列选项中关于药师在工作时接听电话的描述正确的是（   ）

    A. 接起电话后应报出单位的名称、部门名称或自己的姓名和职务，如"您好，这里是百姓健康药房"

    B. 在电话旁最好摆放纸和笔，这样可以一边听电话一边随手将重点记录下来

    C. 如果是主动打电话联系顾客，可以随时联系顾客

    D. 电话接听完毕前，立即向对方复述一遍来电要点，防止记录错误或理解偏差带来的误会

    E. 接到抱怨或投诉电话时，不要与对方争执，并表示会尽快处理

扫一扫，查阅
复习思考题答案

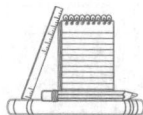

模块二　中药饮片调剂技术

中药饮片调剂按工作流程分为审方、计价、调配、复核、发药五个环节。审方、计价是调配前的准备，调配是中药饮片调剂的主要内容，复核是确保用药安全的关键，发药是药物到患者手中的最后一环，这是一个不可分割的连续过程。

项目一　中药饮片调剂设施和工具

> 【学习目标】
> 1. 掌握斗谱编排原则、禁忌及戥秤结构和使用。
> 2. 熟悉中药饮片调剂的设施及中药饮片调剂前准备工作内容和要求。
> 3. 了解戥秤以外的中药调剂工具的使用。

扫一扫，查阅本模块 PPT、视频等数字资源

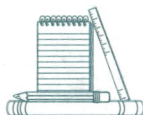

中药饮片调剂工作目前仍按传统调剂模式进行。工作场所主要是中药店和医院的中药房。所需要的主要设施有盛放中药饮片的饮片斗架、贵细中药柜、毒性中药柜及中药调剂台等。所用的工具主要有计量工具、碎药工具、清洁工具、包装工具等。

任务一　中药饮片调剂设施

一、饮片斗架

（一）饮片斗架的设置

饮片斗架也叫格斗橱、百眼橱、百药斗，由众多的药斗抽屉组合而成，用于盛装中药饮片，供调剂处方使用。饮片斗架是中药饮片调剂室的主要设施，通常要求防虫蛀、鼠咬，并防串味、掉屑等，适合中药饮片的贮藏。

饮片斗架通常为木制，也有不锈钢、铝合金等金属制造品。规格可根据调剂室面积大小和业务量的多少来确定。一般斗架高约 2m，宽约 1.5m，厚约 0.6m。可按"横七竖八"或"横八竖八"等方式排列，放置 60～70 个药斗。一般中药房可配备此类饮片斗架 3～5 架。（图 2-1-1）。

药斗分大小两种，小药斗位于斗架的上部，每个药斗中又可分为 2～3 格。大药斗设在斗柜最下层，通常设置 3 个。下层大药斗不分格或分为 2 格，用来盛装某些体积大而质地轻泡的中药，也可盛装用量大的中药。药斗正面中心是拉手，周围写着斗内的中药名称（图 2-1-2）。

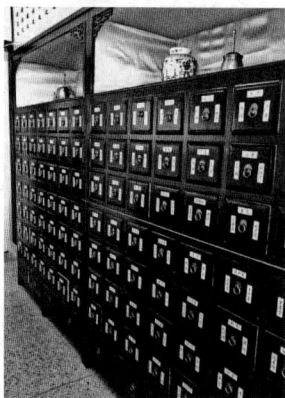

图 2-1-1　饮片斗架

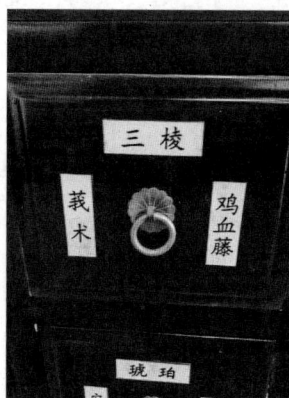

图 2-1-2　药斗

知识链接

药斗药名书写格式

药斗外部饮片的名称多用油漆书写，字体多用楷体，且大小适中，分布匀称，字符间距小于药名间距，字体颜色与药斗颜色有较大反差，如黑斗白字或红斗白字。

1. 分 3 格药斗书写格式

（1）"上一、右中、左内三"即最外一格的药名写在上边，从左向右横写；中间一格的药名写在右边，从上向下竖写；最里一格的药名写在左边，由上向下竖写。

（2）顺时针排列，即最外一格的药名写在左边，从上向下竖写；中间一格的药名写在上边，从左向右横写；最里一格的药名写在右边，从上向下竖写。

2. 分 2 格药斗书写格式　外格药名在右、里格药名在左；如左右分格则药名写在相应的格处，竖写横写均可。

3. 分 4 格药斗书写格式　药斗左右各写 2 个，若竖写应外右里左，若横写应外上里下。

4. 不分格的药斗书写格式　药名横写，拉手左右各一。

药斗药名书写不仅彰显中国传统书法文化，更多的是包含中医药智慧的结晶，以及中医药文化的传承。

（二）斗谱的编排原则

斗谱是指斗架上药斗内所盛装药物的顺序规律。斗谱的编排主要是为便于记忆，方便调剂，减轻劳动强度，提高配方速度，避免发生差错事故，同时也有利于药品的管理。尽管中药品种繁多，各医院、药房有自己的治疗侧重和用药特点，斗谱不可能千篇一律，但中药行业多年来通过实践经验总结逐渐形成的一套相对合理的斗谱编排规律，有一定的指导意义。

1. 斗谱编排常规　中药斗谱的编排通常是根据临床用药情况，并且结合各种药物性状、颜色、气味、作用等特点进行分类编排。

（1）常用中药饮片　装入最近的中上层药斗，便于调剂时称取。如黄芩、黄连、黄柏；当归、白芍、川芎；黄芪、党参、甘草；金银花、连翘、板蓝根；防风、荆芥、白芷；酸枣仁、远志与柏子仁；厚朴、香附与延胡索；焦麦芽、焦山楂与焦神曲；柴胡、葛根与升麻；麦冬、天冬与北沙参；砂仁、豆蔻与木香；苦杏仁、桔梗与桑白皮；天麻、钩藤与白蒺藜；陈皮、枳

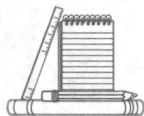

壳与枳实；附子、干姜与肉桂；山药、泽泻与牡丹皮；肉苁蓉、巴戟天与补骨脂等。

（2）不常用中药饮片　质地较轻且用量较少的饮片应装入最远处或上层药斗。如月季花、白梅花、佛手花；玫瑰花、代代花、厚朴花；密蒙花、谷精草、木贼；追地风、千年健与五加皮等。

（3）质重饮片和易于造成污染的饮片　质重饮片（包括矿石类、化石类和贝壳类）和易于造成污染的饮片（炭药类）应放在斗架的底层。质重饮片如石膏、寒水石、海蛤壳；磁石、代赭石、紫石英；龙骨、龙齿、牡蛎；石决明、珍珠母、瓦楞子等。炭药类如大黄炭、黄芩炭、黄柏炭；藕节炭、茅根炭、地榆炭；艾叶炭、棕榈炭、蒲黄炭等。另有许多药房将炭药类及打成粉末类的矿石、贝壳类药材装入瓷罐中存放也是一个非常好的办法，可有效避免药物间的污染并防止炭类药物产生安全事故。

（4）质松泡且用量大的饮片　应放在斗架最下层的大药斗内。如通草与灯心草；芦根与白茅根；茵陈与金钱草；半枝莲与白花蛇舌草；竹茹与丝瓜络；荷叶与荷梗；薄荷与桑叶等。

（5）药斗相邻药物或相邻药斗药物的排列　一般采用下列方式：①按常用中药方剂编排：如四君子汤的党参、白术、茯苓等，四物汤的当归、川芎、白芍、熟地黄等，银翘散中的金银花、连翘、牛蒡子，桑菊饮中的菊花、桑叶、桔梗、薄荷，麻黄汤的麻黄、桂枝、杏仁、甘草等。②按常用配伍排列：一般是医师在处方中经常相须为用的配伍品种，药物性味功能相近，在治疗中有协同作用的药物。如二母（知母与浙贝母）、二活（羌活与独活）、二术（苍术与白术）、二冬（天冬与麦冬）、二皮（青皮与陈皮）、乳没（乳香与没药）、龙牡（龙骨与牡蛎）、焦三仙（焦山楂、焦神曲、焦麦芽）、焦四仙（焦山楂、焦麦芽、焦神曲、焦槟榔）、知柏（知母与黄柏）、荆防（防风与荆芥）、法半夏与陈皮、生地黄与玄参、枳壳与枳实、川牛膝与怀牛膝、青蒿与地骨皮、桃仁与红花、葛根与升麻、桔梗与前胡、天麻与钩藤等。③按同一品种的不同炮制品排列：生地黄与熟地黄，生甘草与炙甘草，生大黄、酒大黄与熟大黄，法半夏、清半夏与姜半夏，天南星与胆南星，当归与酒当归，干姜与炮姜，生牡蛎与煅牡蛎等。

2. 斗谱编排禁忌

（1）形状类似的饮片　不宜放在一起，以防混淆。如山药片与天花粉片；炙甘草片与炙黄芪片；天南星片与白附子片；土茯苓片与粉萆薢；血余炭与干漆炭；韭菜子与葱子等。

（2）配伍禁忌的饮片　不允许同放一斗或上下、邻近药斗。如甘草与京大戟、甘遂、芫花、海藻；乌头类（附子、川乌、草乌）与半夏的各种炮制品（清半夏、法半夏、姜半夏、半夏曲等）、瓜蒌、瓜蒌皮、瓜蒌子、天花粉、白及、白蔹；藜芦与丹参、南沙参、北沙参、玄参、苦参、白芍、赤芍、细辛；芒硝、玄明粉与三棱；人参（生晒参、红参、白糖参等）与五灵脂；丁香、母丁香与郁金；肉桂、官桂、桂枝与赤石脂等。

（3）有恶劣气味的中药　不与其他药物放在同一个药斗。如鸡矢藤、阿魏等。

（4）毒性中药和麻醉中药、细料药　不能放在一般药斗内，必须设毒剧药专柜、细料专柜存放。

此外，为防止灰尘污染，有些中药不宜放在一般的药斗内。如熟地黄、龙眼肉、青黛、玄明粉、乳香末、没药末、儿茶末、生蒲黄、血竭末等，宜存放在加盖的瓷罐中或玻璃瓶内，以保持清洁卫生。

斗谱编排举例见表2-1-1和表2-1-2。

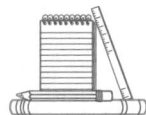

表 2-1-1　中药斗谱排列参考表（1）

寻骨风	密蒙花	玉米须	芦荟	厚朴花	蛇莓	珠子参
石上柏	银杏叶	糯稻根	贯众	鸡冠花	半边莲	松节
卷柏	蔓荆子	酒黄芩	鹤虱	代代花	马尾连	甘松
丁香	金莲花	地骨皮	生杜仲	炒槐花	马鞭草	胡芦巴
檀香	玫瑰花	胡黄连	芡实	槐角	榧子	荷梗
降香	月季花	银柴胡	苏木	槐米	雷丸	荷叶
苍耳子	栀子	巴戟天	知母	锁阳	金果榄	金樱子
白芷	焦栀子	补骨脂	盐知母	仙茅	青果	海螵蛸
辛夷	生栀子	沙苑子	盐黄柏	肉苁蓉	白果	桑螵蛸
龙胆草	苦杏仁	山茱萸	柴胡	墨旱莲	白鲜皮	石韦
苍术	前胡	菟丝子	升麻	女贞子	蛇床子	萹蓄
葛根	白前	覆盆子	醋柴胡	桑椹	地肤子	瞿麦
陈皮	炙桑皮	党参	广藿香	五加皮	茯苓皮	首乌藤
莱菔子	枇杷叶	莲子心	佩兰	防己	茯苓	忍冬藤
化橘红	炙紫菀	莲子肉	香薷	秦艽	猪苓	毛冬青
黄芩	白薇	板蓝根	荆芥穗	桂枝	生大黄	连翘
黄连	紫苏子	马齿苋	荆芥	麻黄	熟大黄	金银花
黄柏	牛蒡子	白头翁	防风	细辛	酒大黄	穿心莲
鸡血藤	木瓜	地榆炭	桑寄生	炮姜炭	茜草炭	血余炭
牛膝	桑枝	蒲黄炭	豨莶草	侧柏炭	黄芩炭	棕榈炭
川牛膝	石楠叶	大黄炭	千年健	艾叶炭	南楂炭	荷叶炭
寒水石	生石膏	五倍子	生牡蛎	煅牡蛎	儿茶	煅紫石英
石决明	珍珠母	煅赭石	生龙骨	煅龙骨	海金沙	阳起石
煅石决明	煅石膏	生赭石	生龙齿	煅龙齿	花蕊石	阴起石
旋覆花		通草		大青叶		灯心草

表 2-1-2　中药斗谱排列参考表（2）

沉香	鹿衔草	莲房	高良姜	鹿衔草	扁豆花	预知子
生艾叶	鸡骨草	橘叶	干姜	老鹳草	常山	浮萍
白蔹	苎麻根	橘络	炮姜	马鞭草	蜂房	白及
娑罗子	石楠藤	猪牙皂	使君子	龙葵	木贼草	土白术
韭菜子	石楠叶	皂角刺	椿根皮	透骨草	秦皮	生苍术
楮实子	石榴皮	生地榆	苦楝皮	功劳叶	藁本	土苍术
虎杖	延胡索	丹参	炒白芍	胖大海	炙百部	生甘草
鸡血藤	郁金	赤芍	白芍	麦冬	桔梗	炙甘草
矮地茶	香附	重楼	川芎	天冬	百部	大枣
小茴香	木蝴蝶	鱼腥草	全当归	枸杞子	薄荷	生地黄
荜茇	西青果	白茅根	当归头	炙首乌	菊花	熟地黄

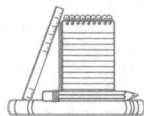

续表

山奈	锦灯笼	绵萆薢	当归尾	炙黄精	桑叶	天花粉
焦山楂	酸枣仁	紫花地丁	炙黄芪	牡丹皮	炒白术	玄参
焦麦芽	远志	蒲公英	黄芪	山药	生白术	北沙参
焦神曲	合欢皮	败酱草	太子参	泽泻	焦白术	南沙参
鸡内金	仙鹤草	徐长卿	苦参	威灵仙	青风藤	姜黄
山楂	大蓟	刘寄奴	秦皮	羌活	海风藤	三棱
神曲	小蓟	骨碎补	三颗针	独活	络石藤	莪术
莲房炭	生磁石	蚕砂	炙龟甲	硼砂	枯矾	生蒲黄
茅根炭	煅磁石	夜明砂	炙鳖甲	滑石粉	芒硝	五灵脂
藕节炭	玄明粉	望月砂	水牛角	滑石块	白矾	片姜黄
金礞石	赤石脂	石菖蒲	浮海石	水红花子	瓦楞子	煅蛤壳
自然铜	伏龙肝	千里光	白石脂	柿蒂	生瓦楞	紫贝齿
青礞石	禹粮石	白屈菜	炉甘石	木鳖子	白秋石	钟乳石
半枝莲		夏枯草		丝瓜络		淫羊藿

二、其他调剂设施

（一）调剂柜台

调剂柜台又称"栏柜"，是调剂处方的工作台。其规格可以根据调剂室大小而定，一般高约 100cm，宽为 60～80cm。材料多选用木质框架，木质、铝合金或大理石台面，要求调剂台平稳，台面光滑，便于调配。调剂台内侧设有抽屉，用于存放部分常用饮片或调剂用具（图 2-1-3）。调剂柜台和饮片斗架通常配套使用。

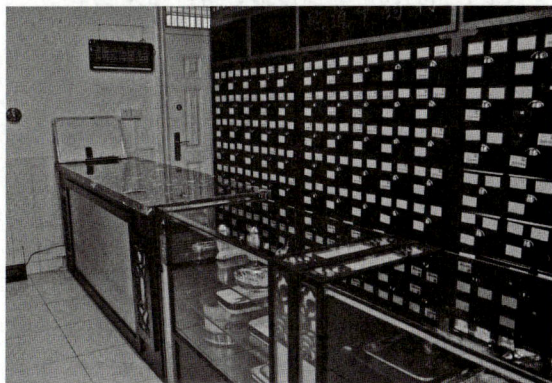

图 2-1-3 调剂柜台

（二）贵细中药柜与毒性中药柜

贵细中药柜，用于存放贵细中药，如冬虫夏草、牛黄、麝香、羚羊角、哈蟆油等。本类药品因价格昂贵或稀少，存放时应分品种、规格、数量登记于专用账册，实行"三专"，即专人、专账、专柜加锁管理，凭处方消耗，定期盘点。

毒性中药柜，用于存放毒性中药，如砒霜、生马钱子、生川乌、生天仙子、斑蝥等。毒性中药必须按《医疗用毒性药品管理办法》的规定存放和调配，绝不能放在一般药斗内，必须设毒剧药专柜，做到专柜、专锁、专人、专账管理，严格防止意外恶性事故的发生。

冷藏柜主要用于存放贵重或容易变质的中药饮片。

任务二 中药饮片调剂前准备

中药饮片斗架的药斗内，常用饮片的储存量一般以一天用量为宜，不常用的饮片品种装一次可用多日。因此，调剂室每天应派专人检查药斗，将缺货品种和数量记录下来，从库房领取

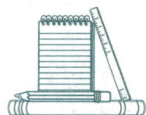

相应品种，补充消耗，提供调配使用。有些业务繁忙的单位，每天饮片使用量大，需多次检查补充。查斗、装斗是确保调剂质量的一个重要环节。

一、查斗

查斗是指检查药斗中饮片的基本情况，了解销售量和贮存状态，记录需补充的品种和数量，以及时填补缺药的操作。

（一）查斗的工作内容

1.检查缺货的品种、需补货的量，记录需补充的品种和数量。

2.检查药斗名签与药斗内所装药物是否相符。

3.检查药斗内饮片的质量（清洁度、有无破碎、有无生霉生虫变质等）。

（二）查斗的注意事项

1.查斗的过程也担负着部分药品养护的责任，工作时必须精力集中，切忌草率。发现饮片质量问题，即时抽出，即时处理。

2.查斗时不要猛拉重推，防止饮片溢出串斗。

3.查斗时记录清晰、准确，防止出错药，避免差错。

查斗工作一般由两个人配合完成。一个人负责拉药斗，检查缺货的品种和数量及饮片质量；另一人负责记录。每天一般检查1～2次，业务量大的单位要勤检查。每次查斗，以常用药为主，不常用的药可定期检查，也可随需随上。

二、领药

领药是指药品调剂人员根据查斗的结果，填写药品请领单从库房领取药品的过程。中药调剂所用的一切药品均应定时向药库领取，中药调剂室可安排专人（或装斗人员兼职）负责此项工作。此责任人负责定时（每天或每周）对药品斗架内的中药饮片进行清理检查，并根据饮片的消耗情况、季节变化进行登记，登记所需补充和增领药品的品种和数量，填写药品领用单，并将该单在领取药品的前一天递交药库有关人员备药。库房将可发药品备好后，调剂室领药人员向库房按规定程序领用，领药人员对领取的药品要按领药单所列品种、数量，逐一进行核对清点，再分类上架陈列或堆码备用。数量不对或药品质量不合格的药品，应即时退回药库处理。

中药饮片领用过程中还应注意以下事项。

1.要科学核定各种药品贮存周转限量，既要保证斗架内饮片的充足供应，又要合理周转不至积压。

2.领进品种的信息（如价格、新品种、效期等）要即时通知装斗、计价、调剂等相关人员，以便于工作。

3.严格质量管理，对伪品、虫蛀、变质或未按规定进行加工炮制的药品，坚决杜绝领进。

4.特殊药品（毒麻药品等）应单独编号列单领取，以符合特殊药品管理有关规定和要求。

5.严格执行领药复核制度，核对人要格外认真复核。药品领取复核完毕，药库发药人员、领药人员、复核人员均应在药品领药单所规定项下签名，以示负责。

三、装斗

装斗是根据查斗记录中需补充饮片的品种和数量，将需要添加的药物装入药斗的过程。

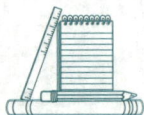

（一）装斗的程序

1.领取需补充药物 按查斗记录，从库房中出库所需饮片。

2.清理药斗 找到需补充饮片的药斗柜，取下，检查药斗内饮片有无破碎、串药、生虫霉变、走油、结块等现象。在新药装斗前须清理药斗底部的余药，可使用"翻斗"的方法清理出余药。余药经筛簸后，放于纸上，将药斗清理干净。需垫纸盛装药物的斗格，铺好垫纸，用于盛装滑石粉、车前子、葶苈子等细粉或细小种子药品。

（1）翻斗 翻斗是清理药斗的一种方法。操作前先用手翻动药物，使其疏松，特别是药斗四角的药，以防药物长时间积累结块、生霉、变质。翻斗的方法以三格药斗为例，先将需清理的药斗格放前方，一手持前面药斗隔板，一手持后面药斗隔板，前手向上送扬，后手配合向前上方送，当前斗内饮片被翻扬出来后，再下压药斗并回撤，反复操作几次可将药斗翻清。分别将两端斗格中的饮片翻扬出来后，中间格的饮片即可被倒出。

（2）簸药 簸药是将饮片中的粉尘和杂质分离出去的方法。操作时将中药放在簸箕内，用手控制簸箕上下簸动，把药物的碎屑簸出去。

（3）筛药 筛药是将饮片中的粉尘和杂质分离出去的方法。筛药时将中药放在药筛中，两手握住筛子边框，一手带，一手送，用力做圆形甩动，筛掉碎屑，将药物均匀筛开后再聚拢到筛子中间。

3.检查待装饮片 将需补充的中药饮片，按《药品经营质量管理规范》的要求先进行质量复核，检查外包装符合要求后，再打开包装检查饮片质量是否符合规定。

4.装入新药 将合格的新药倒入药斗，再将处理过的余药装在新货上面。

5.装斗复核 新货装完后应进行复核，检查药斗上药名与所补充品种是否相符，避免差错或遗漏。

6.装斗记录 记录装斗饮片的批号、装斗数量、装斗人、装斗时间、复核人等信息。

7.清场 清理装斗使用的器具，收集饮片包装，清洁装斗使用的场地。

（二）装斗的注意事项

1.注意中药饮片装斗前的质量检查

（1）包装符合要求 包装无污染，标明品名、炮制规格、产地、生产批号、生产日期、批准文号，标示中药饮片的净重。有生产企业的名称、详细厂址、邮政编码、电话或传真、网址，有质量合格标志、检验员签章。

（2）饮片质量符合要求 饮片名称与饮片实物相符，中药饮片无质量变异和杂质、异物。

2.坚持"三查三对"的原则 即查药斗上书写的药名与饮片包装合格证名称应一致，查看药斗内残存的饮片与饮片包装内品种应一致，查药斗内饮片与饮片包装内炮制的片型规格应一致。绝不允许有错斗情况发生。

3.坚持"先进先出"的原则 装斗前应先倒出药斗内残存的饮片，清扫斗内的灰尘与死角，并将饮片过筛；将新进的饮片装斗后，再将原剩下的饮片装在上面，避免斗底的饮片积累日久变质，保证质量。

4.饮片装斗应留有余地 一般饮片（片、段、块、丝）装至药斗容积的4/5，细小种子类药材，如菟丝子、紫苏子、白芥子等多装至药斗容积的3/5，以避免调配过程中推拉药斗用力过猛而使饮片外溢，导致串斗、混药事故而产生不良后果。

装饮片时不可按压，防止压碎影响饮片外观。

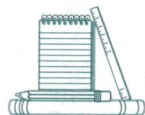

任务三　中药饮片调剂工具

中药饮片调剂的主要工具分为计量工具、碎药工具、清洁工具和包装工具四类。

一、计量工具

计量工具是称量药物的衡器，在中药调剂工作中最常用的是戥秤，有部分单位用电子秤。

（一）戥秤

戥秤也叫药戥子、戥子，是用于称取中药饮片的常用称量工具。一般称取使用250g量程的戥秤。

知识链接

戥秤历史沿革

公元前221年，秦始皇统一度量衡。随着经济的发展、社会的进步，对衡器的要求越来越高。东汉初年，木杆秤应运而生，成为后人创造戥秤的前提和基础。到了唐代和宋代，我国的衡器发展日臻成熟，计量单位由两、铢、累、黍非十进位制，改为两、钱、分、厘、毫十进位制。宋代主管皇家贡品库藏的官员刘承珪，鉴于当时一般的木杆秤计量精度只能精确到"钱"，远远不能满足贵重物品的称量，经过潜心研制，于1004～1007年间，创造发明了我国第一枚戥秤。这种戥秤设计精美，结构合理，分度值（测量精度）为一厘，相当于今天的31.25mg。

"戥子计毫厘，诚信重千钧"，戥秤是中药调剂的传统计量工具，学会规范使用戥秤，不仅是中医药类专业必备的专业技能，也是全国中药传统技能大赛的比赛内容，更是对传统文化的继承和发扬。

1.戥秤的构造　戥秤是一种单杠杆不等臂秤，由戥纽、戥砣、戥盘、戥杆等部分组成。戥纽是支点，戥砣是力点，戥盘是重点。如图2-1-4所示。

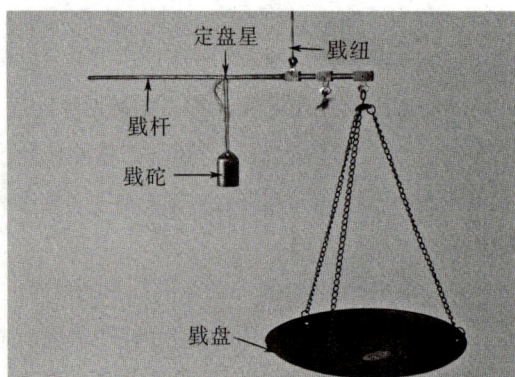

图2-1-4　戥秤

戥砣、戥盘通常用金属制成，戥盘用来盛放饮片，每个戥秤的戥盘与戥砣是配套的，不可随意换用。戥砣的重量是固定的，使用过程中应避免碰损，导致称量不准。

戥杆有木质、骨质或金属制成的。戥杆应光滑平直，其上表面或内侧面用铜或铅嵌成两排小点以示重量，称为"戥星"。戥杆的一端通过"刀口"与戥盘绳相连，并固定着两个可供手提

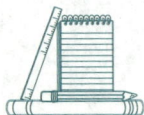

的短线绳，称为"戥纽"，又称"毫"。左侧的戥纽称"里纽"（也称"头毫""前毫"），用以称量较轻的药物；右侧的戥纽称"外纽"（也称"后毫""二毫"），用以称量较重的药物。

2. 戥星的识别 常用戥秤称量范围为 $1 \sim 250g$，又称为克戥。称量时提取里纽，戥杆内侧面的戥星从右向左，第一颗星为定盘星，每移动一粒星增加 1g，依此类推，到杆梢为 50g；提取外纽，戥杆上表面的戥星从右向左，第一颗星为 50g，每移动一粒星增加 2g，依此类推，到杆梢多为 250g（图 2-1-5）。

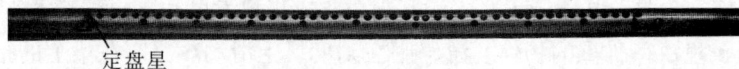

定盘星

图 2-1-5 戥星

3. 戥秤的使用

（1）使用前 首先检查戥盘与戥砣的号码是否相符，清洁戥盘；然后正确持戥并校戥。

持戥，用左手虎口和食指、中指夹持戥杆，无名指、小指从戥杆下方拢住戥绳；右手拇指和食指捏住戥纽，其余三指自然弯曲。向上屈右手腕使手心朝前，提起戥杆，使戥盘悬空。

校戥又称对戥，即检查戥秤是否准确。用左手拇指、食指、中指配合将戥砣绳移动至定盘星位置，右手提里纽使戥盘悬空，将戥杆置于眼前，举至齐眉，放开左手，检查戥杆应呈水平状态，即"齐眉对戥"。如戥杆水平即可使用，若不呈水平，说明戥秤计量不准，需要调整。

（2）称药 首先要看清需称取饮片的剂量，然后左手持戥杆，用拇指、食指和中指将戥砣绳在戥杆上移至欲称量的相应位置，右手取药放入戥盘内，提起戥纽，随即放开，检视戥星指数和所称药物是否平衡，如有差异，增加或减少药物至戥星的指数和戥杆平衡时，即是所称药物的重量（图 2-1-6）。

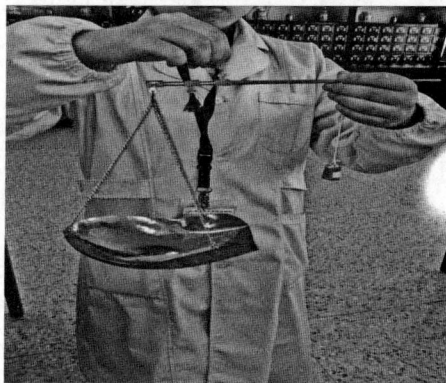

图 2-1-6 戥秤的操作

（3）使用后 戥秤使用完毕，应用布清洁戥盘，将戥砣放在戥盘中。

长时间不用戥秤时，将戥砣放入盘内，戥砣绳缠绕在戥杆上，戥杆平搭在盘上，然后将戥秤放进专用的抽屉或不易碰撞的地方。注意轻拿轻放，避免盘、砣、杆、刀口碰撞损伤。保持干燥洁净，避免金属部分生锈。每年到标准计量单位检查一次戥秤等衡器，以保证准确。

（二）分厘戥

分厘戥，也称毫克戥，是调剂 1g 以下的中药，如毒性药及细料药的计量工具。戥杆长约 30cm，用兽骨或金属制成，称量范围是 $0.2 \sim 50g$，结构同克戥相同。提取里纽，戥杆内侧面的戥星从右向左，第一颗星为定盘星，每移动一粒星增加 0.2g，依次类推，到杆梢为 15g；提取外纽，戥杆上表面的戥星从右向左，第一颗星为 15g，每移动一粒星增加 0.5g，依次类推，到杆梢

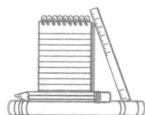

为 50g。

（三）架盘药物天平

架盘药物天平是用于称取中药饮片的称量工具之一，通常用于小剂量的贵细药物、毒剧药物等中药饮片的调剂。架盘天平称量值较戥秤精确，日常中药调剂中一般使用精度为 0.1g。

1. 架盘药物天平的构造　架盘药物天平由托盘、横梁、平衡螺母、刻度尺、指针、刀口、底座、分度标尺、游码、砝码等组成。由支点（轴）在梁的中心支着天平梁而形成两个臂，每个臂上挂着或托着一个盘，其中一个盘（通常为右盘）里放着已知重量的物体（砝码），另一个盘（通常为左盘）里放待称重的物体，游码则在刻度尺上滑动。固定在梁上的指针在不摆动且指向正中刻度时或左右摆动幅度较小且相等时，砝码重量与游码位置示数之和就指示出待称重物体的重量。

2. 架盘药物天平的使用方法

（1）将架盘药物天平放置在水平且稳定的地方，并将游码归零。

（2）调节平衡螺母（天平两端的螺母）直至指针对准中央刻度线。

（3）左托盘放称量物，右托盘放砝码。根据称量物的性状，被称量物应放在玻璃器皿或洁净的纸上（事先应在同一天平上称得玻璃器皿或纸片的质量，然后称量待称物质）；添加砝码从估计称量物的最大值加起，逐步减小，加减砝码并移动标尺上的游码，直至指针再次对准中央刻度线。

（4）将砝码质量进行合计，再加上游码指示的数字，即为被称量物的质量。

（5）称量完毕，把游码移回零点，用镊子将取下的砝码放回砝码盒中，将天平放回原处。

3. 架盘药物天平的使用注意

（1）称量干燥的固体药品时，应在两个托盘上各放一张相同质量的纸，然后把药品放在纸上称量。过冷过热的物体不可放在天平上称量，应先在干燥器内放置至室温后再称。易潮解的药品，必须放在玻璃器皿（如小烧杯、表面皿）里称量。

（2）架盘药物天平使用过程中不能直接用手增减砝码，要用镊子夹取，游码也不能用手移动。

（3）在称量过程中，不可再碰平衡螺母。

（四）盘秤

盘秤又称为度盘秤，是由度盘指示器指示平衡和称量结果的一种自行指示秤，主要用于称量 500g 以上的药物。使用前先将盘秤置于平稳的工作台上，调节调变旋钮，使指针指向字盘"0"位，然后将需称量的药物放于上面的托盘里，指针指示重量即为药物重量。

（五）电子秤

电子秤是一种比较常见的电子衡器，它具有操作简便、读数准确的特点。电子秤的规格和种类较多，在饮片调剂时多选用计重电子秤。使用前先将电子秤置于水平稳固的台面上，打开电源开关，预热 15 ～ 20 分钟，然后按归零键与去皮键，再将需要称量的药物放于秤盘上，电子秤的读数即所称药物的重量。

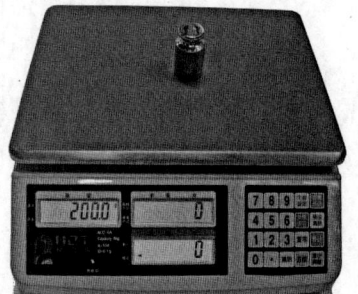

图 2-1-7　电子秤

二、碎药工具

（一）冲筒

冲筒又名捣药罐，多为铜质或铁质，其中以铜质质量好，故又称为铜缸或铜冲，是临时捣

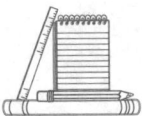

碎用的工具。处方中某些果实种子类中药饮片，如不破碎，不易煎出有效成分；若预先破碎，在存放过程中，易导致药材气味散失、走油等变异现象，故需临时捣碎。

1. 冲筒的结构 冲筒由缸体、杵棒和缸盖组成（有的无盖）。冲筒缸体，壁厚应在1cm以上，底部厚应在2cm以上，内膛宽大、光滑，下面中央微凹，周围坡度不可太陡；铜杵，下端膨大，上端有柄，用于手持捣碎药物。使用时宜上下捶击，不宜侧击，防止杵柄断裂。冲筒应注意防潮、防水、防氧化锈蚀。如图2-1-8所示。

2. 冲筒的使用

（1）使用前清洁冲筒 用干净软布或鬃刷将冲筒内壁清洁干净。

（2）放入药物 将欲捣碎的药物经戥盘倒入缸体，药物不宜放得过多，以占冲筒体积的1/5～1/4为宜（图2-1-9）。

（3）捣碎 右手四指环握铜杵上部，拇指扣押杵柄顶端，以前臂带动用手腕的"甩劲"捣下，用力要均匀而有节奏，杵头进入冲筒时应与缸底垂直。左手配合右手作辅助动作，使用无盖冲筒时，左手四指并拢，挡住缸口，防止药物溅出，转动缸体，使饮片破碎均匀。

（4）倒出药物 药物捣至合格后，左手手心向外、虎口朝下托起缸体，右手向内扳动杵棒，协助左手拿起缸体，翻腕使虎口朝上将药倒出。若药物稍有粘壁，可用杵棒头部敲击冲筒口，使得缸体振动，药物由缸底脱落，或用一圆头竹片刮下。

（5）清场 用软布擦拭缸体内壁和杵棒，使其清洁。

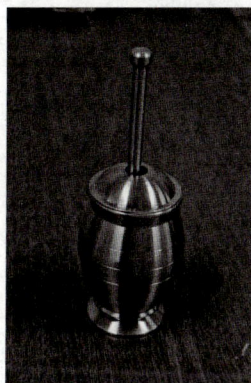

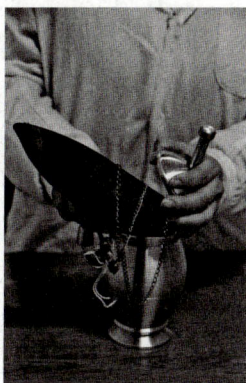

图2-1-8 冲筒　　　　　图2-1-9 冲筒的操作

（二）铁碾船

铁碾船又称药碾子、铁推槽等，是我国传统碾药工具之一，主要适用于粉碎质地松脆、不吸湿和不与铁发生反应的药物，多用生铁铸造制成，专供粉碎少量药料之用。铁碾船主要由一个船型槽和一个具有中心轴的圆形碾轮两部分构成。

（三）小型粉碎机

小型粉碎机又称打粉机，能快速粉碎各种较硬药物，如三七、灵芝、西洋参、珍珠、山慈菇等，比冲筒操作简单、省时省力。调剂用小型粉碎机主要有齿爪搅拌式小型粉碎机和小型球磨机等。

（四）乳钵

乳钵为粉碎和混合少量药物的常用工具，主要适用于粉碎少量结晶性、非纤维性的脆性药物、贵重药和毒剧药物，同时也是水飞法的常用工具之一。用乳钵进行粉碎时，每次加药量不宜超过乳钵容积的1/4。乳钵主要由乳钵体和杵棒构成，常见的有瓷制、玻璃制和金属制等几

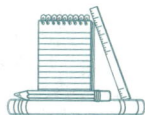

种，其中以瓷制和玻璃制最为常用。

（五）小钢锯和钢锉

小钢锯和钢锉也是我国传统粉碎药物工具之一。小钢锯包括锯架（俗称锯弓子）和锯条两部分，使用时将锯条安装在锯架上，主要用于将质地坚硬的木质、骨质类药材锯成小块或小段，便于进一步粉碎或调剂，如苏木、降香等药材。钢锉主要适用于部分习惯其粉末但用量很小的名贵药材，这类药材由于用量较小，一般不事先准备，而是随处方加工，如羚羊角等。调配时，用钢锉将其锉为末，以利于进一步粉碎或调剂。随着现代调剂技术的进步，目前这两种工具使用日益减少。

三、清洁工具

1. 药筛 药筛用于加工过细药物的筛选和临方炮制药物与辅料的分离，以去掉杂质和非药用部分，使药物纯净。

2. 药刷子 药刷子用于清洁药斗、药柜和铜缸等。

此外，药房中一般还备有鸡毛掸子、软布等洁净工具。

四、包装工具

1. 包装纸 包装纸是整剂药物和处方中需要先煎、后下、包煎（加小布袋）、烊化、另煎、冲服等药物的包装用纸，俗称"门票"。纸的大小根据需要而定。

2. 装药袋 装药袋是用于盛装调剂好的药物的纸袋。其大小根据需要而定。纸袋上面印有医院名称、汤剂煎煮知识、服法、禁忌等内容。

3. 无毒塑料袋 无毒塑料袋用于鲜药切剪成段、片后的包装。

4. 扎线 扎线是用来捆扎药包的线绳，多为纸绳、塑料绳。

五、鉴方

鉴方是用于压处方的硬木质或石质扁平长方形棍，其作用是可防止处方被风吹动及防止药物串位。鉴方的四面常写着汤头歌诀，可供调剂员在工作不忙时学习方剂知识。

复习思考

一、单项选择题

1. 使用戥子称取饮片时，操作正确的是（   ）

　　A. 右手持戥杆　　　　B. 右手持戥砣　　　　C. 左手持戥杆

　　D. 左手取药　　　　　E. 左手持戥纽

2. 宜放在斗架的最远层或最上层的中药有（   ）

　　A. 黄芪、党参、甘草　　B. 玫瑰花、代代花、厚朴花

　　C. 龙骨、龙齿、牡蛎　　D. 大黄、黄芩、黄柏

　　E. 藕节炭、茅根炭、地榆炭

3. 不能装于同一药斗或上下药斗的药组是（   ）

　　A. 生甘草与炙甘草　　B. 升麻与葛根

　　C. 丁香与郁金　　　　D. 羌活与独活

　　E. 龙骨与牡蛎

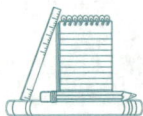

4. 装斗时要求不宜过满，以免串斗，一般种子类饮片应装至药斗的（　　　）

　　A. 1/4　　　　　B. 2/5　　　　　C. 3/5　　　　　D. 4/5　　　　　E. 3/4

5. 不同饮片捣碎的程度不同，法半夏一般应（　　　）

　　A. 砸瓣　　　　　B. 砸劈　　　　　C. 砸烂　　　　　D. 成粉　　　　　E. 成泥

二、多项选择题

1. 中药饮片调剂常用的计量工具包括（　　　）

　　A. 戥秤　　　　　B. 盘秤　　　　　C. 天平　　　　　D. 磅秤　　　　　E. 电子秤

2. 中药饮片调剂时，"焦三仙"处方应付药物包括（　　　）

　　A. 焦山楂　　　B. 焦麦芽　　　C. 焦神曲　　　D. 焦槟榔　　　E. 焦鸡内金

3. 戥秤的主要构造包括（　　　）

　　A. 戥盘　　　　　B. 戥纽　　　　　C. 戥砣　　　　　D. 戥杆　　　　　E. 戥药

扫一扫，查阅
复习思考题答案

扫一扫，查阅
本模块 PPT、
视频等数字资源

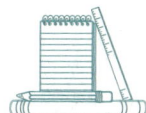

项目二　审　方

【学习目标】

　　1. 掌握中药处方审核的内容、用药禁忌、常用术语。

　　2. 熟悉中药别名、并开名、中药处方格式与书写原则。

　　3. 了解处方的概念。

　　审方是指具有药师以上技术职务的专业技术人员在配方操作之前对中药处方的各项内容进行全面审核的过程，是中药调剂工作的关键环节之一。审方药师应当认真逐项检查处方前记、正文和后记书写是否清晰、完整，并确认处方的合法性、处方用药的适宜性、剂量用法的正确性、是否有重复给药现象、是否有潜在临床意义的药物相互作用和配伍禁忌等。经处方审核后，审方药师认为存在用药不适宜时，应当告知处方医师，请其确认或重新开具处方。

　　审方药师发现严重不合理用药或者用药错误，应当拒绝调剂，及时告知处方医师，并做好记录，按照有关规定报告。

任务一　审核处方的书写

一、处方的概念

　　处方俗称药方。《处方管理办法》中处方的定义：处方是指由注册的执业医师和执业助理医师（以下简称医师）在诊疗活动中为患者开具的，由取得药学专业技术职务任职资格的药学专业技术人员（以下简称药师）审核、调配、核对，并作为患者用药凭证的医疗文书。处方包括医疗机构病区用药医嘱单。

　　中药处方是中医师辨证论治的书面记录和凭证，反映了医师的辨证立法和用药要求，既是给调剂人员的书面通知，又是中药调剂工作依据，也是计价、统计凭证。

二、处方的类型

在医疗工作中，处方种类繁多，分类的角度和方法也不同，通常有以下分类。

（一）根据不同时期或条件形成的药方分类

1. 经方   指《黄帝内经》《伤寒论》《金匮要略》等经典著作中所记载的方剂，大多数组方严谨，疗效确实，经长期临床实践沿用至今。

2. 时方   泛指从清代至今出现的方剂，它在经方基础上有很大发展。

3. 法定处方   是国家颁布标准中所收载的处方，它具有法律的约束力。比如，冠心苏合丸由苏合香、冰片、乳香（制）、檀香、土木香组成。

4. 协定处方   是由医院药房根据经常性医疗需要，与医师协商制定的方剂。它主要解决配方数量多的处方，做到预先配制与贮备，以加快配方速度，缩短患者候药时间。同时，还可减少忙乱造成的差错，提高工作效率，保证配方质量。

5. 秘方   又称禁方，是医疗上有独特疗效、不轻易外传（多系祖传）的药方。

6. 单方、验方   单方是配伍比较简单而有良好药效的方剂，往往只有一二味药，力专效捷，服用简便；验方是指民间积累的经验方，简单而有效。这类方剂，均系民间流传并对某些疾病有效的药方。由于患者体质、病情各异，在使用时应有医师指导，以防发生意外。

7. 医师临证处方   是指医师为患者治病用药所拟定的书面文书，又称医疗处方，是针对性强的特定处方，临床实践中广泛应用。

（二）根据相关药事管理法规分类

1. 麻醉处方   开写麻醉药品的特殊处方。

2. 精神药品处方   开写精神药品的特殊处方。

3. 普通处方   开写除麻醉药品、精神药品以外的其他药品的处方。

4. 急诊处方   为急诊患者开具所需药品的处方。

5. 儿科处方   14周岁以下儿童患者所需药品的处方。

三、处方的格式与书写原则

（一）中药处方格式

《处方管理办法》规定：处方标准由原卫生部统一规定，处方格式由省、自治区、直辖市卫生行政部门统一制定，处方由医疗机构按照规定的标准和格式印制。根据国家中医药管理局2010年制定的《中药处方格式及书写规范》要求，中药处方格式应当包括以下内容。

1. 处方前记   主要包括一般项目和中医诊断两方面的内容。

（1）一般项目   包括医疗机构名称、费别、患者姓名、性别、年龄、门诊或住院病历号、科别或病区和床位号等。可添列特殊要求的项目。

（2）中医诊断   包括病名和证型（病名不明确的可不写病名），应填写清晰、完整，并与病历记载相一致。

2. 处方正文   是处方的重要部分，处方中文以 Rp 或 R（Rp 或 R 是拉丁文 Recipe "请取"的缩写）标示，中药饮片处方包括药味名称、剂量、剂数、用法用量；中成药处方包括药名、数量、剂型、规格、用法用量。

3. 处方后记   主要包括医师签名和（或）加盖专用签章、处方日期，药品金额、审核、调配、核对、发药药师签名和（或）加盖专用签章。

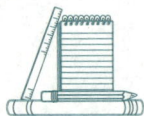

（二）中药饮片处方书写原则

根据《中药处方格式及书写规范》规定，中药饮片处方的书写应当遵循以下要求。

1. 应当体现"君、臣、佐、使"的特点要求。

2. 名称应当按《中国药典》规定准确使用，《中国药典》没有规定的，应当按照本省（区、市）或本单位中药饮片处方用名与调剂给付的规定书写。

3. 剂量使用法定剂量单位，用阿拉伯数字书写，原则上应当以克（g）为单位，"g"（单位名称）紧随数值后。

4. 调剂、煎煮的特殊要求注明在药品右上方，并加括号，如打碎、先煎、后下等。

5. 对饮片的产地、炮制有特殊要求的，应当在药品名称之前写明。

6. 根据整张处方中药味多少选择每行排列的药味数，原则上要求横排及上下排列整齐。

7. 中药饮片用法用量应当符合《中国药典》规定，无配伍禁忌；有配伍禁忌和超剂量使用时，应当在药品上方再次签名。

8. 中药饮片剂数应当以"剂"为单位。

9. 处方用法用量紧随剂数之后，包括每日剂量、采用剂型（水煎煮、酒泡、打粉、制丸、装胶囊等）、每剂分几次服用、用药方法（内服、外用等）、服用要求（温服、凉服、顿服、慢服、饭前服、饭后服、空腹服等）等内容。例如，"每日1剂，水煎400mL，分早晚两次空腹温服"。

10. 按毒麻药品管理的中药饮片的使用应当严格遵守有关法律、法规和规章的规定。

知识链接

处方的意义

处方是医生对患者用药的书面文件，是药师调配药品的依据，具有法律、技术、经济责任。

1. **法律性**　因开具处方或调配处方所造成的医疗差错或事故，医师和药师分别负有相应的法律责任。医师具有诊断权和开具处方权，但无调配处方权；药师具有审核、调配处方权，但无诊断和开具处方权。

2. **技术性**　开具或调配处方者都必须由经过医药院校系统专业学习并经资格认定的医药卫生技术人员担任。

3. **经济性**　处方是药品消耗及药品经济收入结账的凭证和原始依据，也是患者在治疗疾病，包括门诊、急诊、住院全过程中用药的真实凭证。

中药调剂是一项负有法律责任的专业操作技术，作为药师，要认真审核处方，审核处方前记；审核中药名称及处方应付；审核中药用药禁忌；审核毒麻中药使用；审核剂量、剂数、剂型和用法。遵守药品管理法律、法规，恪守职业道德，确保药品质量和药学服务质量，科学指导用药，保证公众用药安全、有效、经济、适当，质量第一。

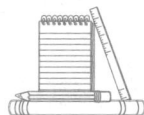

任务二 审核处方的内容

一、审核处方前记

审核处方时，先要审核处方前记中的医疗机构名称、费别、患者姓名、性别、年龄、门诊或住院病历号、科别或病区和床位号、临床诊断、开具日期等项，检查书写是否清晰完整，有无遗漏，查看处方日期是否符合规定。

二、审核中药名称及处方应付

中药历史悠久，品种繁多。因历代文献记载的不同和地区用药习惯的差异，经常出现同物异名、同名异物、名称相近或相似的现象。一种中药往往有多个名称，中药调剂人员应正确理解处方中药名称，以便准确调配处方，确保临床用药安全有效。《处方管理办法》规定，药品名称应当使用规范的中文名称书写，医疗机构或者医师、药师不得自行编制药品缩写名称或者使用代号。中药饮片处方中应使用饮片名。原药材不能直接用于临床，必须经过炮制成为饮片后，才能供医生开方使用。凡临床医疗处方上出现的中药名，都默认为是饮片名。鲜用时应注明，如"鲜地黄""鲜芦根"等。

（一）处方中的中药名称

中药饮片处方中的名称包括中药正名、别名、并开名等。

1. 正名　中药饮片正名是现行版本《中国药典》一部、部（局）颁《药品标准》或《国家中药饮片炮制规范》所收载的中药的规范化名称。中药饮片的正名只有一个，如板蓝根、大青叶、菊花、甘草等。

2. 别名　中药饮片的别名，又称"偏名"或"异名"，是指中药正名以外的名称，包括文献用名、地区用名、商品名称等。中药的别名，经过历朝历代中医药专著的传播、衍化，到明代李时珍《本草纲目》收载的1892种药物中，收录别名就有3380余条。有的药物有几个别名，甚至十几个别名。别名一般有一定来历和含义，如川军、孩儿参等。有的则是在中药正名前冠以术语来说明医师对药物的炮制、品种、产地、采收季节等方面的要求。可以有一个至多个，如炙甘草、云苓、密银花、霜桑叶等。

中药别名的形成，是在长期的用药实践中，根据中药名称的谐音、地方方言、形象隐喻、会意或药材产地、加工炮制以及功效、应用等特点，几经沿革流传下来的。由于我国幅员辽阔，民族众多，语言繁杂，致使很多中药别名已经历代相继沿用成习，至今仍有医者使用，为此，加剧了中药名称的混乱，妨碍中药药名的规范化，给调剂工作带来很多困难与麻烦，甚至发生误解而造成差错事故，产生不良后果。为了保证用药安全有效，应当引起重视，调剂人员应熟记常用药物的别名，以保证调剂工作的顺利进行。常用中药正名和别名详见表2-2-1。

表2-2-1　常用中药正名和别名对照表

正名	别名
一、解表药	
防风	口防风、软防风、旁风、屏风
辛夷	辛夷花、木笔花、望春花

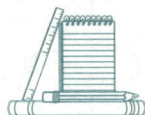

续表

正名	别名
荆芥	荆芥咀、假苏
白芷	香白芷、杭白芷、川白芷
桑叶	冬桑叶、霜桑叶
菊花	白菊花、黄菊花、甘菊花、茶菊花、杭菊、滁菊、亳菊、贡菊
葛根	粉葛根、甘葛根
西河柳	山川柳、柽柳
薄荷	苏薄荷、南薄荷
升麻	绿升麻
蝉蜕	蝉衣、虫衣、仙人衣
牛蒡子	炒牛蒡子、大力子、鼠粘子
二、清热药	
石膏	生石膏
知母	肥知母、毛知母、知母肉
盐知母	炒知母
夏枯草	夏枯球
芦根	干芦根、芦根咀、苇根
天花粉	花粉、瓜蒌根、栝楼根
黄连	川黄连、味连、雅连、云连
黄芩	枯黄芩、条芩、子芩
黄柏	黄檗、川黄柏、关黄柏
龙胆	龙胆草
地黄	生地、生地黄
牡丹皮	粉丹皮、丹皮
玄参	元参、黑元参、乌元参、润元参
白茅根	茅根、干茅根
金银花	银花、忍冬花、双花、二花、二宝花、南银花
忍冬藤	金银藤、二花藤
野菊花	苦薏
秦皮	白蜡树皮
牛黄	京牛黄、丑宝
射干	乌扇
鱼腥草	蕺菜
蒲公英	黄花地丁、婆婆丁
北豆根	蝙蝠葛根
山豆根	南豆根、广豆根
青果	干青果、橄榄
藏青果	西青果

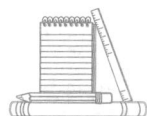

正名	别名
锦灯笼	酸浆、灯笼儿、红姑娘、挂金灯
土茯苓	仙遗粮、冷饭团、奇粮
地骨皮	枸杞根皮
三、泻下药	
大黄	锦纹、将军、川军
芒硝	朴硝、皮硝、马牙硝
玄明粉	元明粉、风化硝
火麻仁	麻子仁、麻仁、大麻仁
蓖麻子	大麻子
亚麻子	胡麻子
郁李仁	欧李仁、山樱桃
牵牛子	黑丑、白丑、二丑、炒二丑、炒牵牛子
红大戟	红芽大戟
京大戟	大戟
番泻叶	泄叶
千金子	续随子
四、祛风湿药	
桑枝	嫩桑枝、童桑枝
防己	粉防己
木瓜	宣木瓜
香加皮	北五加皮、杠柳皮
蛇蜕	蛇皮、龙衣
五、芳香化湿药	
砂仁	缩砂仁、缩砂、阳春砂、春砂仁
豆蔻	白豆蔻、白蔻仁
六、利水渗湿药	
茯苓	白茯苓、云茯苓、赤茯苓、赤苓
泽泻	建泽泻
薏苡仁	薏米、苡仁、苡米
茵陈	绵茵陈、茵陈蒿
金钱草	过路黄、对坐草
通草	白通草、方通草、通脱木
冬葵果	冬葵子
七、温里药	
肉桂	紫肉桂、上肉桂、肉桂心、桂心、玉桂
肉桂子	桂丁、桂丁香
丁香	公丁香、紫丁香

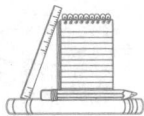

正名	别名
母丁香	鸡舌香
花椒	青花椒、川椒、蜀椒、青川椒
胡椒	白胡椒、古月
八、理气药	
陈皮	橘皮、广陈皮
枳壳	江枳壳、炒枳壳、麸炒枳壳
沉香	海南沉、伽南沉、落水沉香
香附	香附米、莎草根
川楝子	金铃子
橘红	广橘红
化橘红	毛橘红、尖化红
梅花	白梅花、绿萼梅
九、消食药	
莱菔子	萝卜子
鸡内金	鸡黄皮、鸡肫皮
神曲	六神曲
建曲	建神曲、范志曲
十、驱虫药	
槟榔	花槟榔、大腹子、海南子
十一、止血药	
茜草	红茜草
炮姜	姜炭
三七	田七、参三七、旱三七
白及	白芨
十二、活血化瘀药	
丹参	紫丹参
川芎	坝川芎
牛膝	怀牛膝、淮牛膝
鸡血藤	密花豆
大血藤	红藤
土鳖虫	地鳖虫、土元、苏土元、盖子虫、簸箕虫
西红花	番红花、藏红花
红花	草红花、红蓝花
凌霄花	紫葳花
益母草	坤草
茺蔚子	坤草子、三角胡麻
延胡索	玄胡索、元胡

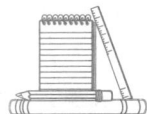

正名	别名
十三、化痰止咳平喘药	
款冬花	款冬、冬花
旋覆花	旋复花、金沸花
白果	银杏
胖大海	蓬大海、安南子
川贝母	川贝、松贝、青贝、炉贝
浙贝母	贝母、象贝、元宝贝
竹茹	淡竹茹、竹二青、青竹茹
芥子	白芥子
瓜蒌	栝楼、全瓜蒌
浮海石	海浮石
海藻	海蒿子、羊栖菜
洋金花	曼陀罗花、风茄花
十四、安神药	
酸枣仁	枣仁、炒枣仁、炒酸枣仁
朱砂	辰砂、丹砂
十五、平肝息风药	
决明子	草决明、马蹄决明
全蝎	全虫
赭石	代赭石
蒺藜	刺蒺藜、白蒺藜
地龙	广地龙、蚯蚓
天麻	明天麻、赤箭
僵蚕	天虫
十六、开窍药	
冰片	龙脑香、梅片、梅花冰片、艾片
十七、补益药	
五加皮	南五加皮
玉竹	明玉竹
北沙参	莱阳沙参、辽沙参
南沙参	空沙参、泡参
山药	怀山药、淮山药、薯蓣
淫羊藿	仙灵脾
肉苁蓉	大芸、淡大芸
沙苑子	潼蒺藜、沙苑蒺藜
山茱萸	山萸肉、萸肉、枣皮
肉豆蔻	肉果、玉果

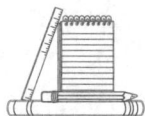

续表

正名	别名
首乌藤	夜交藤
西洋参	洋参、花旗参
狗脊	金毛狗脊
益智	益智仁
杜仲	川杜仲、炒杜仲、盐杜仲、盐炙杜仲、杜仲炭
人参	园参、红人参、红参、白人参、白参、生晒参
党参	台党参、西党参、潞党参、川党参
生白术	白术
土白术	土炒白术
甘草	生草、皮草、粉甘草、甜甘草、粉草
炙甘草	蜜炙甘草
白芍	芍药、白芍药
炒白芍	炒芍药、清炒白芍
酒白芍	酒芍、酒炒白芍
巴戟天	巴戟、肥巴戟、炙巴戟、巴戟肉
鹿茸	鹿茸片、梅花鹿茸、黄毛鹿茸、黄毛茸、马鹿茸、青毛鹿茸、青毛茸
鹿角	鹿角镑、鹿角片
鹿角霜	鹿角霜
鹿肾	鹿鞭
狗肾	黄狗肾、柴狗肾
鹿角胶	鹿胶
旱莲草	墨旱莲、醴肠
当归	全当归、秦当归、西当归
酒当归	酒炒当归
骨碎补	申姜
补骨脂	破故纸
胡芦巴	芦巴子
麦冬	麦门冬、明麦冬、寸冬、杭麦冬
天冬	天门冬、明天冬
龙眼肉	桂圆肉
太子参	童参、孩儿参
十八、收涩药	
桑螵蛸	螳螂子
海螵蛸	乌贼骨、墨斗鱼骨
诃子	诃黎勒、诃子肉
芡实	鸡头米
五味子	北五味、南五味、辽五味、炙五味子

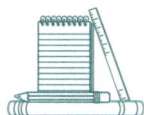

续表

正名	别名
禹余粮	禹粮石
罂粟壳	米壳、御米壳
十九、外用及其他药	
守宫	天龙、壁虎
硼砂	月石
马钱子	番木鳖
红粉	红升丹
雄黄	明雄黄、腰黄
蟾蜍	干蟾皮、干蟾
儿茶	孩儿茶
钟乳石	石钟乳
夜明砂	蝙蝠粪
望月砂	野兔粪
土贝母	假贝母
常山	鸡骨常山
天仙子	莨菪子
闹羊花	羊踯躅
苦丁茶	丁茶

3. 并开名　中药饮片的并开是指将疗效基本相似，或有协同作用的两种或两种以上中药合成一个药名书写，称为"并开"，又称"合写"。如龙牡即指煅龙骨、煅牡蛎；二乌即指制川乌、制草乌；二术即指苍术、白术等。调配时，则应分别支付。必须注意处方中并开药不得含糊和引起误解。另外，尚须注意各地区并开用药习惯不同，处方应付有差异。调剂人员应了解常见并开药应付，保证配方迅速正确。详见表2-2-2。

表 2-2-2　常用中药饮片并开药名与调配应付表

并开药名	调配应付	并开药名	调配应付
二丑	黑牵牛子、白牵牛子	冬瓜皮子	冬瓜皮、冬瓜子
二乌	川乌、草乌	生炒蒲黄	生蒲黄、炒蒲黄
二风藤	青风藤、海风藤	生熟地	生地黄、熟地黄
二冬	天冬、麦冬	生熟薏米	生薏苡仁、炒薏苡仁
二术	苍术、白术	白术芍	白术、白芍
二母	知母、贝母	龙牡	龙骨、牡蛎
二决明	石决明、决明子	全紫苏	紫苏叶、紫苏梗、紫苏子
二地	生地黄、熟地黄	全藿香	广藿香叶、广藿香梗
二地丁	蒲公英、紫花地丁	知贝母	知母、贝母
二芍	赤芍、白芍	知柏	知母、黄柏
二芽	谷芽、麦芽	金银花藤	金银花、忍冬藤

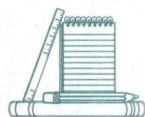

续表

并开药名	调配应付	并开药名	调配应付
二活	羌活、独活	青陈皮	青皮、陈皮
二胡	柴胡、前胡	枳壳实	枳壳、枳实
二蒺藜	蒺藜、沙苑子	砂蔻仁	砂仁、豆蔻
杏苡仁	苦杏仁、薏苡仁	茯苓神	茯苓、茯神
羌独活	羌活、独活	荆防	荆芥、防风
芦茅根	芦根、白茅根	柴前胡	柴胡、前胡
苍白术	苍术、白术	桃杏仁	桃仁、苦杏仁
谷麦芽	谷芽、麦芽	荷叶梗	荷叶、荷梗
赤白芍	赤芍、白芍	猪茯苓	猪苓、茯苓
乳没	乳香、没药	棱术	三棱、莪术
川怀膝	川牛膝、怀牛膝	焦三仙	焦神曲、焦山楂、焦麦芽
川草乌	川乌、草乌	焦四仙	焦三仙和焦槟榔
天麦冬	天冬、麦冬	黑白丑	黑牵牛子、白牵牛子
藿佩兰	广藿香、佩兰	腹皮子	大腹皮、槟榔

注：凡用量写"各"字，两种药应各称此分量，如芦茅根各10g，即芦根10g、白茅根10g；若只写芦茅根10g，则芦根、白茅根各5g。

4.处方全名 一般在正名前加术语，表明医师对中药饮片的炮制、品种、质量、产地等方面的要求而组成处方全名。如酒黄连、熟大黄、明天麻、怀山药等。每种中药可以有一个或数个处方全名。医师常用的术语主要有以下几方面。

（1）炮制类 中药采用不同的炮制方法，可获得不同的疗效。如酒大黄缓和大黄泻下作用；炮附子（制）消除毒性；炙首乌（黑豆、黄酒炙）补肝肾，益精血，乌须发；炙麻黄（蜜炙）缓和麻黄辛散之性，增强止咳平喘之功；醋柴胡增强其疏肝解郁之功等。

（2）产地类 中药讲究道地药材，因药物产地对药物疗效有密切关系，所以医师根据病情需要，常在药名前标明产地，此称为"道地药材"。如河南武陟的牛膝、浙江桐乡杭菊、安徽亳州白芍、江苏靖江枳壳等。

（3）产时、新陈类 药材的采收季节与质量有密切的关系。有的以新鲜者为佳，有的以陈久者为佳。如绵茵陈，以初春细幼苗质软如棉者佳；霜桑叶，于秋后经霜者采集为好；鲜芦根、鲜石斛、鲜茅根等需用鲜品；陈香橼、陈麻黄等需用陈品。

（4）质地类 药材质地与药物的质量有密切关系，为保证药品的质量，医师处方对质地也有要求。如浮水青黛（青黛以色蓝、质轻者为优）、空沙参（正名南沙参，质地松泡，断面有裂痕）、明天麻（天麻以质坚实、略呈透明状为优），以及肥玉竹、细木通、枯黄芩、子黄芩等。

（5）质量类 中药饮片质量的优劣直接影响疗效，历代医家非常重视药材的质量优劣。如九孔石决明，是指贝壳边缘具有8～9个明显小孔者；马蹄决明，即决明子，是指其形状似马蹄者。此外，尚有左牡蛎、金毛狗脊等。

（6）修治类 修治是指除去杂质和非药用部位，以洁净药材，保证符合医疗需要。如山茱萸（去核）、乌梅（去核）、巴戟天（去心）、乌梢蛇（去头、鳞片）、斑蝥（去头、足、翅）；人参、牛膝去芦；巴豆、续随子去油；银杏、桃仁去皮壳等。

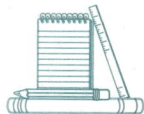

（7）颜色、气味类　药材的颜色和气味与药物的质量有密切关系。如紫丹参、红茜草、黑玄参、香白芷、苦杏仁、甜桔梗等。

（二）处方应付

中药处方应付常规是指在中药调剂过程中根据医师处方要求和地区传统调配习惯进行中药处方应付的规律。不同炮制规格的饮片，治疗作用不同，因此中医诊治不同病证使用的是不同炮制规格的饮片。中药调剂员在调剂处方时，应按处方应付常规进行调配，严禁生炙不分或以生代炙和乱代乱用。全国各地关于生、炙品种的应付都有所不同，因此调剂人员应熟练掌握地方的"中药炮制规范"及"处方应付常规"，准确调配处方。

（1）处方直接写药名（或注明炒）时，即付清炒的品种。如麦芽、谷芽、稻芽、莱菔子、王不留行、苏子、牛蒡子、苍耳子、白芥子、黑牵牛、白牵牛、决明子、酸枣仁、山楂、槐花、草果等。

（2）处方直接写药名（或注明炒、麸炒）时，即付麸炒的品种。如白术、苍术、枳壳、枳实、僵蚕、薏苡仁等。

（3）处方直接写药名（或注明炒、烫）时，即付砂烫、蛤粉烫的品种。如龟甲、鳖甲、阿胶、狗脊、骨碎补、阿胶珠等。

（4）处方直接写药名（或注明炙、炒）时，即付蜜炙的品种。如枇杷叶、款冬花、紫菀、马兜铃等。

（5）处方直接写药名（或注明炙）时，即付酒炙的品种。如肉苁蓉、何首乌、山茱萸、女贞子、黄精、蕲蛇、乌梢蛇等。

（6）处方直接写药名（或注明炒、炙）时，即付醋炙的品种。如延胡索、五灵脂、乳香、没药、香附、青皮、五味子、莪术、甘遂、大戟、芫花、商陆等。

（7）处方直接写药名（或注明炒、炙）时，即付盐水炒的品种。如车前子、益智仁、补骨脂、小茴香、橘核、胡芦巴、巴戟天、杜仲等。

（8）处方直接写药名（或注明炒）时，即付滑石粉炒制的品种。如水蛭、象皮、刺猬皮、狗肾、鹿筋等。

（9）处方直接写药名（或注明炙）时，即付炮制的品种。如吴茱萸、川乌、草乌、白附子、天南星、远志、厚朴、半夏、淫羊藿、马钱子、巴豆、藤黄等。

（10）处方直接写药名（或注明煅）时，即付煅制的品种。如龙骨、龙齿、牡蛎、磁石、代赭石、海浮石、炉甘石、瓦楞子、花蕊石、自然铜、寒水石等。

（11）处方直接写药名（或注明炒、煅）时，即付炭的品种。如艾叶、地榆、侧柏叶、杜仲、血余炭、炮姜、干漆等。

（12）处方直接写药名时，即付漂去咸味的品种。如肉苁蓉、海藻、昆布、海螵蛸等。

此外，尚有直接写药名或制（炙）时，即付姜汁制、煨制、土炒、药汁制及米泔水制等，一律按处方要求应付。

三、审核中药用药禁忌

中药处方的用药禁忌主要包括配伍禁忌和妊娠禁忌。审方时尤其要重视该项内容的审核，一旦发现存在用药禁忌，要及时与处方医师联系，更正相关内容，避免事故发生。

（一）审配伍禁忌

中药配伍使用能产生协同、抑制和拮抗作用。临床医师可以使用协同作用的中药配伍和抑

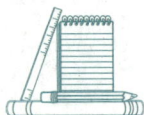

制毒性、峻猛药性的中药配伍，但是拮抗作用的中药配伍能产生或增强药物的毒副作用，有害于人体，不宜同用，是临床医师应该避免使用的配伍，即配伍禁忌。

《中国药典》（2020年版）一部在药材与饮片的"用法用量"中对不宜同用的药物做了明确规定，具体内容如下。

（1）川乌、制川乌、草乌、制草乌、附子不宜与半夏、清半夏、姜半夏、法半夏、瓜蒌、瓜蒌子、瓜蒌皮、天花粉、川贝母、浙贝母、平贝母、伊贝母、湖北贝母、白蔹、白及同用。

（2）甘草不宜与海藻、京大戟、甘遂、芫花同用。

（3）藜芦不宜与人参、人参叶、西洋参、红参、党参、苦参、玄参、丹参、南沙参、北沙参、细辛、赤芍、白芍同用。

（4）硫黄、三棱不宜与芒硝、玄明粉同用。

（5）狼毒不宜与密陀僧同用。

（6）巴豆、巴豆霜不宜与牵牛子同用。

（7）丁香不宜与郁金同用。

（8）五灵脂不宜与人参、人参叶、红参同用。

（9）肉桂不宜与赤石脂同用。

对有配伍禁忌的处方应当拒绝调配。必要时，经处方医师更正或重新签字方可调配（医师应在配伍禁忌药名处签字）。调剂后，原处方留存2年。

知识链接

十八反十九畏歌诀

十八反歌诀：本草明言十八反，半蒌贝蔹及攻乌，藻戟遂芫俱战草，诸参辛芍叛藜芦。

十九畏歌诀：硫黄原是火中精，朴硝一见便相争。水银莫与砒霜见，狼毒最怕密陀僧。巴豆性烈最为上，偏与牵牛不顺情。丁香莫与郁金见，牙硝难合京三棱。川乌草乌不顺犀，人参最怕五灵脂。官桂善能调冷气，若逢石脂便相欺。大凡修合看顺逆，炮爁炙煿莫相依。

（二）审妊娠禁忌

审方药师在审核处方时，应特别注意处方前记中的性别、年龄、婚否等内容，若为怀孕妇女开的处方，审查正文时须审查有无妊娠禁忌用药。凡影响胎儿生长发育、有致畸作用，甚至造成堕胎的中药为妊娠禁忌用药。妇女妊娠期间，凡属于毒性药、破血逐瘀药、行气药、逐水药、峻泻药等毒性大、作用猛烈的药物，均有可能对孕妇或胎儿造成不同程度损害，应慎用或禁用。

《中国药典》（2020年版）一部将妊娠禁忌药分为妊娠禁用药和妊娠慎用药两类。

1.妊娠禁用药　为毒性中药，凡禁用的中药绝对不能使用。如丁公藤、三棱、干漆、土鳖虫、千金子、千金子霜、川乌、马钱子、马钱子粉、天仙子、巴豆、巴豆霜、水蛭、甘遂、朱砂、全蝎、红粉、芫花、两头尖、阿魏、京大戟、闹羊花、草乌、牵牛子、轻粉、洋金花、莪术、猪牙皂、商陆、斑蝥、雄黄、黑种子草、蜈蚣、罂粟壳、麝香、大皂角、天山雪莲等。

2.妊娠慎用药　孕妇慎用的大多是性质猛烈或有小毒的中药，包括通经祛瘀、行气破滞及药性辛热的中药，可根据孕妇病情，酌情使用。没有必要时应避免使用，以免发生事故。如人

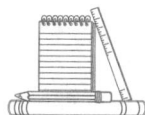

工牛黄、三七、大黄、川牛膝、小驳骨、王不留行、天花粉、天南星、制天南星、天然冰片（右旋龙脑）、木鳖子、牛黄、牛膝、片姜黄、艾片（左旋龙脑）、白附子、玄明粉、芒硝、西红花、肉桂、华山参、冰片（含合成龙脑）、红花、芦荟、苏木、牡丹皮、体外培育牛黄、皂矾、没药、附子、苦楝皮、郁李仁、虎杖、制川乌、赭石、金铁锁、乳香、卷柏、草乌叶、枳壳、枳实、禹余粮、急性子、制草乌、桂枝、桃仁、凌霄花、益母草、通草、黄蜀葵花、常山、硫黄、番泻叶、蒲黄、漏芦、薏苡仁、瞿麦、蟾酥等。

调配时，若有妊娠慎用药，需请处方医师在处方上注明，无误后调剂，且处方留存药店2年。

知识链接

妊娠禁忌歌诀

芫斑水蛭及虻虫，乌头附子配天雄；野葛水银并巴豆，牛膝薏苡与蜈蚣；

三棱芫花代赭麝，大戟蝉蜕黄雌雄；牙硝芒硝牡丹桂，槐花牵牛皂角同；

半夏南星与通草，瞿麦干姜桃仁通；硇砂干漆鳖爪甲，地胆茅根都失中。

四、审核毒、麻中药使用

（一）毒性中药的使用

毒性中药系指药性剧烈，治疗量与中毒量相近，使用不当可致人中毒或死亡的中药。为了加强对医疗用毒性药品的管理，保证用药安全，防止出现中毒和死亡事故，国务院 1988 年 12 月 27 日颁布了《医疗用毒性药品管理办法》。《医疗用毒性药品管理办法》所列毒性中药共 28 种：砒石（红砒、白砒）、砒霜、水银、生马钱子、生川乌、生草乌、生白附子、生附子、生半夏、生天南星、生巴豆、斑蝥、红娘虫、青娘虫、生甘遂、生狼毒、生藤黄、生千金子、闹羊花、生天仙子、雪上一枝蒿、红升丹、白降丹、蟾酥、洋金花、红粉、轻粉、雄黄。毒性中药管理品种见表 2-2-3。

《中国药典》（2020 年版）第一部共收载毒性中药 83 种，分为三类，其中大毒 10 种，小毒 31 种，有毒 42 种。现将《中国药典》收载毒性中药材的品种、用法用量及注意事项分类介绍，见表 2-2-4。

表 2-2-3 毒性中药管理品种

名称	来源	主要成分	功能	用法用量	注意事项
砒石（红砒、白砒）	为天然的砷矿石或由毒砂、雄黄加工而成	三氧化二砷	蚀疮去腐，平喘化痰，截疟	内服：0.002～0.004g，入丸、散用；外用：研末撒、调敷或入膏药	有大毒，用时宜慎。体虚及孕妇禁用
砒霜	为砒石升华精制而成	三氧化二砷	蚀疮去腐，平喘化痰，截疟	0.002～0.004g，多入丸、散，外用适量	不能久服，口服、外用均可引起中毒
水银	为自然元素类液态矿物自然汞；主要从辰砂矿经加工提炼而成	汞	杀虫，攻毒	外用适量	不可内服，孕妇禁用
雄黄*	为硫化物类矿物雄黄族雄黄	二硫化二砷	解毒杀虫，燥湿祛痰，截疟	0.05～0.1g，入丸、散用。外用适量，熏涂患处	内服宜慎；不可久用，孕妇禁用

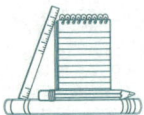

续表

名称	来源	主要成分	功能	用法用量	注意事项
轻粉 *	为氯化亚汞	氯化亚汞	外用杀虫，攻毒，敛疮；内服祛痰消积，逐水通便	外用适量，研末掺敷患处。内服每次 0.1～0.2g，每日 1～2 次，多入丸剂或装胶囊服，服后漱口	本品有毒，不可过量；内服慎用；孕妇禁服
红粉 *（红升丹）	氧化汞和硝基汞的化合物。为水银、火硝、白矾各等份混合升华而成	红氧化汞	拔毒，除脓，去腐，生肌	外用适量，研极细粉单用或与其他药味配成散剂或制成药捻	本品有毒，只可外用，不可内服；外用亦不宜久用；孕妇禁用
白降丹	为人工炼制的氯化汞和氯化亚汞的混合结晶物	氯化汞、氯化亚汞	消痈，溃脓，蚀腐，杀虫	外用适量	只可外用，不可内服
生川乌 *	毛茛科植物乌头的干燥母根	乌头碱、中乌头碱	祛风除湿，温经止痛	一般炮制后用，制川乌 1.5～3g，宜先煎、久煎	生品内服宜慎；孕妇禁用；不宜与半夏、瓜蒌、瓜蒌子、瓜蒌皮、天花粉、川贝母、浙贝母、平贝母、伊贝母、湖北贝母、白蔹、白及同用
生草乌 *	毛茛科植物北乌头的干燥块根	乌头碱、次乌头碱、新乌头碱	祛风除湿，温经止痛	一般炮制后用，制草乌 1.5～3g，宜先煎、久煎	（同生川乌）
生白附子 *	天南星科植物独角莲的干燥块茎	有机酸、皂苷、β-谷甾醇	祛风痰，定惊搐，解毒散结，止痛	3～6g。一般炮制后用；外用生品适量捣烂，熬膏或研末以酒调敷患处	孕妇慎用；生品内服宜慎
生附子 *	毛茛科植物乌头子根的加工品	次乌头碱等多种结晶性生物碱	回阳救逆，补火助阳，散寒止痛	3～15g，先煎，久煎	孕妇慎用；不宜与半夏、瓜蒌、瓜蒌子、瓜蒌皮、天花粉、川贝母、浙贝母、平贝母、伊贝母、湖北贝母、白蔹、白及同用
生半夏 *	天南星科植物半夏的干燥块茎	β-谷甾醇、三萜烯醇、生物碱	燥湿化痰，降逆止呕，消痞散结	外用适量，磨汁涂或研末以酒调敷患处	不宜与川乌、制川乌、草乌、制草乌、附子同用；生品内服宜慎
生天南星 *	天南星科植物天南星、异叶天南星或东北天南星的干燥块茎	三萜皂苷、安息香酸	散结消肿；外用治痈肿、蛇虫咬伤	外用生品适量，研末以醋或酒调敷；制天南星 3～9g	孕妇慎用；生品内服宜慎
生狼毒 *	大戟科植物月腺大戟或狼毒大戟的干燥根	三萜类、大戟酮	散结，杀虫	熬膏外敷	不宜与密陀僧同用
生甘遂 *	大戟科植物甘遂的干燥块根	三萜类、大戟酮	泻水逐饮，消肿散结	0.5～1.5g，炮制后多入丸、散剂；外用适量，生用	孕妇禁用；不宜与甘草同用
生藤黄	藤黄科植物藤黄的树脂	藤黄素	攻毒，消肿，去腐敛疮，止血杀虫	外用适量	内服慎用

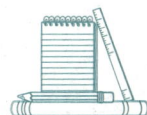

续表

名称	来源	主要成分	功能	用法用量	注意事项
生马钱子*（马钱子粉）	马钱科植物马钱的干燥成熟种子（马钱子粉为马钱子的炮制加工品）	番木鳖碱、马钱子碱	通络止痛，散结消肿	0.3～0.6g，炮制后入丸、散用	孕妇禁用；不宜多服、久服及生用；运动员慎用；有毒成分能经皮吸收，外用不宜大面积涂敷
生巴豆*（巴豆霜）	大戟科植物巴豆的干燥成熟果实（巴豆霜为巴豆的炮制加工品）	巴豆油、蛋白质、生物碱巴豆苷	外用蚀疮。巴豆霜峻下冷积，逐水退肿，豁痰利咽；外用蚀疮	外用适量，研末涂患处，或捣烂以纱布包擦患处。巴豆霜：0.1～0.3g，炮制后入丸、散用；外用适量	孕妇禁用；不宜与牵牛子同用
生千金子*（千金子霜）	大戟科植物续随子的干燥成熟种子（千金子霜为千金子的炮制加工品）	千金子甾醇、白瑞香素	泻下逐水，破血消癥；外用疗癣蚀疣	1～2g，去壳，去油用，多入丸、散服；外用适量，捣烂敷患处。千金子霜：0.5～1g，多入丸、散服；外用适量	孕妇禁用
生天仙子*	茄科植物莨菪的干燥成熟种子	莨菪碱、东莨菪碱、阿托品	解痉止痛，平喘，安神	0.06～0.6g；外用适量	心脏病、心动过速、青光眼患者及孕妇禁用
洋金花*	茄科植物白花曼陀罗干燥花	莨菪碱、东莨菪碱	平喘止咳，解痉定痛	0.3～0.6g，宜入丸、散；亦可作卷烟分次燃吸（每日量不超过1.5g）。外用适量	孕妇、外感及痰热咳喘、青光眼、高血压及心动过速患者禁用
闹羊花*	杜鹃花科植物羊踯躅的干燥花	梫木毒素、石楠素	祛风除湿，散瘀定痛	0.6～1.5g，浸酒或入丸、散。外用适量，煎水洗	不宜多服、久服；体虚者及孕妇禁用
雪上一枝蒿	毛茛科植物短柄乌头、曲毛短柄乌头、展毛短柄乌头、宣威乌头等多种乌头属植物的块根	乌头碱、乌头次碱	祛风除湿，活血止痛	一般外用，内服0.025～0.05g；浸酒仅外用	有剧毒，未经炮制，不宜内服；服药期间，忌食生冷、豆类及牛羊肉
青娘虫	芫青科动物绿芫青的虫体	斑蝥素	祛瘀，攻毒，逐水	0.1～0.3g，外用适量	体虚及孕妇禁服
红娘虫	蝉科动物红娘子的干燥虫体	斑蝥素	攻毒，通瘀，破积	0.1～0.3g，外用适量	体虚及孕妇禁服
蟾酥*	蟾蜍科动物中华大蟾蜍或黑眶蟾蜍的干燥分泌物	华蟾蜍毒素、华蟾蜍次素、去乙酰华蟾蜍素、精氨酸	解毒，止痛，开窍醒神	0.015～0.03g，多入丸、散用；外用适量	孕妇慎用
斑蝥*	芫青科昆虫南方大斑蝥或黄黑小斑蝥的干燥体	斑蝥素、蚁酸树脂、色素	破血逐瘀，散结消癥，攻毒蚀疮	0.03～0.06g，炮制后多入丸、散用。外用适量，研末或浸酒醋，或制油膏涂敷患处，不宜大面积用	本品有大毒，内服慎用；孕妇禁用

注：带"*"药品为2020年版《中国药典》收载品种。

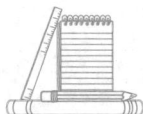

表 2-2-4 《中国药典》(2020 年版)收载毒性中药品种简表

分类	品名	有毒成分	用法与用量
大毒类毒性中药	川乌	中乌头碱、次中乌头碱及乌头碱	1.5～3g, 一般炮制后用; 生品内服宜慎。不宜与贝母类、半夏、瓜蒌、天花粉、贝母、白蔹、白及同用
	马钱子	番木鳖碱、马钱子碱	0.3～0.6g, 炮制后入丸、散, 不宜生用
	马钱子粉	士的宁、马钱子碱	0.3～0.6g, 入丸、散用
	巴豆	巴豆树脂、巴豆毒素等	巴豆霜 0.1～0.3g, 多入丸、散; 外用适量。不宜与牵牛子同用
	红粉	氧化汞(HgO)	只可外用, 不可内服
	草乌	同川乌	一般炮制后用; 生品内服宜慎
	斑蝥	斑蝥素等	0.03～0.06g, 炮制后; 外用适量
	天仙子	(莨菪子)莨菪碱、阿托品等	0.06～0.6g, 心脏病、心动过速、青光眼忌用
	闹羊花	杜鹃花毒素	0.6～1.5g, 浸酒或入丸、散; 外用适量
小毒类毒性中药	丁公藤	莨菪碱素、莨菪碱苷	3～6g, 配制酒剂, 内服或外用
	九里香	酚类	6～12g
	大皂角	三萜皂苷	1～1.5g, 多入丸、散, 外用适量
	川楝子	川楝素	5～10g
	小叶莲	鬼臼毒素	3～9g, 多入丸、散用
	飞扬草	多酚类、黄酮类	6～9g, 外用适量, 煎水洗
	水蛭	多肽类水蛭素	1～3g
	艾叶	艾草素	3～9g, 外用适量, 供灸治或熏洗用
	北豆根	北豆根总碱	3～9g
	土鳖虫	氨基酸	3～10g
	金铁锁	三萜皂苷、环肽和内酰胺类	0.1～0.3g, 多入丸、散, 外用适量
	地枫皮	烯类	6～9g
	红大戟	大戟素	1.5～3g, 入丸、散服, 每次 1g; 内服醋制用。外用适量, 生用
	两面针	生物碱	5～10g, 外用适量
	吴茱萸	吴茱萸次碱	2～5g, 外用适量
	苦木	苦木总碱	枝 3～4.5g, 叶 1～3g, 外用适量
	苦杏仁	苦杏仁苷	5～10g, 生品入煎剂后下, 内服不宜过量
	草乌叶	乌头碱、次乌头碱	1～1.2g, 多入丸、散
	南鹤虱	细辛醚、内酯类	3～9g
	鸦胆子	鸦胆子苷、鸦胆子碱	0.5～2g, 用龙眼肉包裹或装入胶囊吞服
	重楼	皂苷	3～9g, 外用适量
	急性子	槲皮素干、鸦胆子碱	3～5g
	蛇床子	酚类	3～10g, 外用适量, 多煎汤熏洗
	猪牙皂	皂苷	1～1.5g, 多入丸、散; 外用适量, 研末吹鼻或研末调敷患处
	绵马贯众	绵马酸	4.5～9g
	绵马贯众炭	绵马酸	5～10g

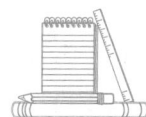

分类	品名	有毒成分	用法与用量
小毒类毒性中药	紫萁贯众	东北贯众素、紫萁内酯	5～9g
	蒺藜	亚硝酸钾	6～10g
	榼藤子	皂苷	10～15g
	鹤虱	天名精内酯	3～9g
	翼首草	三萜皂苷	1～3g
有毒类毒性中药	三颗针	小檗碱	9～15g
	干漆	漆酚等	2～5g
	土荆皮	土荆皮酸等	外用适量
	山豆根	苦参碱、紫檀素等	3～6g
	千金子	千金甾醇等	1～2g，去壳、去油用；千金子霜 0.5～1g，多人丸、散，外用适量
	制川乌	中乌头碱、次中乌头碱及乌头碱	1.5～3g，宜先煎，久煎
	制天南星	三萜皂苷等	3～9g
	木鳖子	木鳖子皂苷等	0.9～1.2g，外用适量
	甘遂	三萜类	0.5～1.5g，炮制后入丸、散。不宜与甘草同用
	仙茅	鞣质	3～10g
	白果	氰苷白果酸等	5～10g，生食有毒
	白屈菜	白屈菜碱	9～18g
	白附子	苷类等	3～6g，一般炮制后用，外用适量
	半夏	生物碱等	3～9g，炮制后用，外用适量
	朱砂	硫化汞（HgS）	0.1～1.5g，多人丸、散，外用适量
	华山参	阿托品、东莨菪碱等	0.1～0.2g，不宜多服
	全蝎	蝎毒素	3～6g
	芫花	芫花素等	醋芫花研末吞服，1次 0.6～0.9g，1日1次
	苍耳子	苍耳苷等	3～10g
	两头尖	类乌头碱等	1～3g，外用适量
	附子	中乌头碱等	3～15g，炮制后用，先煎、久煎
	苦楝皮	苦楝素等	3～6g，外用适量
	金钱白花蛇	蛇毒素	2～5g；研末吞服 1～1.5g
	京大戟	生物碱等	入丸、散服，每次1g；内服醋制用。外用适量，生用
	制草乌	乌头碱等	1.5～3g，宜先煎、久煎，余同生川乌
	牵牛子	牵牛子苷等	3～6g，入丸、散服，每次 1.5～3g
	轻粉	氯化亚汞（Hg$_2$Cl$_2$）及少量升汞（HgCl$_2$）	内服，每次 0.1～0.2g，多人丸、散；外用适量
	香加皮	杠柳苷 C 等	3～6g
	洋金花	莨菪碱、东莨菪碱等	0.3～0.6g，宜入丸、散，外用适量
	臭灵丹草	氨基酸、挥发油	9～15g

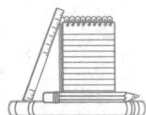

续表

分类	品名	有毒成分	用法与用量
有毒类毒性中药	狼毒	木脂素、黄酮	熬膏外敷
	常山	黄常山碱等	5～9g
	商陆	商陆碱、硝酸钾等洗	3～9g，外用适量，煎汤熏
	硫黄	硫及少量砷	1.5～3g，炮制后入丸、散；外用生品适量
	雄黄	二硫化砷（As_2S_2）	0.05～0.1g，入丸、散用；外用适量
	蓖麻子	蓖麻毒蛋白等	2～5g，外用适量
	蜈蚣	组织胺样物质、溶血性蛋白质	3～5g
	罂粟壳	吗啡、可待因、罂粟碱	3～6g，易成瘾，不宜常服
	蕲蛇	出血性毒、溶血性毒及微量神经毒	3～9g，研末吞服，1次1～1.5g
	蟾酥	华蟾毒素等	0.015～0.03g，多入丸、散用，外用适量

经营和使用毒性中药应注意以下几点。

1.毒性中药的收购、经营，由各级医药管理部门指定的药品经营单位负责；配方用药由国营药店、医疗单位负责。其他任何单位或者个人均不得从事毒性中药的收购、经营和配方业务。

2.收购、经营、加工、使用毒性中药的单位必须建立健全保管、验收、领发、核对等制度，严防收假、发错，严禁与其他药品混杂，做到入库有验收有复核，出库有发药有复核，划定仓间或仓位，专柜加锁保管，有专人专账管理。毒性中药的包装容器上必须印有毒药标志。在运输毒性中药的过程中应当采取有效措施，防止发生事故。

3.凡加工炮制毒性中药，必须按照《中国药典》或者相关炮制规范的规定进行。符合药用要求方可供应、配方。

4.医疗单位供应和调配毒性中药，需凭医师签名的正式处方。每张处方剂量不得超过2日极量。调配处方时必须认真负责，使用与剂量等级相适应的戥秤或天平称量，保证计量准确，按医嘱注明要求调配，并由配方人员和具备资格的药学技术人员复核签名（盖章）后方可发出。对处方未注明"生用"的毒性中药，应当付炮制品。如发现处方有疑问时，须经原处方医师审定后再行调配。处方一次有效，取药后处方保存2年。

5.对科研和教学单位所需的毒性中药，必须持有本单位的介绍信，经单位所在县级以上卫生行政部门批准后，供应部门方能发售。群众自配民间单方、秘方、验方需用毒性中药，购买时持有本单位或街道办事处、乡（镇）人民政府的证明信，供应部门方能发售。每次购用量不可超过2日极量。

（二）麻醉中药的使用

麻醉中药是指连续使用易产生生理依赖性，能成瘾癖的药物。它与具有麻醉作用的乙醚、普鲁卡因、利多卡因等麻醉剂是不同的。1987年国务院颁布的《麻醉药品管理办法》是从事麻醉药品研制、生产、经营和使用的法定依据。1996年1月国务院颁布了《麻醉药品品种目录》，中药罂粟壳作为麻醉品被列入其中。

管理和使用中药罂粟壳应做到以下几点。

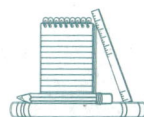

1. 罂粟壳的供应业务由各药品监督管理部门指定的一个中药经营企业承担，其他单位一律不准经营。

2. 罂粟壳的供应必须根据医疗、教学和科研的需要，有计划地进行。罂粟壳可供乡镇卫生院以上医疗单位配方使用和县以上药品监督管理部门指定的经营单位凭盖有乡镇卫生院以上医疗单位公章的医师配方使用，不得单味零售。严禁在中药材市场上销售。

3. 每张处方罂粟壳不超过 3 日常用量（3～6g），即总共 18g，且不得单包，必须混入群药，防止变相套购。连续使用不得超过 7 天。

4. 要有专人负责、专柜加锁、专用账册、专用处方、专册登记。做到账物相符，处方保留 3 年备查。

5. 对持有"麻醉药品专用卡"的患者，可到指定的医疗机构开方配药。对于癌症晚期患者止痛所需，可酌情增加用量。

6. 由于本品具有成瘾性，故不宜常服；孕妇及儿童禁用；运动员慎用。

五、审核剂量、剂数、剂型和用法

（一）审剂量

处方的用药剂量是否得当直接关系到临床疗效和患者的生命安全。调剂人员在审方时需要注意以下四种情况。

1. 超剂量用药　调剂人员在审核剂量时，需重点查看处方中有无超剂量用药情况。按照《药品管理法》规定，调配处方必须经过核对，对超剂量的处方，应当拒绝调配；必要时，经处方医师更正或者重新签字，方可调配。尤其对超剂量的毒性药，医师签字应签在毒剧药用量处，且调配后原处方应当留存医疗机构药房或药店 2 年。《中国药典》、局颁药品标准等所标注的中药用量是该味中药的成人一日水煎剂量，对于儿童需按成人中药一般用量进行折算。

2. 字迹不清　调剂人员在审剂量时，需注意查看处方中有无书写不清，潦草难认的数字。如"2"写得像"3"；"5"写得像"8"；"30g"写得像"3g"或"300g"。若发现不易辨认的数字时，不能主观猜测，需联系原处方医师重写，否则不予调配。

3. 漏写剂量　调剂人员在审剂量时，需注意查看处方中是否有无标注剂量的情况。若发现未标注剂量，需联系原处方医师标注，否则不予调配。

4. 剂量涂改　调剂人员在审剂量时，需注意查看处方中有无涂改剂量的情况。若有涂改，需处方医师在涂改处签名，否则不予调配。

（二）审剂数

中药饮片处方的剂数主要是指该处方服用的天数，也称为付数，或帖数。《处方管理办法》指出处方开具当日有效，特殊情况下需延长有效期的，由开具处方的医师注明有效期限，但有效期最长不得超过 3 天；处方一般不得超过 7 日用量。由此，一般情况处方剂数不超过 7 剂。

（三）审剂型

对于中药饮片处方，一般为汤剂，但也有临方制剂的丸、散、膏、酒等剂型。

（四）审用法

中药饮片处方的用法主要是指服用或使用方法，临床常用内服或外用两种情况。调剂人员审方时应注意医师是否明确注明内服或外用；空腹、饭后、饭前、睡前；温服、凉服；洗浴、

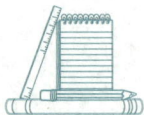

熏蒸或含漱等，若表述不确切者，可及时联系处方医师，修改相关内容。

六、审核处方后记

工作人员在审核处方后记时主要审阅药品价格，以及医师与药师的签字（或盖章）等项目填写是否清晰、完整，有无遗漏情况。各岗位的工作人员审核后认为处方合格，应签全名。

复习思考

一、单项选择题

1. 中药饮片处方正文一般不包括的内容有（　　　）

　　A. 药名　　　　　B. 药价　　　　　C. 剂量　　　　　D. 剂数　　　　　E. 用法用量

2.《中国药典》收录的处方称为（　　　）

　　A. 法定处方　　　B. 时方　　　C. 验方　　　D. 协定处方　　　E. 经方

3. 下列配伍中属于"十八反"的是（　　　）

　　A. 人参与藜芦　　　　　　B. 人参与花椒

　　C. 人参与五灵脂　　　　　D. 人参与甘草

　　E. 人参与黄芪

4. 大腹皮的别名是（　　　）

　　A. 香加皮　　　B. 青皮　　　　C. 新会皮　　　D. 槟榔衣　　　　E. 桑白皮

5. 棱术是指下列哪组中药（　　　）

　　A. 三棱、白术　　　　　　B. 三棱、莪术

　　C. 三棱、苍术　　　　　　D. 三棱炭、莪术

　　E. 三棱、莪术炭

二、多项选择题

1. 下列哪些中药不宜与甘草配伍使用（　　　）

　　A. 海藻　　　B. 京大戟　　　C. 甘遂　　　D. 芫花　　　E. 人参

2. 下列属于中药处方类型的是（　　　）

　　A. 经方　　　B. 时方　　　C. 法定处方　　　D. 协定处方　　　E. 医师处方

3. 中药应用中，属于配伍禁忌的是（　　　）

　　A. 肉桂与赤石脂　　　　　B. 人参与五灵脂

　　C. 丁香与郁金　　　　　　D. 红参与五灵脂

　　E. 官桂与人参

4. 处方直接写药名，需调配清炒品的是（　　　）

　　A. 白术　　　B. 紫苏子　　　C. 谷芽　　　D. 苍耳子　　　E. 牛蒡子

扫一扫，查阅
复习思考题答案

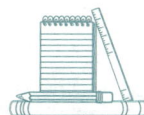

项目三　计价与收费

【学习目标】

1. 掌握计算中药饮片处方价格的方法和要求。

2. 熟悉现金、银行卡、移动支付收费的流程及注意事项；电子发票的开具流程。

3. 了解手工填写发票和收据及机打税控发票的要求。

任务一　计　价

中药饮片处方计价是按照处方中的药味逐一计算，得出每剂的总金额，并填写在处方药价处。处方计价一般由计价员操作，计价时必须执行物价管理规定的价格，准确计价，不得任意估价。因此计价员既要熟悉中药饮片的现行零售价，也要熟练运算技能，才能迅速而准确地完成计价工作。

一、计价方法

1. 计价工具　计价工具有算盘、计算器、电脑、扫码枪、笔、计价图章、打印机等。

2. 计价操作方法

（1）计算每味药的价格　按照中药饮片处方，将每味药剂量乘以相应的单价，得出每味药价。

即：每味药价 = 用药剂量 × 单价

（2）计算每剂药的价格　将处方中每味药的价格相加，得出每剂药价。

即：每剂药价 = ∑ 每味药价（∑ 为求和符号，指各味药价相加求和）

（3）计算每张处方的总价　将每剂药的价格乘以剂数，得出每张处方的总价。

即：处方药价 = 每剂药价 × 剂数

二、计价常规要求

1. 按照物价管理规定的价格计价，不得任意估价和改价，做到计价准确无误。

2. 每味药的价格尾数不得进位或舍去，每剂药价的尾数按四舍五入到"分"，误差小于 0.05 元 / 剂。

3. 要注意剂数、新调价、自费药品等项内容。处方中药味若有不同规格或细料贵重药品，应在药名的顶部注明单价，俗称"顶码"，以免调配时错付规格。处方中若有自费药品，应通知患者，并在收据中注明自费字样。处方中若有并开药，单味药剂量按总量的平均值计算。

知识链接

我国古代使用的计量单位

度量衡是我国古代使用的计量单位，其中：度——计量长短的器具；量——测定容

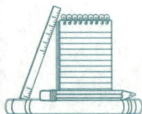

积的器皿；衡——测量物体轻重的工具。

（1）度　长度单位的名称，产生很早，上古时都是以人身体的某个部分或某种动作为命名依据的，例如寸、咫、尺、丈、寻、常、仞等都是。

（2）量　量器是封建社会计量农产品多少的主要器具，因此容量的计量产生最早，它的单位名称也最复杂。在《左传》《周礼》《仪礼》《尔雅》等经典著作中都有关于容量单位的记载，其专用名称有升、斗、斛、豆、区、釜、钟及溢、掬等。

（3）衡　很早以来，铢、两、斤、钧、石五者都用作重量的单位。

4.准确计价后，计价员将单价、剂数、总价、日期、经手人等项内容填写在计价图章的表2-3-1内。

表 2-3-1　计价图章格式

×××药店				
单价			剂数	
总金额	元　　　角　　　分			
	年　　月　　日			
计价员		调配员	复核员	

5.原方复配时，应重新核算价格，不得随原价，因药价或饮片等级可能有变动。

6.若需代煎，在计价后办理代煎手续，填写取药单。若需临方制剂加工，在计价后填写定配单，将姓名、加工剂型、规格、数量、取药日期、经手人等内容逐项填写。取药时另按规定收加工费。对于无偿服务项目，不得以任何名义收取费用。

7.开票收款时必须写明姓名、剂数、单价、总价，金额大小写相符，收找款唱收唱付（即向顾客说出收到和找零的钱款数额）。

8.签字使用蓝色或黑色钢笔、签字笔或圆珠笔，不可使用红色笔或铅笔。

三、计算机计价步骤

通常各医疗机构和药品经营企业已将中药饮片名称、规格、产地、单价、数量及运算程序录入电脑，计价员需掌握中药名称、医保名录的分类等知识，并有熟练的电脑操作技能，就能准确快速地完成计价工作。

1.录入药名　计价员打开处方计价系统，将处方中药名正确输入计算机相应位置。若同一药品名称有不同规格时，需与顾客和调剂员及时沟通，以便确定要给付的中药饮片规格。

2.录入剂量　计价员将处方中药名所对应的剂量正确输入计算机相应位置。中药饮片的剂量以克（g）为单位，个别饮片以"条""只"为单位，计价时需注意中药饮片的剂量单位。目前中药饮片计价有以"元/10克"或"元/克"两种形式，需注意其计价单位，以防出错。

3.录入剂数　计价员将处方剂数正确输入计算机相应位置，按照已设置好的运算程序，计算机将自动计算出总金额。

一般情况，医院药房缴费收据是电脑打印出来的，均是三联单，其中一联留在划价处，一联交给顾客留底，一联贴在处方上（正、背面均可），贴在处方上的发票，必须加盖收讫章（现金收讫或医保收讫章），且盖在发票与处方相结合处，即加盖"骑缝章"。发票内容包括患者姓

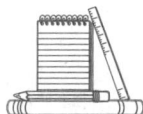

名、缴费时间、药费总金额、药味明细（一般为前七味药名）、发票编号、划价员编号、处方医生编号、打印时间等。

知识链接

中药饮片计价规定

对于零售价格实行政府定价、政府指导价的中药饮片，药品生产、经营企业必须执行政府定价、政府指导价，不得以任何形式擅自提高价格。对于依法执行市场调节价的中药饮片，药品生产、经营企业应按照公平、合理、诚实信用、质价相符的原则制定价格，为用药者提供价格合理的药品。要明码标价，各类中药材、中药饮片要标明产地。药品经营企业应向价格主管部门提供中药饮片实际购销价格、购销数量等资料。

在中药处方计价时必须执行物价管理规定的价格，准确计价，不得任意估价。因此既要熟悉中药饮片的现行零售价，也要熟练运算技能，才能迅速而准确地完成计价工作。作为药师，应按照公平、合理、诚实信用、质价相符的原则制定价格，为用药者提供价格合理的中药饮片。各类中药材、中药饮片要标明产地，不得以任何形式擅自提高价格，不断强化诚信的职业操守。

任务二　收　费

收费是中药处方经计价后，由收款人员根据计价金额收取钱款的过程。为满足不同顾客的需求和支付习惯，常有现金支付收费、银行卡支付收费、移动支付收费等。

一、现金支付收费

现金支付收费是指收取顾客使用现金支付的费用。在收取现金时，要仔细看清数额，并进行验钞，验钞后要唱收，即向顾客说出收到的钱款数额。然后找零钱，大额的钞票付出前也要验钞，然后唱付给顾客。

1. 收现金程序　收款→验钞→唱收→找零→唱付。

2. 收现金注意事项

（1）收钱找零，一定要唱收唱付。

（2）收付款时，对大额钞票一定要坚持验钞，避免损失和不必要的麻烦。

（3）收款过程要精神集中，保持冷静，减少不必要的损失。

（4）收款的环境要明亮，避免在昏暗的环境下收款。

（5）尽量避免给顾客兑换零钱、整钱，出于安全考虑，钱款每一出一入都要认真清点，避免被窃。收款台上方应安装监视器。

二、银行卡支付收费

在患者（顾客）选用银行卡支付后，收银员通过在POS机上输入金额、刷取患者（顾客）提供的银行卡信息，银行将患者需要支付的药品总金额从银行卡持有人账户转入商家的一种收费方法。

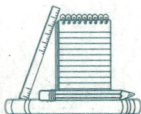

1. 银行卡支付收费流程

（1）顾客在选购完药品后，选择使用银行卡作为支付方式。

（2）收银员将顾客所购药品的总价输入 POS 机中，收银员将 POS 机设置为银行卡支付模式。

（3）顾客按照 POS 机的提示，将银行卡插入 POS 机或靠近 NFC 感应区（对于支持 NFC 功能的银行卡和手机）。

（4）根据 POS 机的要求，顾客输入密码以确认支付。

（5）POS 机将支付请求发送至银行或支付机构进行处理。银行或支付机构验证银行卡信息和支付密码，确认支付请求的有效性。

（6）一旦支付请求被验证通过，POS 机会显示支付成功的信息。收银员会打印出支付小票，上面包含交易金额、支付时间、银行卡号后四位等信息。顾客确认无误后，整个支付流程结束。

2. 银行卡支付收费注意事项

（1）确保 POS 机安全　药店或医疗机构应确保 POS 机来源正规，并定期进行安全检查和软件更新，以防止被黑客攻击或信息泄露。

（2）保护顾客隐私　在处理银行卡支付时，收银员应确保不会泄露顾客的银行卡信息和密码。支付小票上应避免显示完整的银行卡号，以保护顾客隐私。

（3）核对支付信息　收银员在顾客输入密码前，应仔细核对支付金额和银行卡信息，确保无误后再进行支付操作。顾客也应主动核对支付小票上的信息，确保支付金额和银行卡信息正确。

（4）遵守相关规定　药店应遵守银行卡支付的相关规定和流程，如不得拒收银行卡支付、不得向顾客收取额外费用等。

（5）及时处理异常情况　如果在支付过程中遇到 POS 机故障等异常情况，收银员应及时向顾客解释并寻求解决方案。

（6）培训收银员　药店应对收银员进行银行卡支付操作的培训，确保他们熟悉支付流程和注意事项，提高服务质量和顾客满意度。

三、移动支付收费

药店或医疗机构通过扫码枪扫描患者（顾客）提供的微信或支付宝等平台的付款码收取钱款的方法。

1. 移动支付收费流程

（1）收银员在收银系统输入或系统自动计算需要收取的总金额。

（2）患者（顾客）提供支付宝、微信等支付平台生成的支付二维码。

（3）收银员使用扫码枪对准患者（顾客）的支付二维码进行扫描。

（4）扫描成功后，支付平台自动匹配患者（顾客）的支付信息，并弹出收款提示。

（5）收银员在支付平台上确认收款金额无误后，点击确认收款。

（6）患者（顾客）在支付平台上输入支付密码或进行其他验证操作，完成支付。

（7）支付成功后，支付平台会向商家发送收款成功的通知。

2. 移动支付收费注意事项

（1）核对支付信息　收银员在收款过程中需要仔细核对支付信息，包括商品名称、价格、支付方式等，确保无误后再进行收款操作。

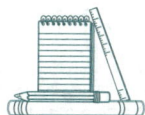

（2）确保网络连接稳定　扫码枪需要联网才能与支付平台通信，因此商家需要确保网络连接稳定，避免因网络问题导致收款失败。

（3）保护顾客隐私　收银员在收款过程中需要保护顾客的个人信息，不得泄露或滥用顾客隐私。

（4）注意扫码枪的安全　要确保扫码枪的安全，避免被盗或损坏，同时，也需要定期清洁扫码枪，保持其正常运作。

（5）遵守支付平台规则　在使用扫码枪收款时，需要遵守支付平台的相关规则和政策，确保交易的真实性和合法性。

任务三　开具收据和发票

一、手工填写发票和收据

收取钱款后，要给顾客开具收据或发票（图2-3-1、图2-3-2）。药店开给顾客的发票、收据是药店对顾客已交费的认可票据，要按照一定要求填写。开具小票时，也要按规定书写。

填写发票要求：

1. 填写患者姓名或付款单位名称（必须写全称，不能简写）。

2. 填写开票日期，必须是实际日期，不能提前，也不能滞后，要做到当天开取。

3. 填写商品名称（如中药汤剂）或收入（收费）项目，应该按照销售货物名称或劳务名称逐项如实填写，不得虚开或改变内容。

4. 填写规格、计量单位、数量、单价时，必须按实际或标准填写。

5. 大小写金额数字填写时，须将大小写金额填写齐全，大小写金额必须一致，不可缺一。书写小写金额使用阿拉伯数字，书写大写金额使用汉字，小写金额书写时最高金额的前一位空白格用"￥"符号填写封口。

6. 开具过程中，如有涂改的，必须作废重新开具。作废发票及收据必须与存根联装订在一起。

7. 发票填写完毕，撕下发票联，加盖收款单位发票专用章后交给顾客。记账联收款单位做账用，存根联保存备查。

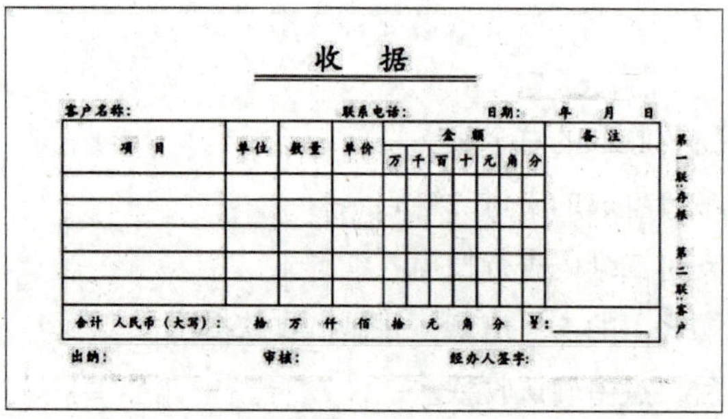

图2-3-1　收据

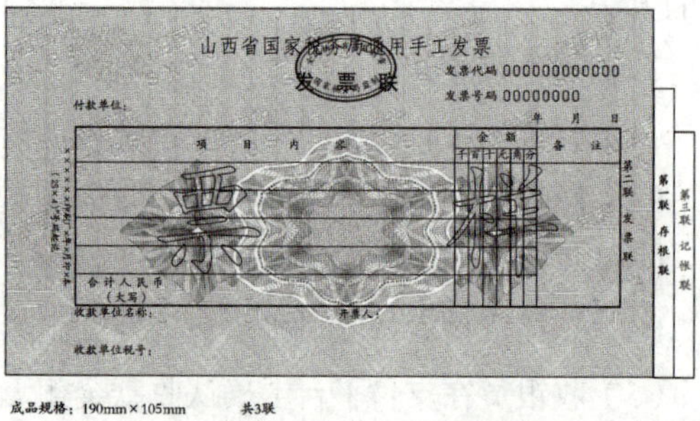

图2-3-2　手工发票

二、机打税控发票

现在手工填写发票逐渐被机打税控发票及电子发票所取代。机打税控发票是指通过税控系统，并使用专门税控打印机开具的发票。机打税控发票的使用，有利于国家对税收的管控。

1.机打税控发票种类分为卷式发票和平推式发票（图2-3-3、图2-3-4）。机打税控发票的名称，按地区加行业确定，例如，"＿＿＿省（市）商业零售发票""＿＿＿省（市）服务业发票"等。药店应使用商业零售发票。

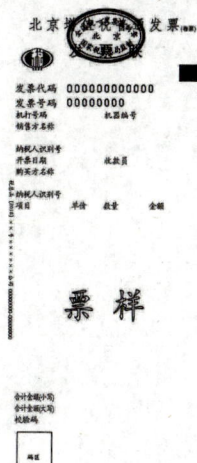

图2-3-3　卷式发票样张　　　　**图2-3-4　平推式发票样张**

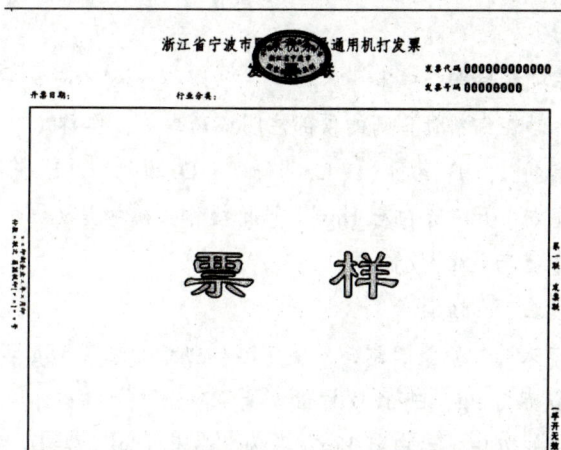

2.卷式发票的基本内容包括发票名称、发票监制章、发票联、发票代码、发票号码（印刷号）、机打号码、机器号、收款单位及其税号、开票日期、收款员、付款单位（两行间距）、项目、数量、单价、金额、小写合计、大写合计、税控码、印制单位。

3.平推式发票印制和打印的内容，除国家税务总局统一规定的式样外，比照卷式发票的基本要求及行业特点，由省级税务机关确定。

4.税控发票的联次一般为两联，即第一联为"发票联"，第二联为"存根联"或"记账联"。开具后"发票联"盖章后交顾客，收款单位保存"存根联"和发票明细数据，确保税务机关能够完整、准确、及时、可靠地进行核查。

5.税控发票必须加盖开票单位的发票专用章或财务印章。经税务机关批准印制的企业冠名发票，可以在印制发票时，将企业发票专用章（浅色）套印在税控发票右下方。

各地和各单位使用的税控开票系统和税控收款机会有差别，操作方法不尽相同，应按各地税务部门的要求进行配置和使用。

三、电子发票

电子发票是指由税务机关认定的具有发票功能的电子化系统开具的发票。它是随着信息技术的发展而出现的一种新型发票形式，是信息时代的产物，以电子数据形式存在，具有可以通过网络传输、节省纸张、环保便捷、便于存储和查询的特点。与纸质发票具有同等法律效力，可用于报销、入账等。

电子发票开具的基本流程如下。

1.发票填开　以开票员的身份登录系统，进入开票业务模块，选择需要开具的发票种类（如增值税电子普通发票、电子专用发票等），并确定发票号码。

2.填写信息　输入购方信息，包括名称、纳税人识别号、地址电话、开户行及账号等。填写药品名称、规格型号、单位、数量、单价等。确认含税或不含税状态，并输入相应的金额。

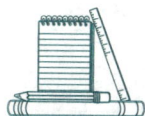

3. 核对与开具　核对发票信息无误后，点击"开具"按钮，系统生成电子发票的 PDF 文件，并保存在指定的位置。

4. 发送与保存　将电子发票的 PDF 文件通过电子邮件或其他电子方式发送给顾客。妥善保存电子发票的备份文件，以便日后查询和验证。

复习思考

一、单项选择题

1. 计价时在细料贵重药的顶部注明该药单价，俗称（　　　）

　A. 单价　　B. 药价　　C. 明码　　D. 顶码　　E. 药码

2. 某处方中开"赤白芍 18g"，计价操作正确的是（　　　）

　A. 以赤芍 18g 计价

　B. 以白芍 18g 计价

　C. 单味药的剂量随意，只要赤芍与白芍的总量 18g 即可

　D. 以赤芍 9g、白芍 9g 计价

　E. 将处方中"赤白芍 18g"改为"白芍 18g"，再行计价操作

3. 中药处方的计价操作表述错误的是（　　　）

　A. 先计算单味药的总剂量，再乘以单价，得单味药的价钱，再将各单味药的价钱求和

　B. 单味药的剂量乘以单价，得单味药的价钱，各单味药的价钱求和，再乘以剂数

　C. 原方复配时，应重新核算价格，不得随原价

　D. 单味药的价格必须符合物价监管部门的规定，不得随意改价

　E. 应该严格按照处方药味逐一计价，不得擅自更改、删减中药计价

4. 关于移动支付收费叙述错误的是（　　　）

　A. 移动支付收费的主要设备是扫码枪

　B. 移动支付收费需要顾客提供支付二维码

　C. 移动支付收费过程中顾客必须要输入密码才能支付成功

　D. 移动支付收费成功后，支付平台会向商家发送收款成功的通知

　E. 扫码枪需要定期清洁

5. 关于电子发票的描述不正确的是（　　　）

　A. 电子发票与纸质发票具有同等法律效力

　B. 电子发票是信息时代的发展产物

　C. 电子发票可以一票多用

　D. 电子发票开好后可以下载 PDF 文档发送给顾客，可用于报销、入账

　E. 开具的电子发票应按规定进行存储和管理，确保发票的完整性和可追溯性

二、多项选择题

1. 收现金的程序有哪几个步骤（　　　）

　A. 收钱　　B. 验钞　　C. 唱收　　D. 找零　　E. 唱付

2. 药店（房）常见的收费方式包括（　　　）

　A. 现金支付收费　　　B. 银行卡支付收费　　　C. 移动支付收费

　D. 微信支付收费　　　E. 支付宝支付收费

扫一扫，查阅
复习思考题答案

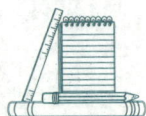

项目四 调 配

扫一扫，查阅本模块 PPT、视频等数字资源

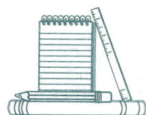

> **【学习目标】**
>
> 　　1. 掌握中药饮片调配的操作要求、工作程序，中药饮片处方的脚注内容及处理方法，中药小包装饮片的调配及智慧中药房调配。
>
> 　　2. 熟悉中药饮片调配的质量要求，中药小包装饮片、中药配方颗粒的概念和特点及中药配方颗粒调剂常规。
>
> 　　3. 了解中药饮片调配过程中出现的常见问题、中药小包装饮片的规格。

调配习称"配方""抓药"，是将药斗内的中药饮片按处方要求（如药味、剂量、炮制、煎法等）调配齐全并集于一处的操作过程。调配是中药饮片调剂工作中的主要环节，调配质量的好坏直接关系到患者用药的安全与疗效。因此，调配工作人员要有高度的职业道德和责任感，按照《处方管理办法》和中药饮片调剂规程的有关规定进行审方和调配。对存在"十八反""十九畏"、妊娠禁忌、超过常用剂量等可能引起用药安全问题的地方，应当请处方医师确认（"双签字"）或重新开具处方；同时注意毒麻中药的用法用量、中药的别名、并开药名，以及处方脚注和有无临时炮制加工的药品等，经审核无误后方可调配。

任务一 调配前的准备工作

调配前工作包括清场、审核处方、包装纸选择和码放。

一、清场

清场是对调配使用的盛放器具、调剂台的台面、戥秤、冲筒等用具进行清洁，清除残留的灰尘和黏附物，目的是保证调配的饮片不受污染。常用工具为鸡毛掸子或干燥抹布，忌用湿布清洁器具，防止器具损坏和饮片吸潮。

二、调配前审方

调剂员查看处方有别于药师审核处方，除作为药师审方的补充外，更侧重于处方内容的审阅，目的是便于调配操作。调剂员审方包括以下内容。

1. 核对顾客信息，确认配药剂数。调配人员在调配处方前，应与计价人员或顾客再次确认配药顾客的姓名和调配的剂数，避免因顾客原因导致的失误。

2. 再一次审阅处方，注意相反、相畏药对及妊娠配伍禁忌、毒性中药的用法用量。调配人员审方是作为药师审方的补充，避免因审方药师遗漏导致的失误。

3. 确认所需饮片是否齐全。常用药断档应立即做出说明。对于手写处方，要注意辨析确认品种。

4. 大致计算饮片的重量和体积，便于选取合适的包装用纸。

三、选择和码放包装纸

包装纸的选择和码放是根据药量和体积来确定的，草类和其他质地松泡药材较多时，应选取较大尺寸的包装纸，反之宜小。

知识链接

常用中药材的包装要求

国家对300多种常用中药材的包装及包装要求进行了规定，其他品种也应参照执行。一般药材多使用麻袋做包装，其中有的药材（如蒲黄、松花粉、海金沙）需内衬布袋。矿石类、贝壳类药材使用塑料编织袋包装。贵重药材（如人参、三七）、易变质药材（如枸杞子、山茱萸）、易碎药材（如鸡内金、月季花），以及需用玻璃器皿作内包装的药材（如竹沥），宜选用瓦楞纸箱做包装，箱内多衬防潮纸或塑料薄膜，箱面涂防潮油或箱外裹包麻布、麻袋，再用塑料带捆扎。受压不易变形、破碎的药材，宜选用打包机压缩打包，压缩打包件外可选用麻布或粗平布、塑料编织布裹包，有的药材需内衬防潮纸（如莲须、藿香），质地柔软的花、叶、草类药材，还需在包外加竹片或荆条、紫槐条制成的支撑物，包外用麻绳、棕绳等捆扎。

任务二　处方调配

一、操作要点

1. 校戥　校戥是为了保证戥秤的精确度和灵敏度，保证饮片剂量准确、调配迅速，在确认戥秤的准确性后方能进行饮片的称取。

2. 按处方顺序依次抓配　横写的处方从左上角开始，向右逐味、逐行抓配；竖写的处方从右上角开始，向下逐味、逐列抓配。如两人同抓一方，则一人从前往后，另一人从后往前，依次抓配。一张处方最多可由两人同时抓配。

3. 看一味抓一味，唱念处方　看处方一定要走到处方前，看清楚药名、剂量、脚注并读出声。声音大小快慢要使柜台前的顾客能听见，一般尾音稍拉长，就是所谓的"唱"。这种传统做法的目的，一是集中注意，加深记忆，不会抓错；二是使顾客感到调剂员的认真、规范，对调剂员及药店产生信任和好感；三是两人同抓一方时，互相听着对方唱方，可避免重复抓药。注意：看方时，既不要一下看两三味药然后凭记忆操作，也不要远远地瞟一眼处方就抓，以免出错。

4. 左手定戥位，右手抓药　先用左手将砣绳移至需要称量的戥星上，用拇指压住，然后找药斗，右手拉斗，抓药。戥盘靠近药斗，手心向上将药取出，至戥盘上方翻手放药。对于海金沙、蒲黄、松花粉、白茅根炭等细小粉末类饮片，调配时可用小勺盛取。只可用手由药斗内向戥秤盘抓药，不允许直接用戥盘由药斗内盛药。

5. 提戥齐眉，随手推斗　抓药后，右手提毫使戥盘悬空，左手稍离开戥杆，提戥齐眉。戥杆呈水平状态时，表明称量准确，若戥杆偏高偏低，则需适量增减药物，至戥杆平衡为止。称完一味药后要顺手将药斗推回，既避免药味污染，又保持药斗整体美观，也不影响自己和别人

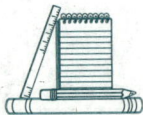

操作。

6. 等量递减，逐剂复戥 调配一方多剂药时，可一次称出多剂单味药的总量（即称取克数 = 单位药剂量 × 剂数），再按剂数分开，称为"分剂量"。分剂量时要每倒一次，称量一次，即"等量递减，逐剂复戥"。不可凭主观臆测以手代戥，随意估量分剂或抓配。每一剂的重量误差应控制在 ±5% 以内。调剂员应练就"一抓准"的本领，以提高配方速度。调配代煎药时，可不分剂量，只需称出每味药的总量，将其倒在包装纸或盛药盘内，复核后装入煎药袋内即可。如果煎药袋装不下全方总药量，可分成 2～3 份调配，如 7 剂药可分成 3 剂和 4 剂调配两次。

7. 脚注药物，特殊处理 处方中有特殊处理的药品，如先煎、后下、包煎、烊化等要单包成小包，写上药名、用法或盖上脚注章，将小包放在大包里。不要把脚注药放到最后处理，以免遗忘。

8. 摆放药物，按序间隔 为便于复核，从戥秤里向包装纸或盛药盘倒药时，要按药物在处方上所列的顺序排列。如处方第一个药名在左上角，那么该药也倒在盘内左上角。每味药倒得要集中一些，两味药尽量不要互相压盖，更不能混放一堆。对体质松泡而量大的饮片如灯心草、通草、夏枯草、淫羊藿等应先称，以免覆盖前药；对黏性大的药物如熟地黄、龙眼肉、瓜蒌等可后称，放在其他药味之上，以免沾染包装用纸或盛药盘。

9. 临时捣碎，处理得当 处方中有质地坚硬的矿物类、动物贝壳类和果实种子类中药，调配时需用冲筒临时捣碎后再分剂量，以利于煎出有效成分。在使用冲筒前，须先检查筒内是否洁净，有无残渣或粉末。凡捣碎毒性中药或有特殊气味的中药后，应及时将冲筒洗刷干净，以免串味串性，影响疗效或发生事故。临时捣碎以适度为宜。

10. 自查与签名盖章 调配完一方后，先将戥秤放好，自行逐味检查一遍，确认无误后在处方上签名，再交由复核药师进行复核。

二、操作注意事项

1. 严格按医师处方要求进行调配，不准生制不分，以生代制。处方中如有需要临时炮制加工的药品，如炙旋覆花、炮干姜等，可称取生品后由专人按炮制方法进行炮制，炮制品要符合质量要求。

2. 调配时若发现有伪劣药品、不合格药品、发霉变质药品等应及时更换，再行调配。

3. 调配含有毒性中药饮片的处方，每次处方剂量不得超过 2 日极量，对处方未注明"生用"的，应给付炮制品。处方保存 2 年备查。

4. 罂粟壳不得单方发药，必须凭有麻醉药处方权的执业医师签名的淡红色处方方可调配，每张处方不得超过 3 日用量，连续使用不得超过 7 日，成人的常用量为每日 3～6g。处方保存 3 年备查。

5. 调配过程中，不小心撒落在地上的药物，不得捡起放回药斗，更不允许捡起放入戥秤内。

三、脚注处理（特殊处理药品的调配）

根据治疗需要和饮片的性质，医师在开汤剂处方时，会对某味药物的煎煮方法和用法提出简明要求，一般用小字写在药名右上角，称为脚注、旁注，其作用是提示调剂人员对该饮片采用相应的处理方法。脚注的内容一般包括炮制法、煎煮法、服法等。常见的脚注术语有先煎、后下、包煎、另煎、冲服、烊化、打碎、煎汤带水等。《中国药典》对需特殊处理的品种都有明

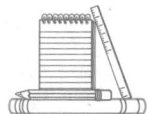

确的规定。

脚注是中医处方的常用术语之一，调剂人员必须按医师处方脚注的要求进行调配。先将有特殊煎法、服法的药按要求处理后单包成小包，再在小包外面写上药名、脚注要求或盖上脚注章，并向顾客交代具体煎服方法，再放入大药包中；有鲜药时，应分剂量单独包成小包并注明药名、用法后再另包成大包，不与群药同包。有的处方虽未加脚注，但如需特殊处理的，仍应按相关规定操作。

1. 宜先煎的药　先煎也称"先下"，需要先煎的药主要包括以下几种。

（1）质地坚硬，不易煎出的饮片　主要有矿物类、化石类、贝壳类及动物的角、骨、甲类饮片，如生蛤壳、生龙齿、生紫石英、生寒水石、生磁石、生牡蛎、生代赭石、赤石脂、钟乳石、禹余粮、自然铜、生龙骨、石燕、生石决明、生珍珠母、生瓦楞子、水牛角丝、鳖甲、龟甲、鹿角霜等。调配时多需捣碎。

（2）某些有毒饮片　因其毒性成分不耐热，久煎可降低毒性。如制川乌、制草乌、附子、商陆等。

2. 宜后下的药　需要后下的药主要包括以下几种。

（1）气味芳香的饮片　如沉香、薄荷、砂仁、豆蔻等。

（2）久煎后有效成分易破坏的饮片　如钩藤、苦杏仁、徐长卿、生大黄（用于泻下）、番泻叶等。

3. 宜包煎的药　需要包煎的药主要包括以下几种。

（1）含黏液汁较多的饮片　包煎以免煎煮时煳锅底。如车前子、葶苈子等。

（2）表面有绒毛的饮片　包煎以免脱落的绒毛混入煎液中刺激喉咙，引起咳嗽。如旋覆花、辛夷等。

（3）粉末状的饮片　包煎以免药末分散在汤液中，服药不便。如蛤粉、蒲黄、海金沙、六一散、滑石粉等。

4. 宜烊化（溶化）的药　烊化主要指胶类、蜜膏类中药。如阿胶、鳖甲胶、鹿角胶、饴糖、蜂蜜等。

5. 宜另煎的药　另煎主要指贵重中药。如人参、红参、西洋参、羚羊角丝等。

6. 宜兑服的药　兑服主要指液体中药。如黄酒、竹沥水、鲜藕汁、姜汁、梨汁等。

7. 宜冲服的药　冲服主要指一些用量少、贵重的中药。如羚羊角粉、三七粉、琥珀、鹿茸粉、紫河车、沉香粉等；或难溶于水的中药，如牛黄、麝香等。

8. 宜捣碎、研碎的药　药名下注明"捣""打"或"研粉"的药，应当用冲筒捣碎，用打粉机粉碎或用研钵研粉。调剂时需捣碎的中药多为含油脂或挥发油成分较多的果实种子类，药业有"逢子必捣"之说；也有少量坚硬的根及根茎类、矿物类、动物贝壳类中药等，即"完物必破"。根据药物自身的性质，将需要捣碎的中药分为以下两类。

（1）可预先加工碾串（碎）备用的中药　瓦楞子、石决明、生石膏、石燕、龙骨、海浮石、花蕊石、芦荟、牡蛎、皂矾、青礞石、珍珠母、栀子、钟乳石、香附、海螵蛸、寒水石、硫黄、紫贝齿、紫石英、蛤壳、磁石、代赭石等。

（2）调配处方需临时捣碎的中药　丁香、人参、儿茶、刀豆、大皂角、大枣（劈开或去核）、山慈菇、生川乌、川楝子、木鳖子、五味子、牛蒡子、炒牛蒡子、平贝母、白矾、白果、炒白果仁、白扁豆、炒白扁豆、瓜蒌子、半夏、母丁香、亚麻子、西洋参、麸煨肉豆蔻、肉桂、竹节参、延胡索（或切厚片）、华山参、自然铜、决明子、炒决明子、红豆蔻、红参、芥子、炒

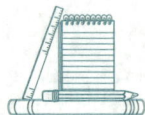

芥子、豆蔻、醋龟甲、诃子、青果、苦杏仁、郁李仁、使君子、荜茇、草豆蔻、草果仁、姜草果仁、盐胡芦巴、荔枝核、南五味子、醋南五味子、砂仁、牵牛子、炒牵牛子、炮山甲、醋山甲、珠子参、莱菔子、炒莱菔子、桃仁、益智仁、盐益智仁、浙贝母（或切厚片）、娑罗子、海马（或研粉）、海龙（或切段）、预知子、黄连、甜瓜子、鹿角霜、黑芝麻、蓖麻子、炒蔓荆子、榧子、酸枣仁、薤仁、橘核、醋鳖甲等。

以上药物既不能调配时给整药，也不能提前捣碎放置时间过长，一般均应在调配时临时用冲筒捣碎后使用，这一方面有利于药物有效成分的煎出，另一方面也可防止过早捣碎药物导致有效成分的散失或出现虫蛀、发霉、泛油等。调配这些药物时，即使处方没有要求，按常规也需要捣碎或研细粉。

任务三　新型中药饮片调配

新型中药饮片是在中医理论指导下，按照中药炮制方法加工炮制后，采用现代科学技术和工艺手段创新的一类中药饮片。如中药小包装饮片、中药配方颗粒、中药破壁饮片、冻干饮片、定量压制饮片、直接口服饮片等。但现有的新型中药饮片发展仍面临诸多政策、技术、质量、产业等现实问题。

一、小包装饮片调配

中药小包装饮片是指中药饮片生产企业特制的以全透明聚乙烯塑料或无纺布等作为包装材料制成的小规格中药饮片（图 2-4-1）。中药饮片调剂人员根据医师处方的剂量，结合小包装的规格，直接"数包"进行调剂。剂量准确，操作方便，减少浪费，改善环境，广泛受到调剂人员和患者的欢迎。中药小包装饮片将逐步取代"手抓戥称"的传统中药调剂方式，成为全国三级中医院和部分有规模中医院的首选调剂方式。

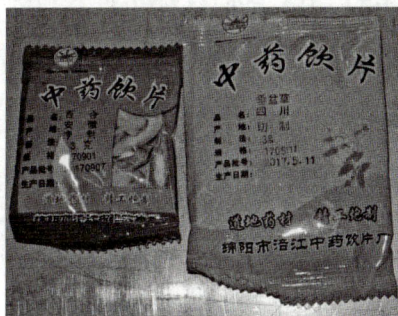

图 2-4-1　中药小包装饮片

（一）中药小包装饮片的特点

1. 保持传统特色　中药小包装饮片仍遵循中医药理论，保持原饮片的性状及片型，以饮片入药，临用煎汤，诸药共煎，保证原方疗效。

2. 保证配方准确　小包装饮片采用感量为 0.1g 的电子秤分装，按设定的剂量精确称量后包装，有效地控制了每包饮片的装量差异，确保了剂量的准确，避免了传统调剂由于操作引起的剂量误差，提高了调配质量，确保临床疗效。

3. 简化调剂操作　使用小包装中药饮片调剂实现了变"戥药"配方为"数包"配方，简化了调剂操作，便于复核，提高调剂的效率，减少患者等待时间，提高了患者的满意度。

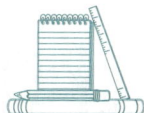

4. 便于贮存　小包装饮片采用全透明的聚乙烯塑料袋包装，杜绝了饮片在流通过程中的污染，还可防止生虫、走油、变色等现象，特别对一些易生虫、生霉、变色、走油的品种有着十分重要的意义。

5. 便于质量监督，提高透明度　2004年1月21日，国家出台了《关于加强中药饮片包装监督管理的通知》，要求包装上必须有标签，注明品名、规格、产地、生产企业、产品批号、生产日期，并附有质量合格标志。饮片小包装上的这些信息，可增加患者的知情权，普通患者也能按包装上的标识自行核对，对其质量进行检查，便于质量监督，提高饮片质量。

6. 减少浪费，便于管理　采用饮片小包装，可以避免散装饮片在调剂中出现差错，以及霉变、虫蛀、变色、变味、走油时的浪费。又能通过计算机进行量化管理，提高管理水平。

（二）中药小包装饮片的规格

小包装饮片的规格是指每个小包内含饮片的重量。规格设定的基本原则因药而异，符合高频多规原则（使用频率高的饮片，根据临床常用剂量多设规格）和品规最少原则（在最大满足常用剂量的前提下，剂量设定最少的品规数），最大限度地满足临床常用剂量的需要。临床常用的小包装饮片的规格为3g、5g、10g、15g、30g。

为了充分发挥小包装中药饮片的特色与优势，改进中药饮片调剂方式，制订了小包装色标管理规范，不管什么品种，只要重量一样，颜色就相同，对中药饮片小包装进行标准化管理。调剂时应用色标可以达到快速识别的目的，提高调剂的速度和准确度。

凡罂粟壳不得制成小包装中药饮片，在调剂时应当按规定将其他小包装饮片拆包并与罂粟壳混合后发药。凡《中国药典》或"炮制规范"注明"有毒"的中药饮片（非毒性饮片），如白附子、甘遂等，其最大规格的设定，应不超过规定的最大剂量。毒性中药饮片不得制成小包装中药饮片。

（三）中药小包装饮片的调配

1. 中药小包装饮片的调剂室设施与器具

（1）药柜　调剂室应有与中药饮片处方调剂量相应的药柜，确保所有小包装中药饮片的各种规格都能安置。药柜可以采用药橱、货架多种形式，一组柜常呈横七竖七或横八竖七排列。如图2-4-2所示。

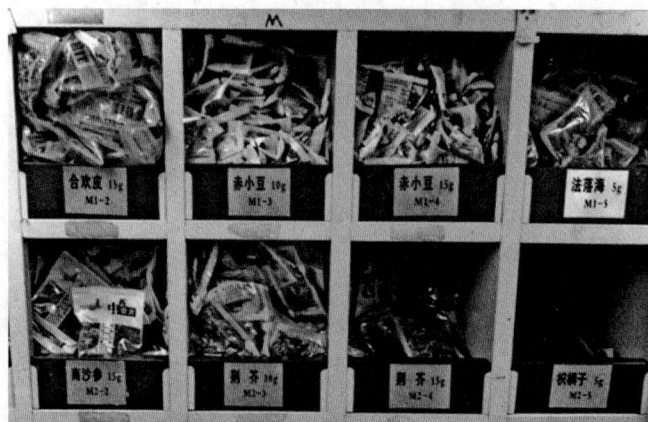

图2-4-2　药柜

小包装饮片的摆放原则与散装饮片类似，一般常用品规放于药柜的中层，非常用的放在最上层或最底层；质坚量重的品种或质地松泡体积较大的也放在药柜的底层；同一品种的不同规格放在相同纵列；并开的品种应编排在相邻位置，便于调剂。

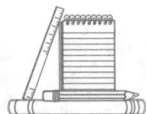

（2）药袋　药袋可用纸袋和塑料袋，用于分剂调配。塑料袋有白色和绿色，白色用于盛装普通小包装饮片，绿色用于盛装有特殊处理的小包装饮片。

2. 中药小包装饮片的调剂操作

（1）审核处方　审核处方是否符合调剂要求。

（2）准备包装用具　根据处方剂数，准备包装袋。为了方便调配，现在一般将包装袋用订书器链接并撑开，便于分装。

（3）按顺序取药　根据处方中药物的书写顺序取药，取药时必须关注包装上的标签与内容物是否一致，检查药物有无变质情况，看好剂量，将每味药的包数数准。取完药在药名右上角做标记，以示该药已取。

（4）特殊处理饮片的调配　处方中若有需先煎、后下、包煎、冲服、烊化等的饮片，要用专用标签的绿色塑料袋包装，并注明："注意，内有需先煎、后下、包煎、冲服、烊化的药物，请仔细阅读说明书，并按相应的方法操作。"以提醒患者注意。

（5）自查　调配完毕，调剂人员取一剂药进行自查，无误后在配药清单上签字，交复核人员复核。

（6）复核　复核人员根据处方仔细复核，复核时要核对药名、剂量，复核完毕在处方复核处签字。

（7）发药　发药时要核对患者姓名、药剂数等，收回具有医师签章的纸质处方，将一份配方清单交予患者，以便患者自行核对。

3. 中药小包装饮片的调剂注意事项

（1）药味混配　调配人员要严格按处方药味调配，复核人员在复核时也要认真核对处方和小包装数量，避免药物漏配混配。

（2）药味配错　常出现在不同炮制规格的错误，如生黄芪10g，错配成炙黄芪10g；也容易出现在药物名称一字之差的品种，如山茱萸与吴茱萸等。调配时要仔细阅读处方。

（3）剂量错误　调配时饮片小包装的规格拿错了。一方面调剂人员要认真，另一方面复核人员在复核时也要仔细核对包装规格。

（4）其他　可能出现剂数错误，也有可能多剂调配时，其中一剂出现问题。

调剂工作进行时，必须树立责任感，不得交头接耳聊天，保证全身心投入，减少和避免出错率的发生。

二、中药配方颗粒调配

中药配方颗粒是由单味中药饮片经提取、浓缩、干燥、制粒而成，供中医临床配方用的颗粒。使用时，将每个单位药合而冲之，即冲即服，"以冲代煎"。

中药配方颗粒最早始于20世纪70年代的日本，其后韩国和我国台湾地区先后使用，并逐渐被国际市场接受。我国从1993年开始研究开发和生产，名称屡有变化，曾被称为单味中药浓缩颗粒、颗粒饮片、免煎中药饮片、精制饮片等；直至2001年7月5日，国家中医药管理局印发《中药配方颗粒管理暂行规定》，将其正式命名为"中药配方颗粒"。

（一）中药配方颗粒的特点

1. 质量稳定，疗效可靠　中药配方颗粒保持与传统汤剂"物质基础和临床疗效"的一致性。以传统中药汤剂为标准，根据单味中药饮片的性质，进行"全成分"工艺设计，应用先进的生产设备和稳定的生产工艺制成颗粒，标准化实现汤剂的煎煮原则，保证了临床疗效的稳定性。

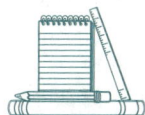

患者可以即冲即服，避免了传统汤剂煎煮时受加水量、浸泡时间、火候、煎煮时间、容器、先煎、后下等因素的影响，也减少了不耐热成分的损失。

2.便于服用、携带　能够替代传统饮片供中医师临床辨证施治；不需要煎煮，临用时用温开水配成即可；体积小，重量轻，服用、携带方便，适应现代生活的快节奏，并利于市场供应的贮存和运输。

3.便于保管、调配　中药配方颗粒采用铝箔包装，不易吸潮，保质期大大延长，避免了中药饮片储存、保管不当带来的走油、变色、虫蛀、霉变、风化、潮解等质量问题，减少了污染，方便了运输和保存。调配更加方便，卫生快捷，可避免传统中药手抓、秤称等带来的剂量误差，也改变了传统中药脏、乱、累的现象，提高了工作效率，减少了称量误差，提高了调剂的准确性，确保了调剂质量。

4.便于管理　药品名称印刷清晰，配方清洁卫生，有利于加强中药管理，顺应医院中药房现代化管理的需求。

（二）中药配方颗粒的规格

1.瓶装配方颗粒　生产企业将中药配方颗粒包装于塑料或玻璃瓶内，调剂时根据医师处方按剂量，用电子天平称取，置混合机混合，分装于塑料袋中（图2-4-3）。此种规格，便于码放和贮存，也便于调配不同剂量，但调剂时操作比较麻烦。

2.袋装配方颗粒　生产企业将中药配方颗粒100g包装于塑料袋中，使用时通过一体化分装机，按处方进行调配（图2-4-4）。此种规格主要用于配方颗粒分装机的调配。

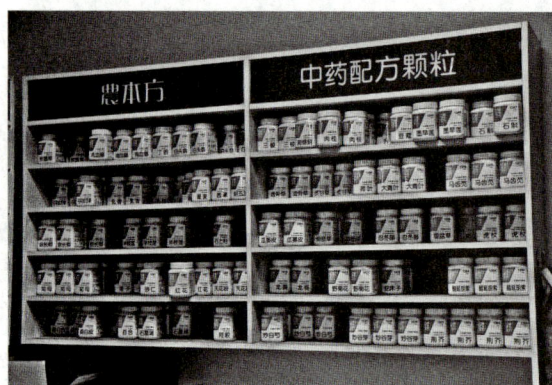

图2-4-3　瓶装配方颗粒

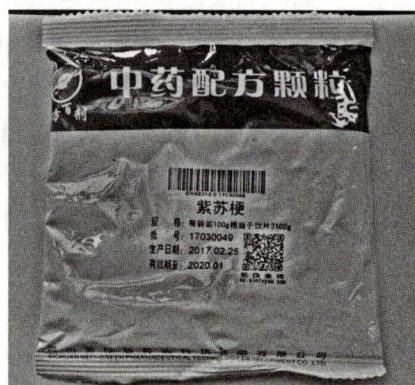

图2-4-4　袋装配方颗粒

3.小包装配方颗粒　生产单位将配方颗粒按处方常用剂量分装在小塑料袋中，使用时，调剂人员通过数袋进行调配（图2-4-5）。此种规格剂量准确，调剂方便，但包装规格多，摆放颗粒的药架比较大。

（三）中药配方颗粒的调配

中药配方颗粒的调配仍然按审方、计价、调配、复核、包装、发药等步骤进行。医院配方颗粒药房基本工作流程见图2-4-6。

目前常用的调配方法有小包装配方颗粒的手工调配和袋装大包装配方颗粒的机械调配。

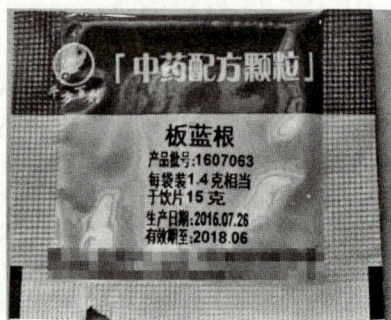

图2-4-5　小包装配方颗粒

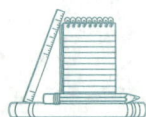

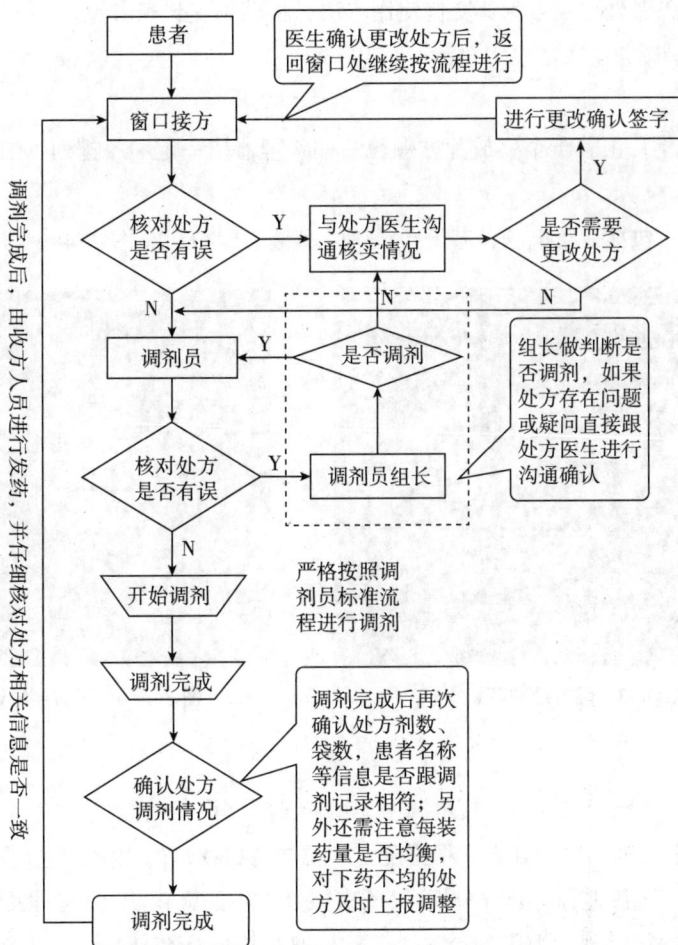

图 2-4-6　医院配方颗粒药房基本工作流程图

1. 小包装配方颗粒的手工调配技术

（1）调配设施

① 配方颗粒的斗架与调剂台（图 2-4-7）：配方颗粒的斗架一般用不锈钢制成，根据调剂工作量分成若干个组，每组斗架按约 20cm 见方分成若干个方格，用于盛放小包装配方颗粒。调剂台可用木质或不锈钢制成，高约 90cm，宽约 60cm，用于配方颗粒的调配。

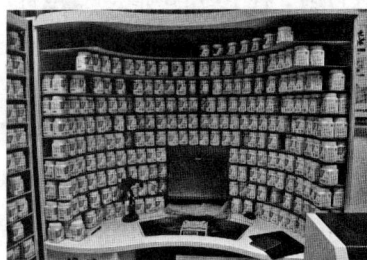

② 分装用盛放器皿：一般用若干个大小相同的不锈钢碗或塑料盒。

图 2-4-7　配方颗粒调剂台

（2）调配步骤

① 码放分装器皿：通过审方了解处方剂数，在调剂台上将器皿按剂数排放整齐。

② 调配配方颗粒：按处方顺序，从配方颗粒药斗中，将相应规格的配方颗粒包装袋取出，分发到各个器皿中。

③ 自查：按处方顺序检查一剂的药味、剂量规格是否相符，检查其他剂的药味数量是否与处方相符，在处方调配处签字。

④ 复核：复核人员按处方检查调配是否正确，在复核处签字。

⑤ 包装：将每剂小包装颗粒分装在牛皮纸袋中。

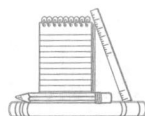

⑥ 发药：核对患者处方及号牌，交代使用方法，将药物交付患者。

2. 配方颗粒的机械调配技术

（1）调配设施

① 配方颗粒药柜：由若干个盛放配方颗粒的柱状容器按一定顺序排列（图2-4-8）。柱状容器与调剂设备配套。

② 调剂用设备：包括一台电脑，若干台调剂、分装、封口机（图2-4-9）。

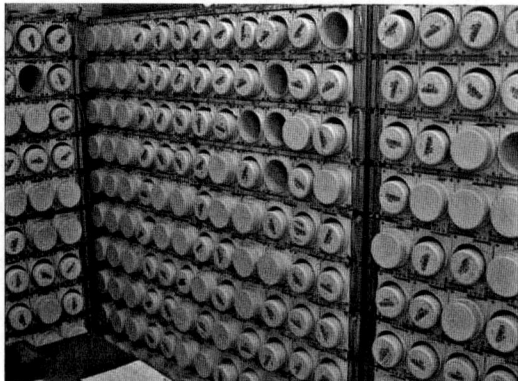

图 2-4-8　配方颗粒药柜

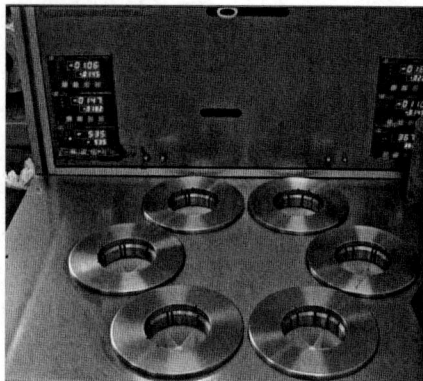

图 2-4-9　配方颗粒调剂设备

（2）调剂操作

①打开设备电源：药柜电源→主机电源→显示器→附属设备电源。

②录入处方：电脑输入医师处方，根据配方颗粒与药材饮片的比例，生成配方颗粒处方。

③调剂机调配：设备进行"处方分析"，所有该处方中的颗粒所在储药格的指示灯亮，人工依次取出各个药瓶进行调剂。为了避免差错，首先要扫描确认药瓶条码，正确后将药瓶插入调剂部，按下"调剂开关"，调剂设备开始自动分药。

每种药调剂完成后，取下药瓶，对应的颗粒储药格指示灯将熄灭。应及时将药瓶放回药柜，进行第2种中药的调配，直至将处方所有中药调剂完毕。

④封口：取出药袋承载盘，从药袋承载盘上取下药袋，依次送经封口机热合封口。

⑤正常关机流程：点击系统→关闭电源→待设备黑屏后→关闭设备电源。

3. 中药配方颗粒调剂的注意事项

（1）中药调剂设备属于精密设备，禁止野蛮操作。

（2）禁止在设备带电时手动强行拉动或转动药袋盘承载部。

（3）不允许用干燥消毒柜烘干药袋盘底座，可每日下班后自然风干，不可以将药盘放在窗户附近通风进行风干。

（4）每调剂完成一个处方要用毛刷清理调剂部，禁止用湿布擦拭。

（5）药袋盘承载部应经常清理，无粉尘及颗粒残留。

（6）消毒药袋盘时要倒置平放，并远离电加热管；擦净表面水分。

（7）封口机禁止在空闲时长时间加热，做到人走断电。

（8）禁止用手按压电子天平或摆放重物。

三、智慧中药房

智慧中药房是指融合传统药房，利用互联网、物联网技术及"智慧药房"应用研究技术的

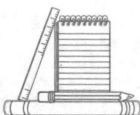

药事服务新模式，并基于医院信息系统进行包括处方审核、药品调配、中药煎煮、物流配送、药事咨询的一站式药事服务，实现全流程信息化管理，服务全过程可追溯，让患者体验专业、安全、便捷的就医用药服务。

（一）智慧中药房背景

智慧中药房是基于传统中医药服务模式上的创新。基于业务流程，充分调研市场智慧药店发展模式、药厂煎煮生产模式、配送物流、客服等药事服务模式以及医疗处方大数据，通过系统平台，与各大医疗机构、药店、网络医疗机构、微信平台、网页平台等进行系统对接，按照医疗体系《医院中药饮片管理规范》《医疗机构中药煎药室管理规范》等、药品生产经营体系《中华人民共和国药品管理法》《药品生产质量管理规范》《药品经营质量管理规范》等以及国际ISO质量管理体系规范等拟定标准内容，承接各类中药处方，并对处方进行流转，自动识别系统审核及人工双重100%审核，经过中药调剂及复核、中药煎煮及复核、中药包装及物流配送、中药的售后服务与咨询等环节，为解决患者在医院候药时间长、自己不会煮药、煮药污染环境、煮药品质不能保障等问题提供了便利性的中医药专业服务。

（二）智慧中药房质量管理体系

智慧中药房以信息化系统作为生产模块的数据串联，质量管理体系为药品质量保障的智慧管理服务模式，包括处方流转管理体系、审方管理体系、质量部管理体系、调剂管理体系、煎煮管理体系、物流配送管理体系、售后服务与药事咨询管理体系等模块。智慧中药房质量管理模式流程见图2-4-10。

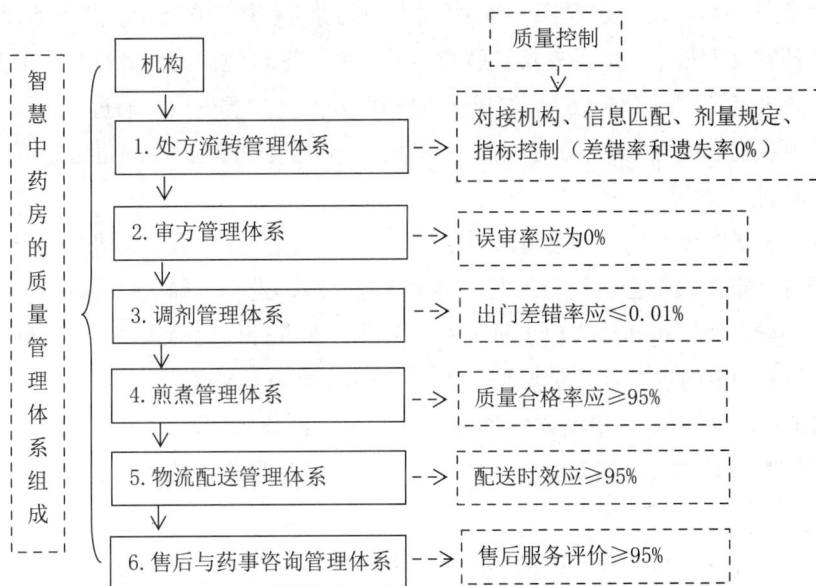

图2-4-10 智慧中药房质量管理模式流程

1. 处方流转质量管理体系 处方流转质量管理体系是由信息部和技术支持部构建，信息部着重处理端口对接、信息对应匹配、流转安全性、流转编码、信息编程及智慧中药房平台的信息、信息结构、信息流程、功能的开发和优化，确保传输数据准确、安全，无延迟、遗漏等现象。技术支持部着重硬件设备的维修和养护，特别是监控设备、自动化机械设备、煎煮设备等，确保网络功能及时传送。

（1）处方流转的对接机构 智慧中药房系统平台能接入移动医疗APP、医院信息系统（HIS）、网络医疗机构平台、社会药店及个人等各类线上机构平台及系统。

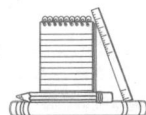

（2）处方流转信息匹配　处方由各医疗机构对接接入智慧中药房系统，一般具有固定处方格式，处方规范要求参照《处方管理办法》。要有双方饮片的目录对接匹配。

（3）处方饮片剂量规定　参照《中国药典》及部颁标准，提前设置好处方单饮片的剂量限量规定，确保所开的处方安全、合理。

（4）处方流转质量指标管控　为确保处方无遗失、流转无差错，应严格管控处方流转过程中产生的流转差错率、处方遗失率两项指标。处方流转差错率：统计处方在流转过程中出现传送错误、出现数据乱码、局部信息丢失、其他信息不完整等情况，以发生的差错处方数占处方总数的比例来反映；处方流转遗失率：统计处方在流转过程中出现处方丢失的情况，以发生遗失处方数占处方总数的比例来反映。信息部关注处方流转数据，系统自动识别异常处方和数据，信息技术部进行线上异常数据反馈和处理，确保医疗机构与平台对换的每一张处方数据单都能成功推送到达，确保处方零遗失、处方无差错、差错无流转。

2. 审方质量管理体系

（1）审方系统设置建立　智慧中药房系统平台须设置处方单号，生成处方唯一条形码（一方一码），收货编号、收货人姓名、收货地址、处方来源、患者姓名、开单日期、送货时间、处方列表、处方类型、处方开具的区域位置、是否送医院以及备注等信息。

智慧中药房系统平台审方界面应有切换的煎煮中心功能设置，是否需要进行早批次、午批次、晚批次选项设置，以及处方信息的备注等功能设置，以便审方人员结合处方实际情况进行操作归类。

（2）审方参照原则　以《处方管理办法》《中国药典》《中药方剂学》、"十八反，十九畏"以及中国中医药数据库检索系统为基准，智慧中药房系统平台建立的大数据平台能自动识别处方的合理性，能自动拦截不合规处方，能自动提醒审方人员注意事项，通过人工再审核处方的方式，从而达到双重审核的100%处方审方，可为下一步调剂做好前期接单准备，确保处方准确后方能流转至调剂。

（3）审方不合规处方处理　如遇到超剂量饮片、"十八反，十九畏"以及特殊要求的饮片和特殊处理的处方，审方人员会通过与各医疗机构建立联系，进一步确认处方的合理性，如医师认为处方没有问题，医师可在处方单上进行双签名及日期进行标记确认；对于毒性药材超剂量则需要与患者签署知情同意书后，方可通过智慧中药房平台审核确认。

（4）审方记录　对于每一单的异常处方，审方人员都应进行及时记录、定期汇报。针对异常处方，建议审方管理人员应及时反馈各医疗机构，及时沟通和处理，及早修正和完善处方问题。

（5）审方质量管理指标管控　质量部定期对审方进行内审，并做出整改报告。内审主要包括对审方人员资质、审方人员对审方系统的操作熟练度、是否有操作失误等进行规范，如是否审错早午晚批次、审错"十八反，十九畏"、超剂量、没有医师的双签名、知情同意书以及违反《处方管理办法》等相关原则等。审方质量指标为处方误审率，以按照审方规则审核错误的处方数占总审核处方数的比例来反映，处方误审率应等于0%。

（6）审方人员资质　审方涉及处方审核，对饮片知识要求较高。因此，智慧中药房对审方人员的资质要求为中药师或执业中药师，可确保审核处方的质量。另外，对于审方人员的电脑操作、沟通协调能力及复核饮片能力均有较高要求。

3. 调剂质量管理体系

（1）调剂系统设置建立　智慧中药房系统平台应设置调剂界面，包括处方单号、医疗机构、

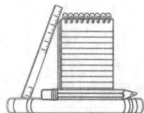

审核批次、是否采用煎煮、服用方法、药材类型、患者姓名、患者联系方式、年龄、送货时间、送货位置、是否送医院、接单时间、调剂员工号选择及操作选项等信息。为确保调剂更加简便和智能化，建议调剂界面设置应植入自动化程序操作，即根据调剂人员的工卡，在扫描仪中自动识别及打印处方单。

（2）调剂的基本原则　调剂基本原则应遵从《医院中药饮片管理规范》，严格执行各项管理规范。

（3）调剂药斗设置　智慧中药房涉及几千种中药饮片，其中还有散装饮片和小包装饮片之分，应根据药品的使用频率、药味调剂顺序、不同机构的用药规律、饮片的不同部位、体积大小占位等来进行调剂的药斗规划。通常会设计常用饮片区 A、一般常用饮片区 B、不常用饮片区 C、少用饮片区 D、极少用饮片区 E。建议每个药斗只放一种一个规格饮片，不同批号隔开放。药斗空间应设计足够大，能放足够饮片，便于调剂人员抓取。

（4）调剂方式　根据不同处方、不同用量、订单的出库方式等，目前调剂方式主要包括多人组合流水线和个人负责制两种。大批量的协定方一般选取多人组合流水线调剂方式，速度快、效率高，有利于批量大的生产。一人一方的处方单，则采用一人独立调剂一方的方式，做到一人负责制，利于查找调剂问题，如差错、投诉等溯源。

（5）调剂质量指标管控　智慧中药房以处方调剂年出门差错率作为调剂的质量指标，处方调剂年出门差错率是指调剂过程中发生过失或错误，并已给用户发出，经调剂员、复核药师、用户发现并追回的差错，以出门差错处方数占总处方数的比例为处方调剂出门差错率。处方调剂年出门差错率应 ≤ 0.01%。

（6）调剂差错和投诉分析　调剂差错主要是调剂人员在生产过程中出现多药（多剂）、错药、少药（少剂）以及标签贴错、放错位置、装量误差等。

调剂差错通常与审方、加药员是否加对药材、药材质量、药材养护、调剂员自身规范操作、先煎后下药的使用、调剂员当日状态等有很大关系，因此，在调剂过程中，加强调剂差错的指标控制尤为关键，调剂差错应纳入企业的绩效考核当中。

投诉是患者在服药、取药过程中发现问题并反馈给客服，智慧中药房对患者投诉问题及时处理并有效反馈的过程。投诉通常是患者发现的药品多、错、少、漏、质量问题、空包或有用药疑问并进行反馈，智慧中药房调剂部人员进行监控核查、处方核查，发现确实多、错、少、漏、空白情况进行补发，并对调剂当事人、复核药师采取处罚、培训、改正等措施。

4.煎煮质量管理体系

（1）煎煮系统设置建立　智慧中药房系统平台设置煎煮界面，包括相应的处方单号、医疗机构、患者姓名、患者联系方式、年龄、送货时间、送货位置等信息。煎煮系统包含自动加水系统、自动云端运算系统，在煎药时应有相应的温度曲线、时间、先煎后下信息，根据处方单唯一条形码进行每道工序的可追溯，如浸泡、煎煮、复核、打包等工序。在每道工序中应能追溯相关的时间点、人员、监控等。煎煮系统的智能化使生产更具效率。

（2）煎煮的基本原则　煎煮应遵从《医疗机构中药煎药室管理规范》进行，严格执行各项管理规范。煎药机设备符合国家标准要求。

（3）煎煮质量指标管控　对药料煎透度、药液装量和包材质量进行煎煮质量指标管控，规定药料煎透度应无糊状块、无白心、无硬心，符合 100% 规定；药液装量每袋应分装均匀，符合 ±5% 规定；包材质量：药液包装袋封口平整完好，无渗漏，无药汁污染，符合 ≥ 98% 规定。

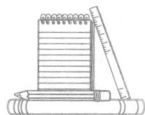

5. 物流配送质量管理体系

（1）物流配送系统设置建立　智慧中药房平台系统设置了物流界面，其功能涵盖了药品的包装时间、人员信息、出库时间等，通过连接互联网手机，可查询药品在制作过程中的状态，包括配送运输的实时状态，如实时药品的地点位置、配送司机、送货时间等。

（2）物流基本原则　物流应遵从《DB13/T 1345-2010 物流配送服务规范》进行，严格执行各项管理规范。

（3）药品包装方式　①药品调剂后，以饮片形式给到物流并进行分装打包；或调剂好的西药给到物流进行分装打包。②药品煎煮后，以药包形式给到物流并进行分装打包。③需要进行合单，如西药与饮片合并、西药与煎煮药包合并、饮片与煎煮合并等订单方式的，应采用智能化的系统进行自动合并分区给到物流。

（4）物流质量指标管控　以发药时效作为发药质量指标。发药时效是指从接收订单至复核完成等规定时间内完成的处方数占总处方数的比例。发药时效应≥95%。

以配送时效作为配送质量指标。配送时效是指在配送规定时间内成功投递处方数占所需投递处方总数的比例。配送时效应≥95%。

6. 售后服务质量管理体系

（1）售后服务系统设置建立　售后服务系统设置包含用药咨询、用户投诉处理、用户满意度调查等，分别对用户的用药咨询和投诉进行初步沟通，如在沟通过程中出现专业问题，则交由各模块对应的专业人士进行解答，以确保用户满意。

（2）售后服务的指标控制　通过收集用户对智慧中药房整体服务评价、对服务办理点工作人员评价、对售后人员服务评价等满意度调查，进行指标控制。

如何提高用户满意度，除了提升药品的质量，还需提升药品出库效率、配送时效等，智慧中药房在实践过程中逐步积累运营经验，完善各模块的质量指标，提升质量和效率水平，以满足人们日益增长的中医药服务需要。未来，智慧中药房通过进一步升级软硬件实施及管理模式后可全面进行推广应用，辐射至所有医院中药房，促进中医药高质量发展。

复习思考

一、单项选择题

1. 下列应先煎的饮片是（　　）

　　A. 生甘草　　　　B. 生石决明　　　C. 苦杏仁　　　D. 太子参　　　E. 生白术

2. 下列需要临时捣碎的是（　　）

　　A. 枸杞子　　　　B. 法半夏　　　　C. 五倍子　　　D. 连翘　　　　E. 决明子

3. 下列需要包煎的是（　　）

　　A. 牛蒡子　　　　B. 车前子　　　　C. 白芥子　　　D. 苦杏仁　　　E. 金银花

4. 下列应后下的是（　　）

　　A. 薄荷　　　　　B. 知母　　　　　C. 补骨脂　　　D. 车前草　　　E. 泽泻

5. 下列应先煎的是（　　）

　　A. 延胡索　　　　B. 黄芩　　　　　C. 生牡蛎　　　D. 五倍子　　　E. 芡实

6. 下列有关小包装中药饮片说法错误的是（　　）

　　A. 小包装中药饮片是按设定的剂量包装的，能直接"数包调配"

　　B. 麻醉药可以制成小包装中药饮片

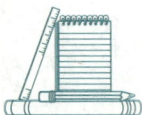

C. 凡不以重量为剂量单位的中药饮片，可不设定品规

D. 调剂工作进行时，不得交头接耳聊天

E. 毒性中药饮片不得制成小包装中药饮片

7. 小包装中药饮片的规格包括（   ）种。

A. 6　　　　　　B. 7　　　　　　C. 8　　　　　　D. 9　　　　　　E. 10

8. 中药配方颗粒的规格表述是（   ）

A. 重量　　　　　　　　　　　　B. 配方颗粒的装量

C. 相当于原饮片的量　　　　　　D. 配方颗粒装量及相当于原饮片的量

E. 每 1g 配方颗粒的量相当于原饮片的量

9. 配方颗粒的生产必须经（   ）批准。

A. 国家食品药品监督管理局　　　B. 省食品药品监督管理局

C. 不需批准　　　　　　　　　　D. 国家质量技术监督局

E. 卫生行政部门

10. 中药配方颗粒贮存过程中最需要解决的问题是（   ）

A. 生虫　　　　B. 吸潮　　　　C. 变色　　　　D. 变味　　　　E. 泛油

二、多项选择题

1. 中药调剂的程序包括（   ）

A. 复核　　　　B. 配方　　　　C. 审方　　　　D. 计价　　　　E. 发药

2. 入汤剂宜包煎的药材有（   ）

A. 旋覆花　　　B. 砂仁　　　C. 车前子　　　D. 肉桂　　　E. 鳖甲

3. 下列处方药名应另煎的有（   ）

A. 人参　　　B. 羚羊角粉　　　C. 西洋参　　　D. 滑石粉　　　E. 阿胶

4. 小包装中药饮片规格设定的基本原则包括（   ）

A. 因药而异原则　　　　　　　　B. 满足临床常用剂量需要原则

C. 品规最少原则　　　　　　　　D. 品规合适原则

E. 高频多规原则

扫一扫，查阅
复习思考题答案

项目五　复核与包装

【学习目标】

1. 掌握中药饮片处方复核的主要内容与注意事项。

2. 熟悉中药饮片包装与捆扎的常用方法。

3. 了解中药饮片包装与捆扎的要求。

扫一扫，查阅
本模块 PPT、
视频等数字资源

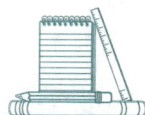

　　复核是保证用药安全，防止调剂错误和遗漏的关键操作。对已调配好的处方在配方者自查的基础上，仍须由责任心强、业务水平高、经验丰富的中药师再进行一次全面细致的核对，以确保调配处方的质量，避免用药差错事故发生，确保用药安全。

中药饮片的包装捆扎技术是中医药传统文化的体现，中药调剂工作者应熟练掌握该项技能，以做到所包之药不松不漏、牢固美观。

任务一　复　核

复核，又称校对，是指复核药师对调配人员已配好并检查后的饮片按处方逐项进行全面细致的核对。调配好的饮片必须经复核无误后才能发出。复核的内容包括处方审核、药味复核、剂量复核、质量复核、特殊煎煮药物品种复核（用法复核）、代煎复核等多个方面，复核人员应具有药师以上专业职务任职资格。复核完毕应由复核者亲自签字，以示负责。

一、复核常规

1.处方审核　审查处方是否有"十八反""十九畏"药对，是否有妊娠禁忌药物，毒麻中药的用法用量是否符合有关规定，医师签字、调剂人员签字是否齐全。

2.药味复核　审查调配剂数与处方剂数是否相符，是否有错配、漏配、多配现象，有无生炙不分、以生代炙、处方应付错误，有无乱代乱用等现象。

3.剂量复核　审查称好的药品剂量是否与处方用量有差距，包括每味药剂量与每剂药总量的准确性。但在实际操作中，除单包饮片外，其他中药饮片是混放的，每味药的重量较难复核，但每剂药总量应予复核，一般药物每剂重量误差应控制在 ±5%，单包药物、儿童用药及毒剧药物每剂重量误差应控制在 ±1%。必要时要复称。

4.质量复核　审查饮片有无假冒伪劣、掺杂异物，是否有虫蛀、发霉及其他变质现象。发现问题应及时更换，以免影响疗效。

5.用法复核　审查需先煎、后下、包煎、烊化、另煎、冲服等特殊处理的药物是否按要求另包并注明用法。整药、籽药是否存在应捣未捣，毒剧药、贵重药物应用是否适当。

6.代煎药调剂复核　审查煎药凭证与处方上的姓名、送药日期、时间、地址、药帖数是否相符。

7.复核签字　复核无误后，复核药师应在处方后记的复核位置签字或盖章。

二、复核方法

复核方法可分双人法和单人法。双人法是在自我核对的基础上，交第二人核对的复核方法。此法能杜绝调配人员的个人感官臆测，从而避免差错发生，是现在核对的主要方法。单人法即是调配人员自我复核，完成后发出药剂的方法。此种方法一般在调剂人员比较少的偏远药店使用。为避免单人复核产生差错，可在分剂量至最后一剂时，将每味药拿出一点，按顺序放在一张小纸上，在完成调配后，核对小纸上的药物，从而完成复核。

三、复核注意

1.中药饮片调配完成后，必须经第二人复核，未经复核的药剂不得发出。

2.复核时必须思想集中、高度负责，一张处方必须一次复核完毕，中途不能做与复核无关的事情，复核率应达到100%。

3.处方经全面复核无误后，必须签字或者加盖专用签章，核对人员方可包装药品。

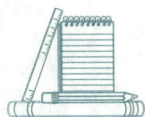

任务二 包 装

中药饮片的包装，是指用纸或纸袋包装中药饮片的操作过程，是中药调剂工作的一个环节。不同单位根据其工作强度及单日处方量多少等实际情况，中药饮片包装的形式多种多样。一些医疗机构由于门诊处方量较大，为了节约时间，采用纸袋包装的方法，而一些传统特色保持较好的中药店仍然使用纸包装。不论采用哪种方法，对中药饮片的包装都要求做到整齐美观、包扎牢固。具体要求是：

1. 要根据每剂药物的药量和质地选择大小适宜的包装用纸或纸袋。

2. 需单包的小包应规矩整齐。粉末药、细小籽粒药、贵细药用两层纸张包装，以防遗漏。小包应放于群药之上，以提示用药者按规定煎煮和服用。

3. 包装时注意另包的需特殊处理的药物，鲜药要放在各药包的上面，外用药应使用专用包装，并要有外用标志。

4. 在包装上注明患者姓名、煎法、服法等内容。

5. 若药包捆扎，需松紧适宜，扎十字结，不变包型，捆包顶端留有提系，便于提拎；若纸袋装药，要封好袋口，以防撒漏，并将取药号码捆扎于药包之上。

知识链接

传承古韵，匠心包装

传统中药饮片包装在我国的历史由来已久，古时，人们主要使用简单的包装材料，如草绳、布袋和纸张等，将中药饮片包裹起来。这些传统包装方法虽简陋，但却充分体现了古人因地制宜、节约资源的智慧。

随着时间的推移，中药饮片包装逐渐演变。20世纪初，玻璃瓶和金属罐开始用于中药饮片的保存，这不仅提高了药材的保存期限，还在一定程度上防止了药材的受潮和变质。然而，这些包装方式仍存在不便携带和成本高的问题。

进入21世纪，中药饮片包装在技术和材料方面取得了重大创新。真空包装、铝箔袋和聚酯复合膜等现代包装材料的应用，大大提升了中药饮片的保鲜性能和便携性。特别是小包装中药饮片及中药配方颗粒的广泛应用，使得中药饮片更适合现代人的快节奏生活方式。此外，环保包装材料的推广使用，反映了现代包装技术对生态环境保护的重视。

中药作为中华民族的瑰宝，其包装的发展凝聚了无数人的智慧和努力，体现了中华民族勤劳、智慧和不断创新的精神。现代包装技术的应用，不仅仅是为了满足市场需求，更是为了传承和弘扬中医药文化，赋予古老中药新的生命力和市场竞争力。

一、特殊处理小包包装

在处方调配过程中，对需要特殊处理的中药饮片，应使用较小的包装纸进行单独包装，并在包装外注明特殊处理的方法。例如，需要先煎的品种石膏、石决明等；需要后下的品种薄荷、苦杏仁等；需要包煎的品种车前子、葶苈子等；需要烊化的品种阿胶、鹿角胶等；需要冲服的品种三七粉、滑石粉等。包装方法如下所示。

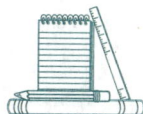

（一）长方形四角小包包法

长方形小包适合于特殊处理饮片中的粉末类或细小种子类，如蒲黄、滑石粉、葶苈子等，操作步骤如图 2-5-1 所示。

操作步骤：

1. 将正方形包装纸平放于调剂台上，使其四个角对准上下左右四个方位，把中药饮片放在纸的中间。见步骤 1。

2. 将纸的下角向上角方向对折。若饮片量较多时，对折线可低一些；饮片量较少时，对折线可高一些。见步骤 2。

3. 再折一层，防止粉末状或细小种子类药材撒漏。见步骤 3。

4. 将右角向左对折约 1/3，右手捏住对折处，用左手指轻敲包装纸，使中药饮片向中心处集中。见步骤 4、5。

5. 将左角向右对折约 1/3。见步骤 6。

6. 将上角向下对折，需要包煎的品种，还需放入包煎袋一个。见步骤 7。对折后剩余的上角塞入左右角对折形成的夹缝中。见步骤 8。

7. 在小包上注明饮片名称和处理的方法。见步骤 9。

步骤 1	步骤 2	步骤 3
步骤 4	步骤 5	步骤 6
步骤 7	步骤 8	步骤 9

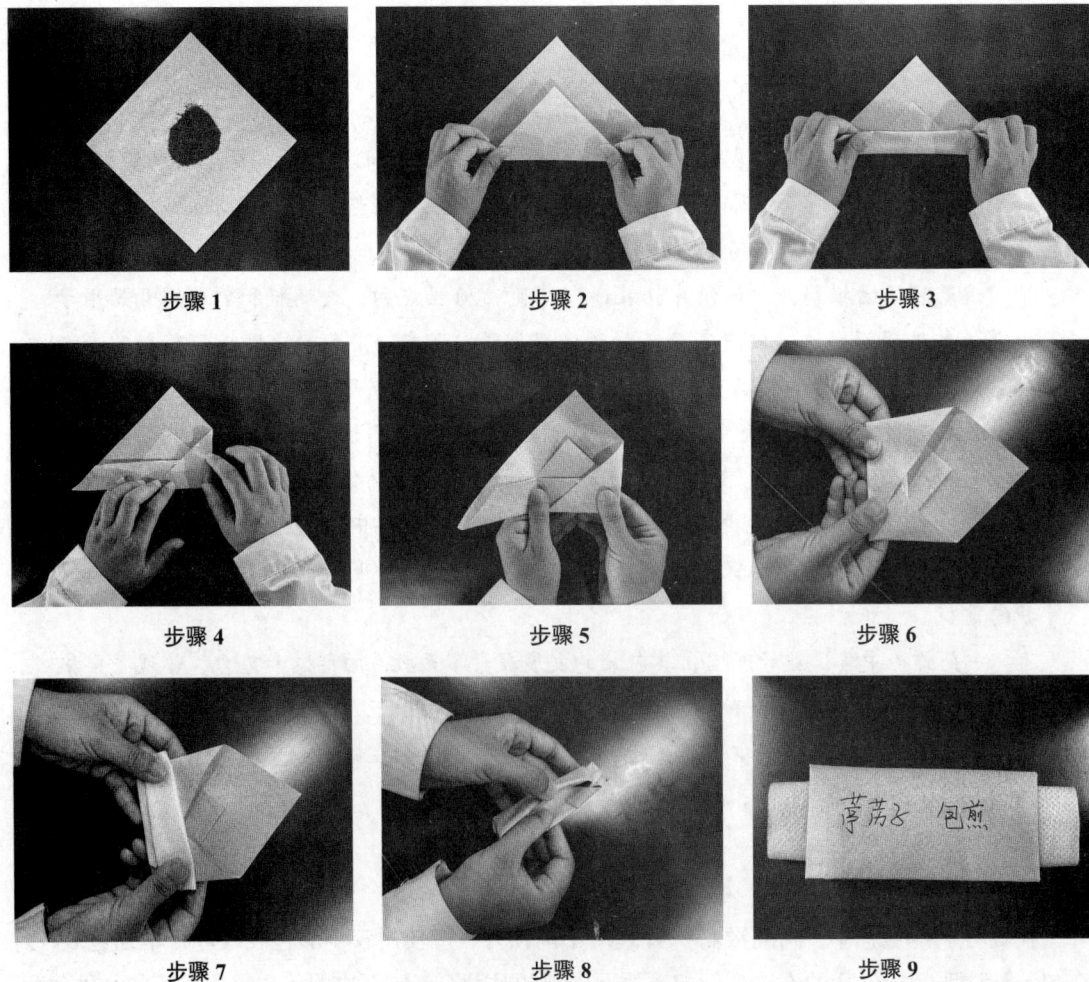

图 2-5-1　长方形小包包法图示

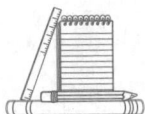

（二）梯形小包包法

梯形小包适合于一般特殊处理的中药饮片，如先煎、后下、烊化、另煎等（粉末类除外），操作步骤如图 2-5-2 所示。

操作步骤：

1. 用食指将小包纸一角挑起，食指于纸上成跪姿，中指与拇指从两侧夹起，并托于另一手手心上。见步骤 1。

2. 将小包装纸的下角向上折叠，下角与上角平行对齐，双手拇指掐住两侧。见步骤 2。

3. 将左角折向中间，与之对称处的右角也折向中央，将多余的纸角折回。见步骤 3、4、5。

4. 将左右两侧的纸边折压平整，并出两条线。见步骤 6。

5. 将小包的上角向内折，多余的纸角掖入小包口，并双掖口（需要包煎的品种，还需放入布袋一个）。见步骤 7、8。

6. 在包装外面写明饮片的名称和处理方法。见步骤 9。

| 步骤 1 | 步骤 2 | 步骤 3 |

| 步骤 4 | 步骤 5 | 步骤 6 |

| 步骤 7 | 步骤 8 | 步骤 9 |

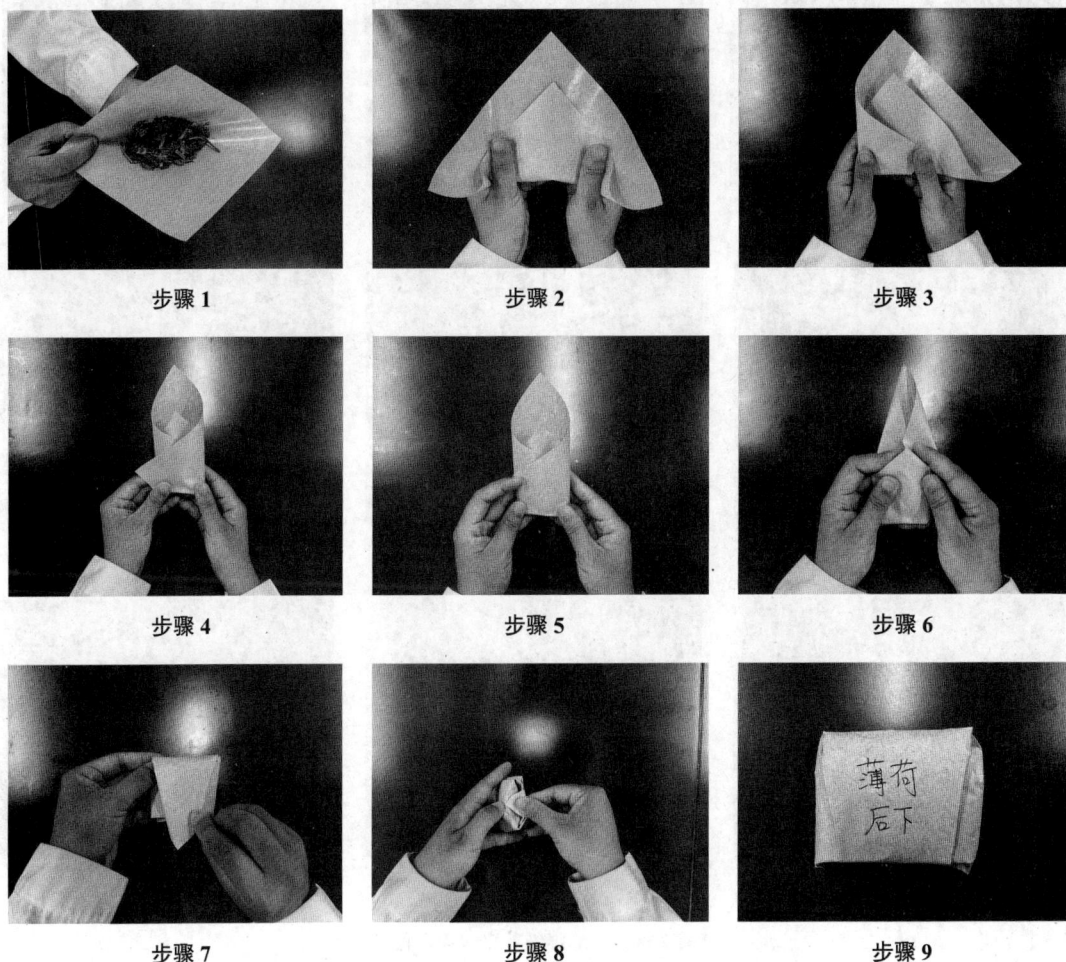

图 2-5-2 梯形小包包法图示

二、中药饮片的整方包装

中药饮片的整方包装，即中药饮片调配并复核后，混合包装于包装纸中。此种包装又分为单层纸包装与双层纸包装。包装方法如图 2-5-3 所示。

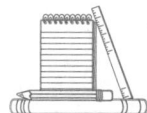

（一）单层纸燕窝包

单层纸燕窝包即用一张门票纸，将一整剂药包成燕窝形状的包装方法，操作步骤如图2-5-3所示。

操作步骤：

1. 将调配的中药饮片放置门票的中央，将包装的纸角放在正前方。见步骤1。

2. 双手提起门票的前后两角对齐，将纸角上部的1/4处，沿直线折叠下压。见步骤2、3。

3. 右手掐住中间折纸处，并压住包装右角，顺势将包装抬起，将包装左角折至中央并下压，右手松开。见步骤4、5。

4. 左手掐住包装中间处，抬起包装右侧，将右角折至中间。见步骤6。

5. 将包装放平，中间处向内掖口折叠两次，整理包装四个角，使其平整。见步骤7、8、9。

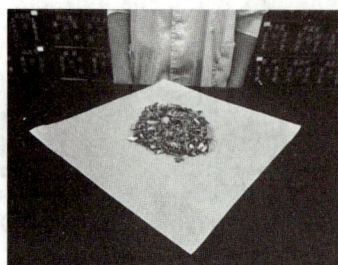
步骤1

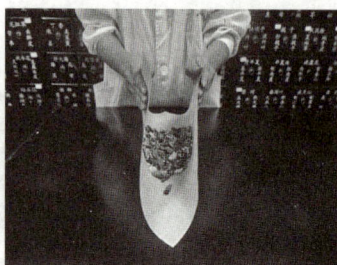
步骤2

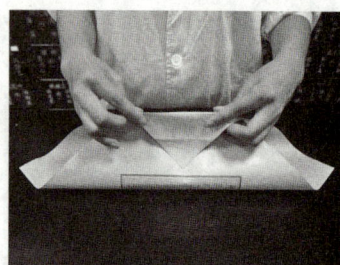
步骤3

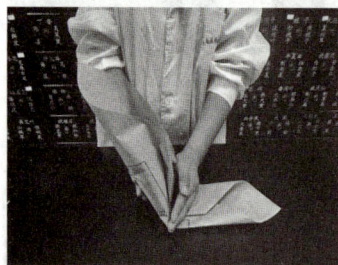
步骤4

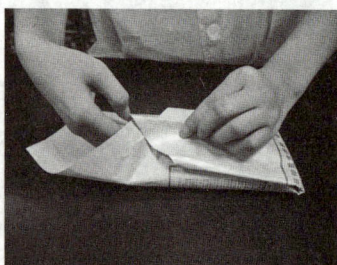
步骤5

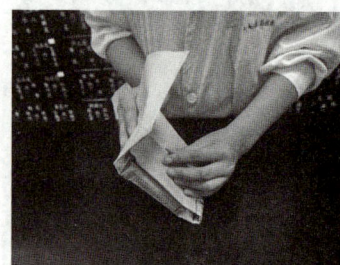
步骤6

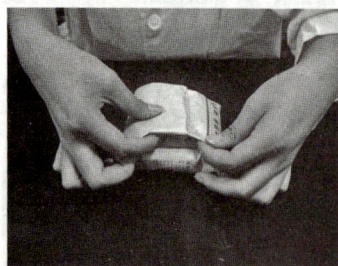
步骤7

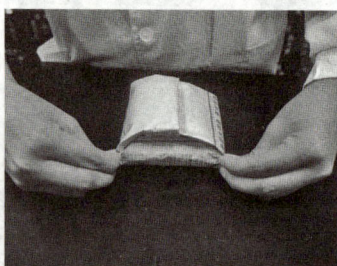
步骤8

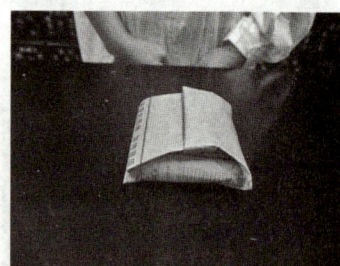
步骤9

图2-5-3　单层纸燕窝包包法图示

（二）单层纸梯形包

单层纸梯形包是用一张门票纸，将一整剂药包成梯形的包装方法，操作步骤如图2-5-4所示。

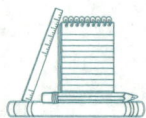

步骤 1	步骤 2	步骤 3
步骤 4	步骤 5	步骤 6
步骤 7	步骤 8	步骤 9
步骤 10	步骤 11	步骤 12
步骤 13	步骤 14	步骤 15

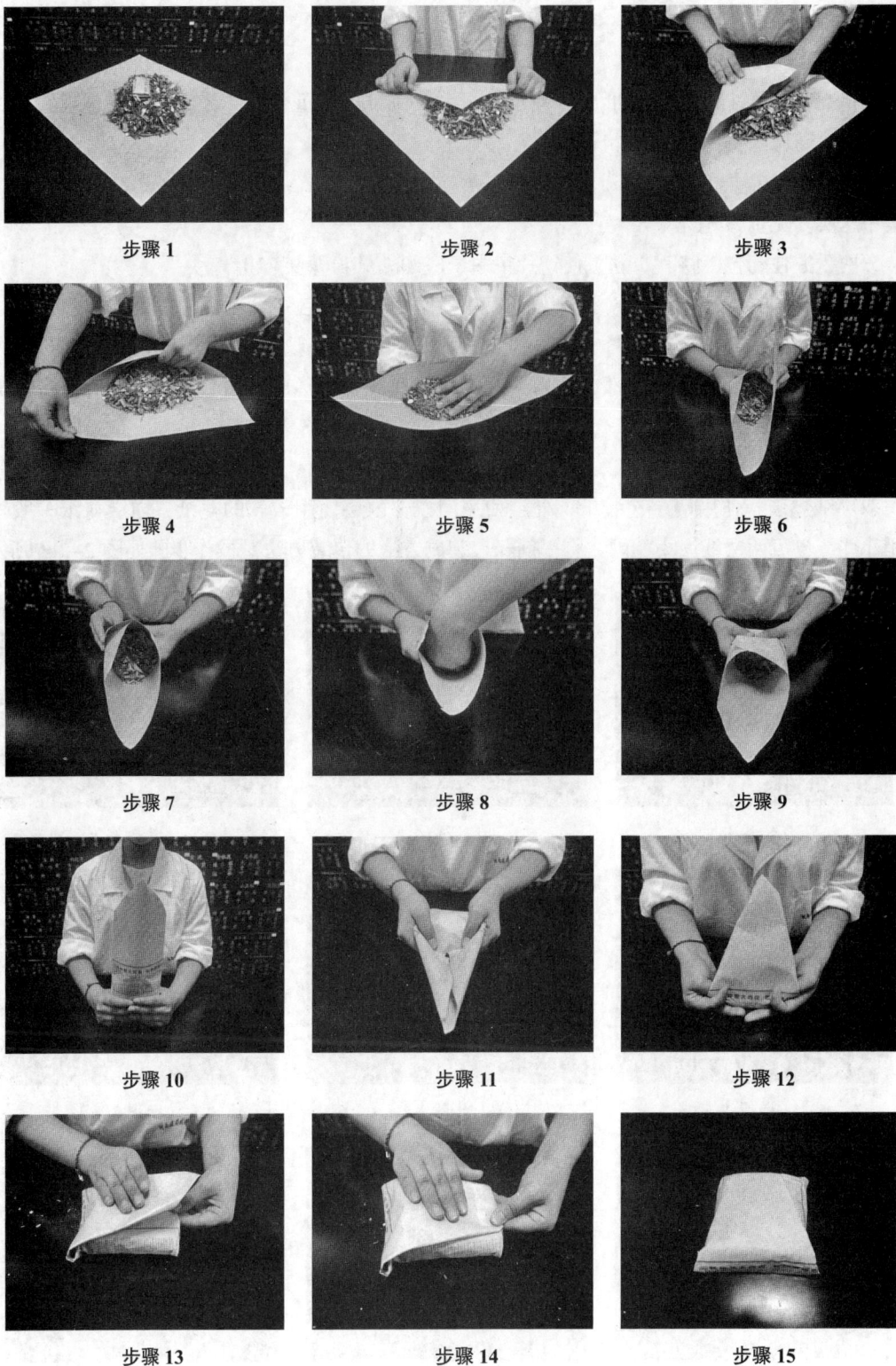

图 2-5-4　单层纸梯形包包法图示

操作步骤：

1. 将正方形包装纸平放于调剂台上，使其四个角对准上下左右四个方位，把中药饮片放在纸的中间，有特殊处理的小包时，将其放入群药之上。若所包中药饮片多质地松泡，需用手稍微按紧凑些，以减少所占体积，习称"压包"。见步骤1。

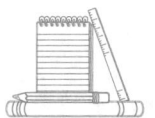

2.将纸的下角向上角对折。若饮片量较多时，对折线可低一些；饮片量较少时，对折线可高一些。见步骤2。

3.将右角向左上方对折，形成一钝角。一手捏住对折后重叠的部分，另一手整理饮片，使其集中，以防撒药。见步骤3、4、5。

4.右手捏住右角的对折部分，左手将左角向右上方对折，形成一钝角。再次整理饮片，使其集中压实。见步骤6、7、8。

5.两手握住药包，将其竖立，使饮片集中于底部。见步骤9、10。

6.两手大拇指向下向内压对折部分，使饮片集中，同时包装纸两侧外散部分自然内收，将两边往里收的纸捋直。见步骤11、12。

7.将上角折回，上角外露部分塞入夹缝中，整理包装后形成的四个角，使其有棱有角成梯形。见步骤13、14、15。

（三）双层纸包装

双层纸包装，使用两层包装纸，外层使用门票，内层使用较软的衬纸，内层衬纸一般较门票稍小些，也可两层纸大小相同，将一剂药包装成方形的包装方法。操作步骤如图2-5-5所示。

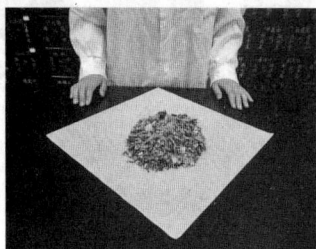
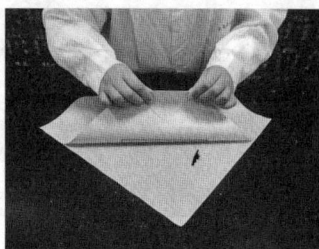
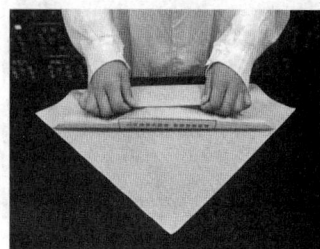

步骤1   步骤2   步骤3

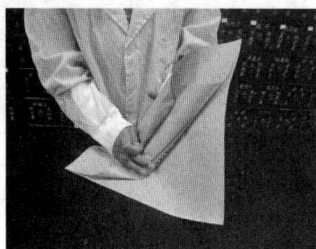
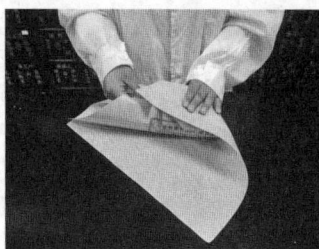
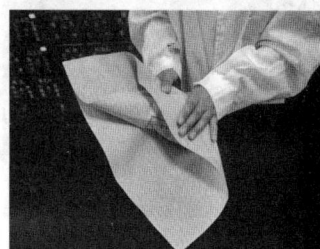

步骤4   步骤5   步骤6

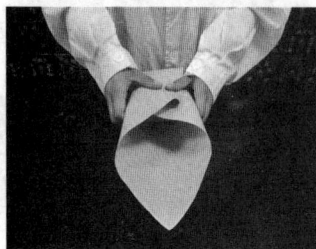
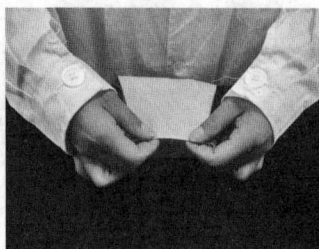
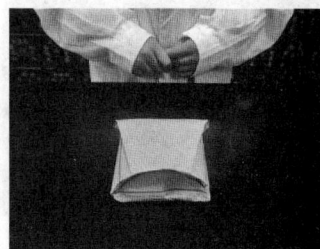

步骤7   步骤8   步骤9

图2-5-5 双层纸包法图示

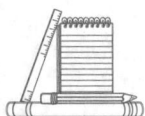

操作步骤：

1.将调配后的中药饮片放置门票的中央，双手提起下角的两层包装纸与上角的内层纸对齐，在纸角的1/4处，沿直线折叠下压。见步骤1、2、3。

2.右手捏住中央折纸处，并压住包装右角，顺势将包装抬起，将包装左角折至中央并下压。

见步骤 4、5、6。

3. 左手掐住包装中间处，抬起包装右侧，将右角折至中间。见步骤 7。

4. 将包装放平，将上角的外层纸向下折叠，将多余的纸角向内折叠，并对掖口进行折叠，整理包装，使其平整。见步骤 8、9。

三、捆扎

中药饮片经攒包包装后，为了方便患者携带，还需对其进行必要的捆扎。捆扎要求做到牢固、便携。药包捆扎步骤如图 2-5-6 所示。

1. 摆放药包　通常第一药包的折扣面朝下，因为此面有多层包药纸，比较厚实不易磨破，其他药包交叉摆放，最后一包折扣面朝上。见步骤 1。

2. 处方摆放　将处方置于最上方，并将处方前记部分外露，以便发药时核对信息。见步骤 2。

3. 捆扎步骤

（1）左手握绳，将其压于药包中心位置，右手向下拉绳。注意捆扎绳头预留的长度要适宜。见步骤 3。

（2）右手将绳由药包底部向上绕至顶部，左手依然压绳一端于药包中心，右手旋转药包使绳成十字交叉，左手再次拉紧绳一端，右手向下拉绳，将绳由底部绕至顶部。见步骤 4、5。

（3）将药包旋转，使绳的两端交叉后拧在一起，将绳的两端分别从左右两侧捆扎绳绕出。见步骤 5、6。

（4）打结，捆扎绳头要留出四个手指的长度，打活结，方便患者拎药包。见步骤 7、8、9。

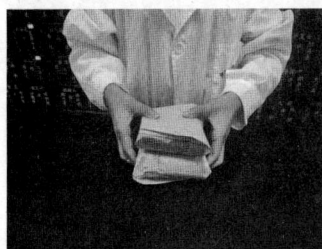
步骤 1

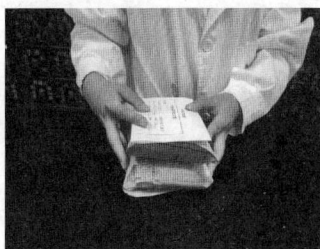
步骤 2

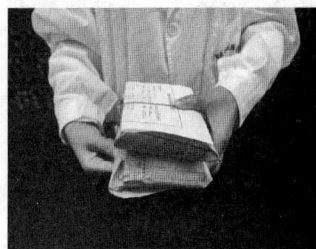
步骤 3

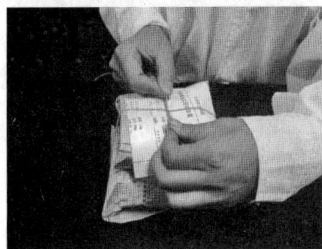
步骤 4

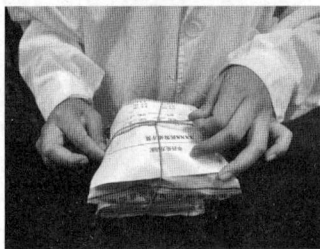
步骤 5

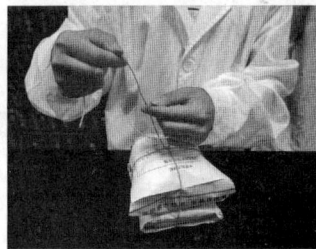
步骤 6

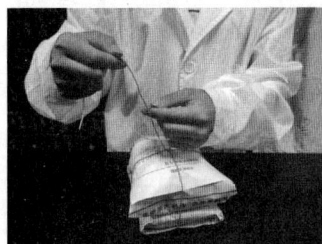
步骤 7

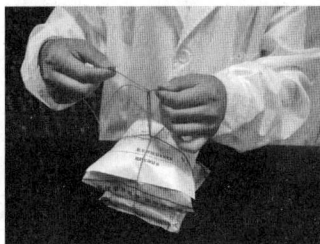
步骤 8

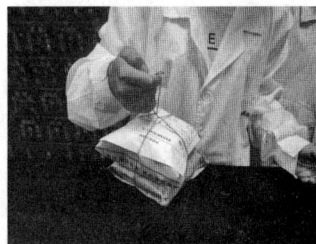
步骤 9

图 2-5-6　药包捆扎法示意图

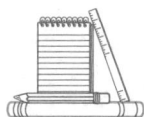

四、药袋包装

有的零售药店及医院药房由于处方量较大，会采用适宜的纸袋来盛放中药饮片，纸袋开口大便于包装，又具备良好的透气性，既能够加快调剂效率，同时又便于中药的储存。见图2-5-7、图2-5-8。

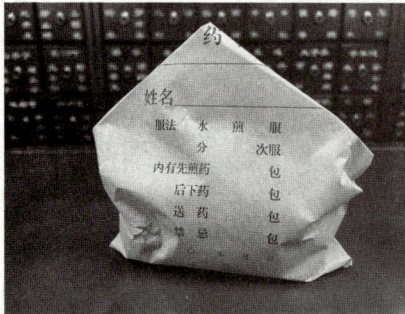
图 2-5-7　药袋包装（正面）

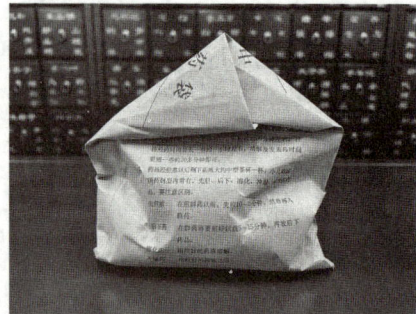
图 2-5-8　药袋包装（反面）

复习思考

一、单项选择题

1. 关于复核工作叙述正确的是（　　　）

　A. 调配完毕后的药品，可由调配人员自行复核

　B. 调配完毕后的药品，应由同级的技术人员复核

　C. 复核工作只需要对药味的品种和剂量复核

　D. 调配人员原则上不能自行复核，应由上一级的技术人员进行

　E. 复核完毕后须由调配者进行签字，以示负责

2. 不属于复核工作中用法复核内容的是（　　　）

　A. 先煎　　　　B. 后下　　　　C. 十八反　　　　D. 包煎　　　　E. 烊化

3. 药材调剂工作的把关环节是（　　　）

　A. 审方　　　B. 计价　　　C. 调配　　　D. 复核　　　E. 发药

4. 处方调配总重量误差应控制在（　　　）

　A. ±1%　　　B. ±2%　　　C. ±3%　　　D. ±4%　　　E. ±5%

5. 毒剧药误差应控制在（　　　）

　A. ±1%　　　B. ±2%　　　C. ±3%　　　D. ±4%　　　E. ±5%

二、多项选择题

1. 复核的内容包括（　　　）

　A. 药味复核　　　　　　　　B. 剂量复核

　C. 质量复核　　　　　　　　D. 特殊煎煮药物品种复核

　E. 代煎复核

2. 复核方法可分为（　　　）

　A. 单人法　　　B. 双人法　　　C. 三人法　　　D. 五人法　　　E. 多人法

3. 不属于复核工作中质量复核内容的是（　　　）

　A. 称好的药品剂量是否与处方用量有差距

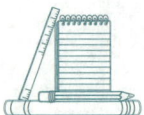

B. 调配剂数与处方剂数是否相符

C. 该临方炮制的是否炮制

D. 该捣碎的是否捣碎

E. 是否有虫蛀、发霉及其他变质现象

扫一扫，查阅
复习思考题答案

项目六 发 药

扫一扫，查阅
本模块 PPT、
视频等数字资源

【学习目标】

1. 掌握发药常规、用药期间的饮食禁忌。

2. 熟悉向患者介绍中药的煎煮方法、服用方法。

发药是中药调剂工作的最后一个环节，要使差错"不出门"，必须把好这一关。对调配装（包）好的药剂，发药人员应按取药凭证，与患者核对姓名、科室、剂数、交款凭证等，确认无误后，立即发给患者，并向患者耐心交代煎煮方法、服用方法和注意事项等，务必使患者完全明了，保证用药安全、有效。

任务一 发药常规

发药工作看似简单，但稍有疏忽，就会发生错发、漏发等事故，损害患者健康，延误疾病治疗，甚至造成不可估量的后果。发药人要耐心细致、有高度的责任心和全面扎实的专业知识，还要按照以下流程及技术要求完成发药过程。

1. 核对 药品送达发药窗口，发药人首先要审查处方，在药品出门前，最后一次核对是否有重复给药现象、是否有药物间的配伍禁忌、是否有其他用药不适宜的情况。确认没有问题后再核对药品。查看剂数、附带药品是否与处方相符；内服、外用药是否用专用包装；包扎是否坚固，包装纸（袋）是否完整，有无破损或污染。

2. 叫号 呼叫处方上的患者姓名，核对患者姓名或取药凭证上的流水号，再核对科别、剂数、交款凭证、药品金额等，确认无误后方可发药。应特别注意区分姓名相同相似者，防止错发事故。

3. 发药与交代 将包装好的药品逐一交给患者或其家属，并与患者共同核对剂数、单包药、附带药等是否齐全。同时交代煎煮方法、服用方法，并对服药期间的禁忌、可能发生的不良反应及用药注意事项等问题对患者加以说明；对有单包药的，要检查单包药的包装上是否标注了特殊处理的方法，同时还应该向患者交代清楚具体操作和注意事项等；如需另加入"药引"，也要向患者详细说明，并标注在大包药的包装上，以示提醒；若处方中含有贵细饮片、毒麻中药等情况时，更要向患者详细说明，尽量使用通俗易懂的语言，切忌含糊回答。若为外用药，需特别强调，以免患者误食。

4. 结束用语 发药完毕后，以"您的药齐了"作为结束即可，切勿使用"再见"等容易引起患者心里不舒服的语言。

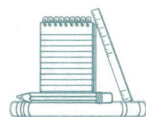

5.签字　发药人在处方"发药"栏签字或盖章。

6.暂时无人领取药品的处理　对于暂时无人领取的药品，可以放置于专门的药架上，做好临时存放登记。并用活动挡板将不同患者的药隔开，以免弄混。切记处方不得与药品分开，以免错发，酿成事故。

此外，在发药时应注意保护患者的隐私，切忌大声说出患者就诊的科室、病情诊断等个人信息。如患者有问题咨询，应尽量给予解答，对于非常复杂的问题可建议到药物咨询窗口由专门人员负责解答。最后，中药饮片不同于其他药物，发药后不可退药。中药饮片因其特殊性，通常情况下，饮片混合后就不可以再退药了。如遇退药情况，要向患者解释清楚，并根据调剂程度酌情处理。

任务二　发药交代

发药交代是发药人员在发药过程中，将药品的煎法、服法及注意事项等内容准确、详细地交代给患者。它关系到患者能否准确执行医嘱，是患者准确、安全、有效使用药物的保证。如患者取药后使用不当，就会延误治疗，甚至危及生命，因此发药时的交代至关重要。

一、交代汤剂的煎煮方法

中药饮片绝大多数是制成汤剂使用。如患者不需要代煎，回家自行煎煮，则需要向患者交代清楚汤剂的煎煮方法。

自行煎药一般使用砂锅或不锈钢锅，切勿使用铁锅、铜锅、铝锅、锡锅作为煎药器具。通常中药饮片不需要清洗，直接加入自来水超过药物表面 3～5cm，浸泡 30 分钟左右，武火煎煮至沸腾，改用文火，煎煮 20～30 分钟，用纱布过滤，药液备用，药渣再加水超过药物表面 1～2cm，煎煮 10～20 分钟，过滤，用纱布将药渣拧干，药液与头煎药液合并。控制每剂药液在 300～400mL，遵医嘱分 2～3 次服用。

若有单包药，还需向患者交代清楚特殊煎煮方法、服法等内容，如先煎、后下、包煎、烊化、另煎、冲服等。若同时使用有小包装饮片，则需提醒患者，小包装药品要按照处方上的用量，拆开与大包药一起浸泡煎煮。

二、交代服药方法

（一）服药方式

根据病情轻重及患者体质强弱可采用以下服用方法。

1.分服　对一般较轻的疾病或慢性病，每日 1 剂，分 2～3 次服。

2.顿服　急症患者用药则不拘时间迅速煎服；危重患者常将 1 剂两煎汤剂 1 次服下，甚至 1 日可服 2～3 剂，每隔 4 小时左右服药 1 次，昼夜不停，以保持药力。

3.频服　不拘时间和次数，少量多次服用，以减轻胃的负担。

（二）服药时间

服药时间必须根据病情和药性而定。一般来说，病在上焦者宜饭后服药，病在下焦者宜饭前服药。

1.一般汤剂宜在饭后 30～60 分钟内服用。

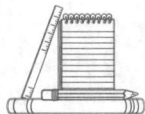

2. 对胃肠有刺激的药物宜在饭后立即服用，以减轻对胃肠的刺激。

3. 滋补类药物宜早晚空腹服用，饭前 1 小时服药易于吸收。

4. 镇静安神药宜在睡前服。

5. 治疗疟疾药宜在疟疾发作前 2～3 小时服用，以达到截疟的作用。

6. 发汗解表药煎后宜立即趁热服用，注意避风保温，使全身微微发汗，表证解除即可停药，防止出汗过多而引起虚脱。

7. 驱虫药、攻下药、祛湿药宜早晨空腹时服。空腹服用，药力集中，起效快。

8. 用于治疗慢性病的药必须定时服用，使其在体内保持一定的血药浓度。

9. 特殊方剂应遵医嘱。

（三）服药温度

汤剂的服药温度要视病情、药性的差异调整，使药物更好地发挥疗效。"治热以寒，温而行之；治寒以热，凉而行之"，以及"姜附寒饮""承气热服"等均指此而言。

1. 温服　一般汤剂宜温服，忌太热或过冷。特别是对胃肠道有刺激性的药物，如瓜蒌仁、乳香等。温服和胃益脾，能减轻刺激。

2. 热服　将煎得的中药汤剂趁热服用。急证用药、寒证用药宜热服；解表药必须热服，服药后还需温覆，以助药力、促进发汗；真热假寒，宜寒药热服。

3. 冷服　呕吐患者或中毒患者均宜冷服；热证用寒药可冷服；真寒假热，宜热药冷服；实热证、躁狂不安者，药亦冷服。

有些患者服药后易恶心、呕吐，可在药液中加少许姜汁，或服药前先嚼一片鲜姜或橘皮。此外，有些中药服用不当易致呕吐，要加以注意。如香薷，热服易致呕吐，当以冷服为好。

（四）服药量

1. 成人　服用量一般每次 100～150mL，每日 2 次。

2. 儿童　服用量一般应按年龄大小区别对待。1 岁以内为成人服药量的 1/5；1～3 岁为成人的 1/4；4～7 岁为成人的 1/3；8～10 岁为成人的半量；11 岁以上可用成人量。

此外还应注意，小儿宜服用浓缩汤液，以少量多次为好，不要急速灌药，以免呛咳。

（五）服药期间的饮食禁忌

服药期间的饮食禁忌，俗称"忌口"，指服药期间不宜同时进食与药性相反或影响治疗效果的食物或饮品，注意服药与调养相结合。服药期间，宜少食豆类、肉类及其他不易消化的食物，忌食生冷、油腻、辛辣食品，原则上忌饮浓茶，没必要另外补充维生素。

服清热药时不宜吃辛辣助热类的食物；服解表透疹药时宜少食生冷酸味食物；服温中祛寒药时不宜吃生冷助寒类的食物；服健脾消食药时不宜吃油腻、不易消化的食物；服镇静安神药时不宜摄入辛辣、酒、浓茶等刺激和兴奋性的饮食；服解毒、收敛药时不宜吃"发物"，如姜、椒、酒、鲤鱼等食物；服用滋补药时宜少饮茶。

服用某些药物时有特殊忌口，如人参忌萝卜，鳖甲忌苋菜，甘草忌鲢鱼，常山忌葱，茯苓忌醋，薄荷忌鳖肉，蜂蜜忌葱，甘草、桔梗、黄连忌猪肉，紫苏、天冬、麦冬忌鲤鱼、鲫鱼、地黄、何首乌忌葱、蒜、萝卜和血类食物等。

（六）药引

药引又称引药、药引子，为中药的特色之一，是一种用于配合中药汤剂或中成药使用的服药方法。药引可引导药物发挥疗效，扩大方药应用范围，兼有解毒、调和脾胃的功能。药引子

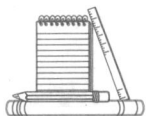

在中药治疗上虽只是个"配角",但作为中药的"向导",作用不可低估,使用得当,有时能达到"药半功倍"的效果。

药引大多为一些易于取得的日常生活辅料、食物或药物,如:

1. 生姜　辛,微温,入肺、脾经。有发汗解表、温中止呕、温肺止咳之效。如治疗风寒感冒、里寒呕吐时,常用生姜3～5片为引,以增强疗效。

2. 葱白　辛,温,入肺、胃经。有散寒通阳、解毒散结之效。如治疗感受风寒、小便闭塞不通时,常用葱白5～7根为引。

3. 芦根　甘,寒,具有清热、透疹、生津、止呕的作用。用于外感风热及痘疹初起时,常用鲜芦根5～15g为引。

4. 黄酒或白酒　辛,温,有温通经络、发散风寒的功效。用于风寒湿痹、腰腿肩臂疼痛、血寒经闭及产后诸疾和跌打损伤。如活络丸、跌打丸、独活寄生丸、七厘散等都可以用酒送服。黄酒常用量为25～30mL,白酒酌减。另外,阿胶、龟甲胶、紫河车等药物有腥臭味,用黄酒作药引子,有矫味作用。

5. 盐　咸,寒,入肾、胃、大肠经。有清火、解毒之效。中医学认为咸走肾,故肾脏病证,如虚弱乏力、阳痿遗精、腰痛及发稀者,一般取食盐1～2g,加开水溶化,即可为引。

6. 米汤　米汤能保护胃气,减少苦寒药对胃肠的刺激,常用于送服补气、健脾、止渴、利尿和滋补性中成药。如更衣丸、香莲丸、十全大补丸等。

7. 红糖　甘,温,有散寒、活血、补益的作用。妇科血寒血虚诸证,如产后恶露不行、口干呕哕、虚弱血痢等,常取红糖10～30g,冲水半杯或1杯。

8. 蜂蜜　甘,平,入肺、脾、大肠经。能滋养、润燥、解毒。如治疗肺虚燥热、肠燥便秘病证时,常用蜂蜜1～2汤匙为引。

9. 大枣　甘,温,入脾、胃经。有益气补中、养血安神、调和药性作用。使用烈性药物(如甘遂、芫花、大戟等)时,常取大枣10～15枚缓和药性,以防止中毒。也可用5～10枚煎汤送服补脾胃的中成药。

10. 粳米　甘,平,入胃经。有益气健胃之效。如治疗火热病证,需用大剂量苦寒药物时,常取粳米一小撮为引,以顾护胃气。

三、交代用药注意事项

有些特殊状况,在发药时需向患者交代清楚,以免引起事故和纠纷。

1. 交代服药期间可能出现的不适症状,如轻微腹泻、排泄物颜色的改变等,告知患者这些症状在停药后可自行消失,消除患者疑虑。如果不良反应过重,应停药并立即就医。

2. 交代服药后可能出现的副作用。如服用安神类药物后不宜从事需要集中注意力的活动,如驾驶汽车、操作机器或高空作业等。

3. 如果开具的是发散药,应提示患者病好即停药,不用喝完全部汤剂。服用发汗解表药后,还要注意避风保温,微汗即可,切忌大汗淋漓。

4. 交代服药期间的饮食禁忌。一般忌食生、冷、辛辣、油腻,忌酒、浓茶。对于有特殊忌口要求的药物也要向患者说明。

5. 对于一些异地或其他有特殊情况的患者,可能一次性开具了很长时间的药量,要提示患者存放时注意避光防潮。如果有发霉、虫蛀等异常,切勿服用。

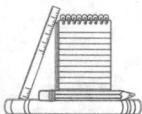

6.煎煮好的汤剂不宜存放过久。因为汤剂中含有淀粉、糖类、蛋白质、维生素、挥发油、氨基酸和各种酶、微量元素等多种有效成分，存放过久，不但药效降低，而且会因空气、温度和细菌污染等因素的影响，使药液中的有效成分发酵水解，细菌繁殖滋生，药液变质，服用后对人体造成危害。

7.若错过了服药时间，应当立即补上。但若已接近下次服药时间，就不用补了，到时间按量服用，切勿一次服用双倍剂量。

8.若处方中有"药引"，需要告诉患者如何使用。

9.若为外用药，要提示患者切勿内服。

药品一旦发错，后果不堪设想。调剂人员一定要有很强的责任心，态度认真，不松懈，注意力集中，养成良好的工作习惯，减少差错。同时还要不断地更新和完善自身的知识结构，提高业务水平，及时发现问题，避免事故发生。一旦发生差错事故，应及时采取补救措施，尽可能减轻不良后果，做好发药差错登记，同时向科室负责人报告；严重的差错事故应及时向上级职能部门及分管院长报告，以便及时处理，减少损失。

知识链接

规范发药礼仪，提高药学服务质量

患者在领取药品过程中，会直接与发药人员进行沟通。规范的发药礼仪可以更好地进行沟通，确保患者合理安全用药，减少医患纠纷。

一般发药人员礼仪要求如下。

1.着装得体：应穿着整洁、卫生的工作服。佩戴醒目的工作牌，避免佩戴过于花哨或分散注意力的饰品。

2.保持专业形象：应保持良好的专业形象，包括正确的站立姿势、微笑的服务态度以及礼貌的语言。

3.保护患者隐私：应严格遵守保密原则，尊重患者的隐私权，应尽量确保谈话内容不会被第三方听到或泄露。

4.尊重患者：应尊重患者的意见和需求，耐心倾听他们的陈述，并提供必要的帮助和支持。

5.良好的沟通技巧：应具备良好的沟通技巧，以便与患者建立良好的关系。在与患者交流时，应使用礼貌的语言，避免使用过于专业的术语。

复习思考

一、单项选择题

1.关于发药程序叙述不正确的是（　　　　）

　　A.坚持三对，即核对取药凭证、患者姓名、剂数

　　B.发药前要认真检查包装药袋有无破损

　　C.检查附带药品是否齐全

　　D.向患者说明用法用量、煎服方法及有无禁忌

　　E.患者提出有关用药问题时，可让其向医师咨询

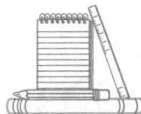

2. 发药时的注意事项不包括（　　　）

　　A. 对取药凭证，对姓名，对剂数

　　B. 检查包装是否牢固，内服外用药是否有专用包装，是否标明用法

　　C. 检查附带药品是否齐全

　　D. 检查药品质量是否合格

　　E. 提供用药咨询服务

3. 下列汤剂应在睡前服用的是（　　　）

　　A. 对胃肠有刺激的药物　　　　　　　B. 滋补类药

　　C. 镇静安神类药　　　　　　　　　　D. 治疗疟疾的药物

　　E. 发散解表类药

4. 如果发错了药，应该（　　　）

　　A. 等待患者找回来　　　　　　　　　B. 没关系，反正不是自己认识的患者

　　C. 做好登记及时上报　　　　　　　　D. 修改发药记录

　　E. 其他同事都不知道就当没发生过

5. 治疗疟疾的药物宜在（　　　）服用。

　　A. 饭前　　　　B. 饭后　　　　C. 空腹　　　　D. 睡前　　　　E. 发作前 2～3 小时

二、多项选择题

1. 药引在方剂中的作用有（　　　）

　　A. 具有特殊疗效　　　　　　　　　　B. 引经作用

　　C. 增强方药疗效　　　　　　　　　　D. 解除方剂中某些药物的毒副作用

　　E. 矫味作用

2. 下列叙述正确的是（　　　）

　　A. 服药期间一般忌食生、冷、辛辣、油腻，忌酒、浓茶

　　B. 煎药一般使用砂锅、铜锅或不锈钢锅

　　C. 服用发汗解表药后，应注意避风保温，使全身大汗淋漓，以利驱邪外出。

　　D. 汤剂服用量一般每次 100～150mL

　　E. 为加快饮片中有效成分溶出，煎药时应用大火煎煮

3. 汤剂在服用时，对温度的要求为（　　　）

　　A. 一般汤剂温服　　　　　　　　　　B. 急证宜热服

　　C. 寒证宜热服　　　　　　　　　　　D. 热证宜冷服

　　E. 冷藏服用效果更好

4. 如果患者一次性开具了很长时间的药量，调剂人员要提醒患者药品在保存时避免（　　　）

　　A. 光照　　　　B. 潮湿　　　　C. 低温　　　　D. 发霉　　　　E. 虫蛀

5. 对于自行煎药的患者，调剂人员要告知其煎药的器具应使用（　　　）

　　A. 砂锅　　　　B. 不锈钢锅　　　　C. 铁锅　　　　D. 铜锅　　　　E. 铝锅

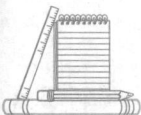

扫一扫，查阅
复习思考题答案

项目七　煎　药

扫一扫，查阅本模块 PPT、视频等数字资源

【学习目标】

1. 掌握煎药的操作规程及质量要求、注意事项、煎煮方法。
2. 熟悉煎药室的基本设施。
3. 了解煎药室工作制度。

任务一　煎药室的设施

煎药室是药品经营企业或医疗机构代客煎药的场所。煎药室的房屋和面积应当根据医疗机构的规模和煎药量的大小合理配置。煎药室应当宽敞、明亮，地面、墙面、屋顶应当平整、洁净、无污染、易清洁；应当配备有效的通风、除尘、防积水及消防等设施；各种管道、灯具、风口及其他设施应当避免出现不易清洁的部位。工作区和生活区应当分开，根据煎药工作的流程，可分为备药区（储药区）、清洗区、浸泡区、煎煮区、写签包装区、发药区等。

煎药室应当配备完善的煎药设备设施，并根据实际需要配备煎药器具、煎药炉灶、煎药机、包装机、饮片浸泡用具、冷藏柜、储物柜、量杯（筒）、过滤器、计时器、药瓶架、贮药容器等。煎药容器应当以陶瓷等材料制作的器皿为宜，禁用铁制等易腐蚀器皿。储药容器应当做到防尘、防霉、防虫、防鼠、防污染。用前应当严格消毒，用后应当及时清洗。

一、煎药室的基本设施

（一）砂锅

砂锅是一种传统的煎药容器，以砂质陶器制成（图 2-7-1）。

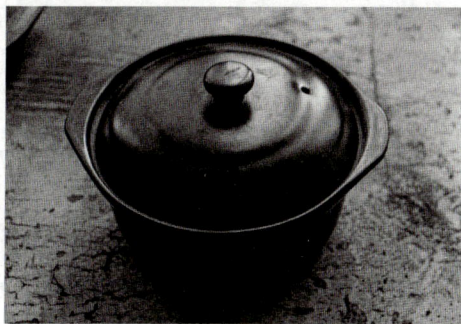

图 2-7-1　砂锅

知识链接

半升铛里煮乾坤之砂锅

"一粒米中藏世界，半升铛内煮乾坤。"汤剂是我国应用最早、最广泛的一种剂型，具有快速发挥药效、制备操作简单等特点。煎药是把中药饮片用水浸泡后，煎煮一定的时间，去渣取汁制成汤剂的操作。煎药常用的工具是砂锅，砂锅是传统中药器具。自古以来，煎药不用铁器。陶弘景说："温汤勿用铁器。"李时珍说："煎药并忌用铜铁具，宜银器、瓦罐。"

"半升铛内煮乾坤"，"半边锅"是"外表的真实"，而这"半边锅"内的"乾坤"（即人类的活动）才是其"内部的真涵"。中医药文化博大精深，源远流长，与我国传统文化一脉相承，具有深厚的人文底蕴和历史积淀。作为未来的中药师，弘扬发展中

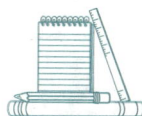

医药文化，需要努力实现中医药文化的创造性转化、创新性发展，使之与现代健康理念相融相通，服务于人民健康。

（二）中药煎药、包装一体化设备

中药煎药机（图2-7-2）主要由煎药缸、煎药排放管、煎药计量部件、包装材料供应部分、灌液与热封结构、能源与传动结构、电子控制面板、过滤网等部分组成。包装机（图2-7-3）主要由包装薄膜、左右芯轴杆、电子控制面板等部分组成。二者联机使用，进行中药汤剂的制备和包装，是一种现代的汤剂加工设备。

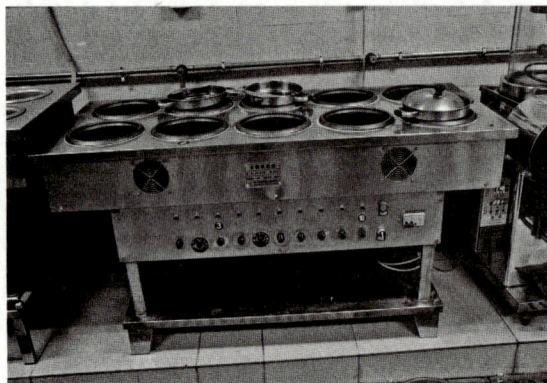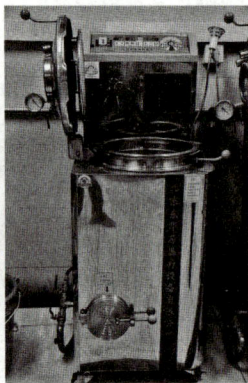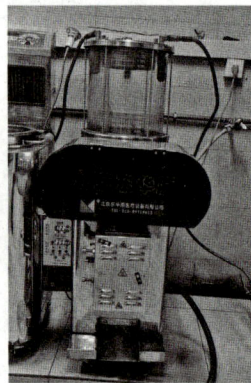

图2-7-2　煎药机　　　　　　　　　　　　　　图2-7-3　包装机

二、其他煎药设施

煎药室的其他设备还有计时器、消毒设备、贮药柜、天平、量杯、漏斗、滤器、水池、送药车、运渣车、储药瓶、瓶刷、搅拌用具、瓶签牌号、排风扇及冷藏设备等。

任务二　煎药室工作制度、操作常规和质量要求

煎药是制备中药汤剂的一项专业技术操作过程。汤剂的质量不仅与煎药器具、煎药热源、饮片规格、水源水量、煎煮次数、煎煮时间等有直接的关系，而且与工作人员的责任心及专业技术水平有关。汤剂的质量对药物的疗效有着非常重要的影响。为了保证中药煎药质量及临床患者服药安全、有效，必须建立完善的煎药室工作制度及操作规程。

一、煎药室工作制度

1.煎药操作人员应具备一定的中药专业知识，熟悉汤剂制备操作技能和操作常规，经培训后在药师指导下上岗工作。

2.煎药操作人员必须身体健康，无传染病、精神病、皮肤病，每年必须进行一次健康检查并建立健康档案。

3.煎药操作人员在操作时应穿工作服，戴工作帽，做好个人卫生。注意安全，做好防火、防毒、防盗措施，下班前关好门、窗、水、电。所用制备器具应随时刷洗干净，保持清洁，保持制备室内环境卫生整洁。

4.煎药操作人员必须严格遵循汤剂制备操作规程，认真执行核对、记录及交接手续，避免

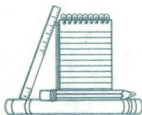

差错事故的发生。

5. 用于煎药的容器宜选择化学性质稳定、传热均匀、较牢固的器皿。

6. 因病情需要急煎的中药，煎药室必须立即调整煎药次序，优先煎煮，保证急煎中药从接药到服药时间不得超过 2 小时。

7. 其他人员非公事不得进入煎药室，不得进行与汤剂制备工作无关的活动。

二、煎药操作常规

为了保证煎药质量，煎药人员收到待煎药后必须严格掌握操作规程。

1. 煎药室收到待煎药物后，应与处方药味、剂数、重量核对，查看是否有需要特殊煎煮的饮片。核对瓶签所记科别、患者姓名、日期、取药号或病床号等，是否与处方内容相符，并建立收药记录。发现疑问应及时与医师或调剂人员联系，确认无误后方可进入煎煮操作程序。

2. 群药按一般煎煮法煎煮，需特殊煎煮的药材按特殊煎煮法处理，确保煎药质量。

3. 煎药时应坚守岗位，注意经常搅拌并随时观察煎液量，使饮片充分煎煮，避免出现煎干、煎煳现象。如发现煎干、煎煳现象时，应另行调配，重新煎煮，保证药液质量。

4. 每剂药一般煎煮两次，每次煎好后应及时趁热滤出煎液 150～250mL，以免温度降低后影响煎液滤出而降低有效成分的含量。药渣应保存 24 小时，以备必要时查对。

5. 内服、外用煎煮器及服药瓶要严格分开使用。煎好的内服药与外用药必须标记清楚或有醒目标识。

6. 打印的煎药卡或标识从领药时起，必须紧随药袋、浸泡容器、煎煮容器和盛药容器转移，每个工序都要有操作人员签名。核对药瓶标签上科别、患者姓名及取药号或病床号，准确无误后方可发出，并建立发药记录。

7. 建立煎药操作记录和差错事故登记，避免差错事故的发生。

三、煎药的质量要求

1. 汤剂的质量标准　中药汤剂因处方的差别而难以建立现代定性定量的质量检查方法。为加强汤剂成品质量管理，可参考以下几个指标。

（1）气味　具有原中药的特征性气味，无焦煳味和其他霉烂异味。

（2）颜色　为半透明或不透明黄棕色或棕黑色的混悬液体。

（3）不溶物　取汤液约 5mL，加水 100mL 搅拌使溶，放置 3 分钟后观察不得有焦屑等异物（微量相小纤维、颗粒不在限）。有冲服药物的汤剂在冲药粉前检查此项，冲兑后则不检查此项。

（4）相对密度　除另有规定外，一般中药汤液按照《中国药典》相对密度测定方法测定，解表剂不低于 1.02，一般药不低于 1.04，补益药不低于 1.06。凡需冲服药粉的汤剂，不再检查相对密度。

2. 煎煮工序质量评定

（1）浸泡

质量要求：中药饮片应得到充分浸润。叶、花类质地松泡药材润透，根、茎、果实类药材湿润。

检查方法：花、叶类药材已软化不易折断，断面无干心。根、茎、果实类药材断面有水渗入的潮湿痕迹。药材表面均应可见水迹。

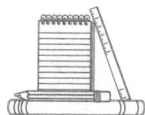

（2）煎煮

质量要求：中药饮片应得到充分煎煮，饮片无硬心，药渣不焦煳，药汁收量符合要求（加水量的 1/3 ~ 1/4）。

检查方法：择出颗粒或块状根、茎、果实类药材，劈开查看有无硬心，检查药渣中有无焦煳的饮片与气味。

（3）滤过

质量要求：药渣经过压榨后，药液得到充分利用，药液中无药渣及其他不溶物。

检查方法：用手挤压药渣，挤压出的药液不应超过药渣重量的 20%，否则不合格。药渣或不溶物的检查参见本节的"不溶物"项。

3. 煎药工作基本条件及工作质量评定　中药煎药室要具备与其工作量相适应的房屋、设备、人员素质等条件，各项制度与规范齐全、记录完整、工作效率高、环境卫生好、汤剂的质量符合要求，能保障临床供应。

（1）煎煮合格率（%）= 合格的中药汤剂总数 / 中药汤剂制备总数 ×100%。

（2）急煎及时率（%）= 及时制备汤剂数 / 急煎中药制备总数 ×100%（及时制备汤剂数：中药自送入煎药室后在 1.5 个小时内制作完毕的数量）。

（3）设备完好率（%）= 能正常运转的设备总数 / 设备总数 ×100%。

（4）记录完整率（%）= 记录完整总数 / 煎药加工总数 ×100%（记录完整包括每剂中药在煎药室的各种记录表格均有记载，且内容相符，不缺项）。

知识链接

煎药操作记录

中药煎药操作全过程必须记录，以确保汤剂质量。煎药人员必须根据"煎药操作记录卡"的内容如实认真地填写，其内容包括患者姓名、方剂类型、煎药日期、特殊煎法与药物、剂数、浸泡时间、火候、煎煮次数、第一次加水量、收得汤液量、第二次加水量、收得汤液量、沸后煎煮时间、总汤液量、质量状况、操作者等内容。"煎药操作记录卡"要留档保存一年以上。

任务三　煎药方法

煎药是把中药饮片用水浸泡后，煎煮一定的时间，去渣取汁制成汤剂的操作。汤剂是我国应用最早、最广泛的一种剂型，具有药味增减灵活、药效发挥迅速、制备操作简单的特点。煎药常用的工具是砂锅和煎药机。

按照制备方法的不同，汤剂可以分为煮剂、煎剂、煮散剂和饮剂四种类型。

知识链接

煮散剂应用历史

煮散剂是汤剂的一种类型，是将药物粗粉或细粉，分装或临用时称取，与水共煮或引药煎煮，连同药沫一起或去渣服用。在医药发展的早期，由于切药工具的限制，药材都用杵臼捣碎成粗颗粒状。"煮散"一词首见于唐代孙思邈《备急千金要方》续命煮

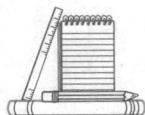

散、独活煮散、防风煮散、茯神煮散等。从唐代医书中记载煮散这一事实，可知当时已将这一剂型与一般汤、散区别开来。唐末至五代，连年战争，药材供不应求，为节约药材，故非常提倡应用"煮散"。至宋代，社会对药材需求大增，进而引起药材资源的相对不足。在这种情况下，煮散剂便成为解决药材供需矛盾的不二选择，煮散得以大量推广应用。明清后，药材开始私营，切制技术提高，中药煮散的应用虽逐年减少，但是并没有灭绝，许多"煮散剂"至今仍有沿用，如《温病条辨》中的银翘散、《伤寒直格》中的六一散等。

一、砂锅煎药

自古以来，煎药不用铁器。陶弘景说："温汤勿用铁器。"李时珍说："煎药并忌用铜铁具，宜银器、瓦罐。"现代研究证明，铁质器具虽传热快，但其化学性质不稳定，易氧化，在煎煮时能与中药所含多种成分发生化学反应。如与鞣质生成鞣酸铁，使汤液色泽加深，药味变涩变酸；与黄酮类成分生成难溶性络合物；与有机酸生成盐类等，均可影响汤剂质量。采用铁质器具煎煮所得的汤剂色泽不佳，且铁质器具易生锈，若铁锈混入汤液中可能会引起恶心、呕吐等不良反应。故煎药器具不宜用铁器。常选择砂锅煎药。

（一）砂锅煎药的一般程序

调配合格的中药饮片在适宜的容器内加水浸泡后加热煎煮滤过，然后合并滤液。

1. 煎药容器　目前人们使用最广泛的煎药器具为硅酸盐类制品，即陶瓷砂锅。其性质稳定，不会与药物发生化学反应，导热均匀，热力缓和，水分蒸发小，散热慢，保温性强，且相对廉价。

2. 煎药用水

（1）用水　古代医家对煎药用水颇为重视。张仲景在《伤寒杂病论》中将煎药用水分为普通水、井水、浆水、潦水、泉水、甘澜水、东流水、酒水各半煎、酒煎、水醋煎、蜜煎等。并且强调不同的水有不同的用途，应用于不同的煎剂。目前煎药用水除处方有特殊规定外，使用最多的是自来水。煎药用水应使用符合国家标准的饮用水，如矿泉水、纯净水等。此外，泉水、河水、井水，只要无异味、洁净澄清，含矿物质及杂质少的亦可。

（2）加水量　煎煮中药的用水量是否适当直接影响煎药的质量。明代医药家李时珍说："剂多水少，则药味不出，剂少水多，又煎耗药力。"即药多水少，会造成"煮不透，煎不尽"，使药用有效成分不易完全煎出；相反，药少水多，虽能煎出药物的有效成分溶出量，但煎煮时间较长，汤液量大，不宜患者服用。一般煎药加水应一次加足为宜，不可在煎药过程中反复加水，更不能把药煎干再添水重煎，以防止药物变质而发生药物不良反应。

加水量多少应根据饮片的重量、体积、吸水能力、水分蒸发量多少、煎煮时间及服用量的大小而定。常用的加水方法有两种：①将饮片置煎锅器内，第一煎加水至超过中药表面3～5cm为度，第二煎加水量至超过药渣表面1～2cm为宜。这种方法是常用的一种加水法，既方便，又容易掌握。小儿内服的汤剂可适当减少水量。②按药物重量计算加水量，平均每克中药加水约10mL计算，取总用水量的70%加到第一煎中，剩余30%留作第二煎用。应根据煎药的时间、中药吸水性能及所需药液量等掌握加水量，以满足临床治疗需要。

3. 浸泡　浸泡是在煎煮之前先用冷水浸泡30～60分钟，药材被湿润而变软，细胞充水膨胀，使有效成分先溶解在药材细胞中，再渗透扩散到细胞外部的水中，有利于有效成分的煎出。

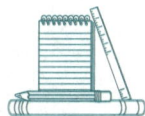

若药材含淀粉、蛋白质较多，不经浸泡而直接煎煮，会使药材表面的淀粉糊化，蛋白质凝固，堵塞药材表面的毛细孔道，水分进不去，有效成分不易被煎出，影响药物疗效。

浸泡时间首先要根据药材质地而定，花、茎、全草等质地松泡的药物，可浸泡 20～30 分钟；根、根茎、种子、果实等质地坚硬的药物，可浸泡 60 分钟；凡是矿物、动物、蚧壳类药材，浸泡时间需更长一些，这样才可湿润药材，能使其充分膨胀，药材变湿变软，便于有效成分煎出。其次，浸泡时间还应考虑到季节对药物成分性质的影响，春夏炎热季节，中药浸泡时间不宜过长，以免药物酶解或霉败；而在秋冬寒冷季节，多数中药浸泡时间可适当延长。

浸泡程度，一般花叶类饮片应软化至不能折断，断面无干心；根、茎、果实类饮片断面有水分渗入的潮湿痕迹；中药饮片表面均应可见水迹。

4. 煎煮次数　汤剂的质量与煎煮的次数关系十分密切。清代医药学家徐灵胎在《医学源流论·煎药法论》中写道："煎药之法，最宜深讲，药之效不效，全在乎此……药虽中病，而煎煮失度，其药必无效。"煎煮次数太少，提取不完全，药材损失大；煎煮次数太多，不仅耗工和燃料，而且煎出液中杂质增多，在溶出的同时，也会破坏药效。汤剂一般煎煮 2～3 次，基本上达到溶出要求。其中一般第一煎和第二煎可占煎出率的 70%～80%。因此，建议煎煮 3 次，可提高煎液质量，增强药物疗效。

5. 煎煮火候　火候主要指火力，中医学习称"火候"，主要包括"文火"和"武火"。文火为小火，也称"弱火""慢火"，温度较低，水分蒸发缓慢；武火为"大火""急火"，又称"紧火""强火"，温度较高，水分蒸发较快。煎药时，一般是"先武后文"，即煎煮初时使用武火，令水迅速沸腾，达到所需温度，再改用文火，保持微沸状态，减少水分蒸发，以免药汁溢出或过快熬干，有利于有效成分的溶出。此外，根据方剂类型，煎药的火候也有区别，如解表、清热药宜武火速煎，药力迅速、气足势猛；一般药采用文火和武火交替煎煮，使药物有效成分充分煎出；滋补调理药则先武火煎沸后用文火慢煎，使有效成分溶出而提高疗效；对某些毒性药物，则宜先煎久煎，以期降低毒性，消除副作用。

6. 煎药时间　煎药时间的长短，应根据饮片的质地、饮片的吸水能力、加水量的多少、火力的强弱及药物的有效成分溶出难易和临床用药的要求而定。一般煎煮时间长短以煮沸时算起，不同性质的中药的煎煮时间可分为：

（1）解表药及气味芳香类药物：一般先用武火迅速煮沸，后改用文火维持，第一煎 15～20 分钟，第二、三煎（复煎）为 10～15 分钟。因芳香类的药物有效成分容易煎出，应避免久煎挥发有效成分，使药效降低。

（2）一般复方制剂药：第一煎 20～30 分钟，第二、三煎为 10～15 分钟，以利于有效成分溶出。

（3）滋补及质地坚实的药物：一般宜文火久煎，第一煎为 40～60 分钟，第二、三煎为 30～40 分钟，使有效成分完全溶出。

（4）有毒性的药物：应先煎 60～120 分钟，可减低毒性。

7. 榨渣取汁　煎煮好的中药要趁热取汁滤出，免得有效成分沉淀在药渣上，过滤要榨渣取汁。一般在最后一次煎煮时，趁热将药液滤过后，将药渣用双层纱布包好，绞取药渣剩余药液，合并于之前煎煮所得的药液中。药物残渣挤出的残液量一般不超过残渣的 20%。

8. 煎取药量　煎药所得的药液量应控制在一定范围内，一般内服汤剂成人每剂 300～400mL，日服 2 次；儿童酌减，一般学龄期儿童 150mL，婴幼儿 70mL 左右，或遵医嘱。外用汤剂的药液可控制在 500mL。

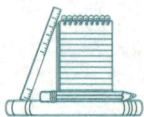

（二）需要特殊处理的药物

1. 先煎　先煎的目的是增加药物的溶解度，降低药物的毒性，充分发挥药物疗效。先煎药物应当煮沸 30 ～ 60 分钟后，再投入其他药料同煎（已先行浸泡）。

（1）矿石类、贝壳类及动物的角、骨、甲类药物，因其质地坚硬，有效成分不易煎出，必须先煎。如生珍珠母、龟甲、鳖甲、水牛角片/丝、鹿角霜、赤石脂等，这些药物必须先浸泡，加水单独先煎 30 分钟，再加入其他药物一同煎煮。

（2）有毒药物如乌头、附子等，要先煎 1 ～ 2 小时，达到降低毒性或消除毒性的目的。

（3）含糖质较多和某些特殊的中药如生地黄、熟地黄、玉竹、黄精、天竺黄、藏青果、火麻仁，只有先煎、久煎，药用成分才能浸出。

2. 后下　是指煎煮时间缩短。其目的是为了减少挥发性成分的损失，防止有效成分分解破坏。后下药一般在第一煎药物煎好前 5 ～ 10 分钟投入锅中与群药同煎。

（1）花、叶类及一些气味芳香、含挥发性成分多的饮片，久煎会致香气挥发，药性损失，故不宜久煎。如薄荷、藿香、豆蔻、砂仁、檀香、降香、沉香等。

（2）有些药物的有效成分对热不稳定，久煎后易被破坏，也需后下，如钩藤、苦杏仁、大黄、番泻叶等。

3. 包煎　包煎是指某些含黏性、细小种子及附冠毛和绒毛的中药，需装入白布袋或纱布包裹后，再与其他中药共煎。其目的是防止药粘锅底或刺激咽喉引起咳嗽、呕吐。包煎时药袋尽量松些，以免药物膨胀时空间不足导致无法更多吸收水分而煎熬不透。包煎袋材质应符合药用要求（对人体无害）并有滤过功能。需包煎的中药有：①对有些含黏液质、细小种子果实类中药，如菟丝子、车前子、葶苈子、苏子等，在煎煮过程中直接混入汤剂中易粘锅底造成药汁焦糊，不利服用，故需包煎；②对花粉类及质地轻松的粉末中药，如松花粉、蒲黄、海金沙、青黛等，这类中药虽体积小、质轻，若不包煎，难以沉入锅底而浮于液面，影响取汁量效果；③某些花、叶类中药，如旋覆花、枇杷叶等，旋覆花为头状花序，含有许多白色冠毛，而枇杷叶背后有棕色细毛，在煎煮过程中，为了防止冠毛和绒毛脱落，混入汤液中刺激咽喉而引起咳嗽。

4. 另煎　又称单独煎煮。对于一些贵重中药，为使其有效成分充分煎出、减少其有效成分被其他药渣吸附引起损失，需要将其单独煎煮。取汁后，将其残渣与其他群药合煎，然后将单独煎煮的药液与群药药液混匀分服，如人参、西洋参、西红花等。

5. 冲服　将贵重中药的细粉及易溶于水的无机盐类、矿物质类或树脂类药物直接混于煎好的汤液中服用。如三七粉、川贝母、牛黄、羚羊角粉、琥珀等。

6. 兑服　一些液体类药物，直接兑入煎好的药汁中混匀服用，如胆汁、竹沥、蜂蜜、梨汁、鲜藕汁、鲜生地汁等。

7. 烊化　一些胶类、蜜膏类或黏性易溶的中药，煎煮时容易与其他药物黏结成团块，不利于药物有效成分的溶出；或黏附锅底，容易熬焦且浪费药材，一般不宜与群药同煎。可将此类药置于已煎好的药液中微火加热，同时不断搅拌，溶化后服用；也可以将此类药物隔水炖化，再与其他群药煎液混匀分服；亦可以少量水煮化再兑入其他药物的药液混匀同服。

8. 煎汤代水　一般体积庞大吸水量较大的药物，如丝瓜络、灶心土、金钱草、糯稻根等宜先用水煎煮 15 ～ 25 分钟后，去渣，用其药汁当溶媒再煎煮其他药物。

还应特别注意，先煎药、后下药、另煎或另炖药、包煎药、煎汤代水药在煎煮前均应当先行浸泡，浸泡时间一般不能少于 30 分钟。

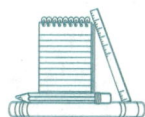

二、煎药机煎药

中药煎煮机是一种带有电控装置的全封闭微压容器，利用水煎沸及其产生的蒸汽一次性使药物成分充分煎出，操作方便，可以提高工作的效率，减轻工作量，保证中药疗效，更符合卫生学要求，不易霉变。一般情况下，机煎中药都是包装在医用塑胶袋中，这种袋装药液抗挤压、不易破损，每包药液可在常温下保存10天左右，无论居家还是外出携带都非常方便。服用时，只需将药包放进热水内浸泡10～20分钟即可饮用，微波炉加热后的机煎袋装中药不会影响药效的发挥，可放心服用。

（一）煎药机煎药操作

1. 检查　检查工作场所、设备、器具是否符合要求，水、电供给是否正常，煎药机运行是否正常。检查清洗煎药机内部的污物、异物等，排尽清洗水。关闭所有阀门。

2. 浸药

（1）将要煎煮的药物放入干净的煎药袋中，系紧，置于洁净的不锈钢桶内。

（2）加水适量，超过煎药袋即可，浸泡30分钟以上。

（3）处方单夹在不锈钢桶上，防止混乱搞错。

（4）登记煎药操作记录的浸泡时间。

3. 煎药

（1）检查充填阀门和备用阀门是否关合。

（2）将已浸泡的中药放置于煎药机的煎药锅中。将浸泡的水倒入煎药锅内，按中药剂数计算水量，补足余下的水。

知识链接

煎药机加水量

加水量＝所需的药液量＋20%。即加水量＝（每袋药容量×每日服几次×共煎几剂药）×1.2。例如，所煎药为5剂，每剂药2袋，每袋250mL，加水量＝（250×2×5）×1.2=3000mL。

（3）打开煎药机电源总开关，按"加热"键，分别设定煎制需要武火和文火时间后，返回武火状态即开始煎药。

（4）到设定时间后，煎药机自动切断加热盘电源，运行指示灯灭，煎药结束。

（5）登记煎药操作记录的煎煮时间。

4. 包装

（1）包装前20～30分钟打开"热合"键，设定上温和下温，达到设定温度后便可开始包装。

（2）设定包装容量。药煎煮完毕后，按药液量定包装容量，一般设定在150～200mL，一剂药为2个包装。通常为了防止个别包装袋破损漏液，可加装1袋。如5剂药可分装成11袋。

（3）打开充填总阀，按下"注入"键和"启动"键，开启自动包装程序。

5. 清洗

（1）清洗煎药机　每锅煎好后，加入适量清水，用软布擦洗内壁，不能用掉丝、掉毛的清洗工具清洗，防止堵塞。然后开启充填总阀和备用阀门将煲内的污水排出，冲洗完毕后马上关掉充填总阀和备用阀。

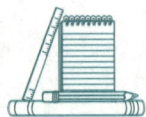

（2）清洗充填总开关管道　加入适量清水于煎药煲中，将机头下端的包装袋封口剪开，打开充填总开关，按下"注入"键，排出污水和遗留药液，然后关好充填总开关。

（3）清洗煎药袋　如煎药袋非一次性使用，则需要洗净、干燥。检查是否有残留药渣，是否有破损。

（二）煎药机使用注意

1. 为保证操作安全，必须做好接地保护。

2. 在清洗过程中，电器控制部分不能用水清洗。

3. 打开锅盖前，必须打开排气安全阀，排掉锅内的压力。

4. 在煎药过程中严禁打开排液阀门，防止人员烫伤。

5. 每锅药煎好后，清洁锅盖与密封圈的接触面，防止残留药黏上密封圈。

6. 每次煎药关闭锅盖前，仔细检查密封圈，保证密封圈正确安装在槽内。

7. 在煎药过程中，如果包装药的煎药袋破损，一定要把药渣清洗干净后再用，防止残渣打到包装机后造成包装机的堵塞。

8. 煎药机切忌干烧。

9. 拧紧煎药机把手时，要对角均匀加压，以防止锅盖变形。

10. 煎药机在工作中未达到设定的时间时，下次再煎药时应关闭电源开关，使计数器清零。否则机器累计自动计时，到达时间后自动停机。

复习思考

一、单项选择题

1. 煎药操作人员必须身体健康，无传染病、精神病、皮肤病，（　　）必须进行一次健康检查并建立健康档案。

　　A. 每 3 个月　　　　B. 每年　　　　　　C. 每半年

　　D. 每两年　　　　　E. 每 3 年

2. 下列药物需要先煎的是（　　）

　　A. 菟丝子　　　　　B. 生川乌　　　　　C. 葶苈子

　　D. 芒硝　　　　　　E. 阿胶

3. 下列药物需要后下的是（　　）

　　A. 赤石脂　　　　　B. 辛夷　　　　　　C. 砂仁

　　D. 蒲黄　　　　　　E. 西洋参

4. 下列药物需要包煎的是（　　）

　　A. 海金沙　　　　　B. 西红花　　　　　C. 阳起石

　　D. 藿香　　　　　　E. 龟甲胶

5. 下列药物需要冲服的是（　　）

　　A. 紫河车　　　　　B. 钩藤　　　　　　C. 茯苓

　　D. 丝瓜络　　　　　E. 羚羊角

二、多项选择题

1. 煎药机主要由哪几部分组成（　　）

　　A. 煎药煲　　　　　B. 加热盘　　　　　C. 集成电路板

　　D. 过滤网　　　　　E. 包装薄膜

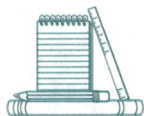

2. 关于中药汤剂制备的质量要求，下列说法正确的是（　　　）

　　A. 煎煮后的残渣不得有硬心，应充分煮透，使药效成分溶出而发挥疗效

　　B. 控制好煎煮火候和时间，煎煮后的药物不得烧焦糊化

　　C. 煎煮后应充分过滤，药物残渣挤出的液量一般不超过残渣的 20%

　　D. 每种汤剂制备后应具有相应的色泽

　　E. 煎煮液应澄明，少量沉淀物经振摇后能均匀分散，药液中不得有异物

3. 下列可作为煎药用水的有（　　　）

　　A. 自来水　　　　　　B. 井水　　　　　　C. 河水

　　D. 泉水　　　　　　E. 纯净水

扫一扫，查阅
复习思考题答案

扫一扫，查阅
本模块 PPT、
视频等数字资源

项目八　中药临方炮制

【学习目标】

1. 掌握常用的临方炮制方法及运用该法进行炮制的代表性药材。

2. 熟悉中药临方炮制的目的。

3. 了解中药临方炮制概念。

中药炮制品分为两大类，一类为"常规炮制品"，按照"炮制规范"依法炮制，规模较大，由中药饮片企业制备；另一类即为"临方炮制品"，由社会药店（房）或医院制备。中药临方炮制是以中医药理论为基础，按照辨证施治的用药需求，结合药材自身性质及调剂、制剂的不同要求，由药店或医院中药房调剂人员按照医嘱临时将生品中药饮片进行炮制操作的过程。它是中药炮制学的一个组成部分，确保中药临床应用有效性和安全性。

任务一　中药临方炮制的目的

一、降低或消除药物的毒性或副作用

有的药物虽有较好的疗效，但因毒性或副作用较大，临床应用不安全，通过炮制，可以降低其毒性或副作用。历代医家对有毒中药的炮制都很重视。汉代张仲景在《金匮玉函经》中明确指出，麻黄"生则令人烦，汗出不可止"，说明麻黄生用有"烦"和"出汗不止"的副作用，用时"皆先煮数沸"，便可除去其副作用。

通过炮制降低或消除药物的毒性或副作用包括以下几个方面：①加热破坏有毒成分，比如苍耳子、蓖麻子、相思子等一类含有毒性蛋白质的中药，经过加热炮制后，其中所含毒性蛋白因受热变性而达到降低毒性的目的。②通过炮制改变毒性成分的结构，比如川乌、草乌、附子中的乌头类生物碱及其降解产物具有较强的强心、解热、镇痛、镇静等作用，炮制后既可保证其临床疗效，又可明显降低毒性。③辅料降毒，通过米炒、醋炙、甘草汁拌炒，加入白矾煮、豆腐蒸等均可降低药物的毒性或副作用。比如米炒斑蝥，用白矾炮制天南星、半夏，醋炙大戟、

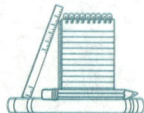

甘遂、芫花等。

二、改变或缓和药物的性能

中药是以寒、热、温、凉（即"四气"）和辛、甘、酸、苦、咸（即"五味"）来表示性能的。中药就是以自身药性的偏盛来纠正人体阴阳盛衰，但性味过于偏盛的药物，临床应用时往往会给患者带来一定的副作用，如太寒伤阳、太热伤阴、过辛耗气、过甘生湿、过酸损齿、过苦伤胃、过咸生痰。药物经过炮制，可以改变或缓和药物偏盛的性味，以达到改变药物作用的目的。如生甘草，性味甘凉，具有清热解毒、清肺化痰的功效，常用于咽喉肿痛、痰热咳嗽、疮痈肿毒；甘草经炮制后，其药性由凉转温，功能由清泄转为温补，改变了原有的药性。又如生地黄，性寒，具清热、凉血、生津之功，常用于血热妄行引起的吐衄、斑疹、热病口渴等；经蒸制成熟地黄后，其药性变温，能补血滋阴、养肝益肾，凡血虚阴亏、肝肾不足所致的眩晕，均可应用。

缓和药性是指缓和某些药物的刚烈之性。因为用药过于猛烈，易伤患者元气，可带来不良影响，炮制则可以制约药物偏性。中药青皮具有疏肝破气、消积化滞的作用，生品性烈，辛散破气力强；醋炒后，缓和辛烈之性，消除发汗的副作用，而且引药入肝，可增强舒肝止痛的作用。麻黄生用辛散解表作用较强，经蜜炙后，其所含具辛散解表作用的挥发油含量减少，辛散作用缓和；且炼蜜可润燥，能与麻黄起协同作用，故而止咳平喘作用增强。后人常用炒制、蜜炙等炮制方法来缓和药性，并总结出"甘能缓""炒以缓其性"的规律。

三、增强药物疗效

增强药物疗效是中药炮制的重要目的之一，一般可以通过以下几个方面。

1. 中药材切成饮片后增加了药物与溶媒接触的面积，药物活性成分能较好地从药材组织细胞内溶解释放出来，提高药效成分的生物利用度。许多中药经炮制成饮片以后，其药效成分溶出率往往高于原药材，这与药材在切片过程中所产生的变化有关，如细胞破损、表面积增大等。

2. 多数种子外有硬壳，其药效成分不易被煎出，经加热炒制后种皮爆裂，便于成分煎出。这就是后人"逢子必炒"的根据和用意。古人认为决明子、莱菔子、芥子、苏子、韭子、青葙子，"凡药用子者俱要炒过，入药方得味出"。

3. 辅料在炮制过程中可以协同增强疗效。款冬花、紫菀等化痰止咳药经炼蜜炙制后，增强了润肺止咳的作用，这是因为炼蜜有甘缓益脾、润肺止咳之功，胆汁制天南星能增强天南星的镇痉作用，甘草制黄连可使黄连的抑菌效力提高数倍，辅料还可起到助溶、脱吸附作用，亦可使难溶于水的成分水溶性增加。

四、改变或增强药物作用的趋向

中医学对药物作用的趋向是以升、降、浮、沉来表示的。中药通过炮制，可以改变其作用趋向。例如，大黄苦寒，为纯阴之品。其性沉而不浮，其用走而不守。经酒制后能引药上行，先升后降。元代李杲认为，大黄治下焦疾病，"若邪气在上，非酒不至，若用生品，则遗至高之邪热，病愈后，或目赤，喉痹，头肿，膈上热痰"。

黄柏禀性至阴，气薄味厚，主降，生品多用于下焦湿热，酒制可略减其苦寒之性，并借助

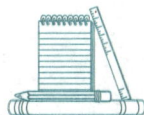

酒的引导作用，以清上焦之热，如上清丸中的黄柏用酒制，转降为升。

莱菔子，辛甘平，偏温，作用升浮，但为种子，质量沉降，古人认为，该药能升能降。生莱菔子，升多于降，用于涌吐风痰；炒莱菔子，降多于升，用于降气化痰，消食除胀。李时珍曰："（莱菔子）生能升，熟能降。升则吐风痰，散风寒，发疮疹。降则定痰喘咳嗽，调下痢后重，止内痛，皆是利气之效。"现代研究表明，在离体家兔肠管试验中，莱菔子的炒制品对抗肾上腺素作用强于生品。可见，临床应用莱菔子的炒制品作消导药是有一定道理的。

五、改变药物作用的部位或增强对某部位的作用

中医学对药物作用部位常以经络脏腑来表示。所谓某药归某经，即表示该药对某些脏腑和经络有明显的选择性。如杏仁可以止咳平喘，故入肺经；可润肠通便，故入大肠经。临床上有时因一药入多经，会使其作用分散，通过炮制调整，可使其作用专一。如柴胡、香附等经醋制后有助于引药入肝经，更好地治疗肝经疾病。小茴香、益智仁、橘核等经过盐制后，有助于引药入肾经，能更好地发挥治疗肾经疾病的作用。

六、便于调剂和制剂

来源于植物类根、茎、藤、木、花、果、叶、全草等的中药材，经水制软化，切制成一定规格的片、丝、段、块后，可便于调剂时分剂量、配药方。质地坚硬的矿物类、甲壳类及动物化石类药材很难粉碎，不便制剂和调剂，在短时间内也不易煎出其药效成分，因此必须经过加热等处理，使之质地酥脆而便于粉碎。如砂烫醋淬龟甲、鳖甲，砂烫马钱子，蛤粉烫阿胶，火煅代赭石、寒水石，火煅醋淬自然铜等。实际上药材从质坚变为酥脆的同时，也达到了增加其药效成分的溶出、有利于药物在体内的吸收等目的。如龟甲，经砂烫醋淬炮制后，其热水溶出率增加6倍左右。药材经过不同方法的炮制，制成饮片后所出现的上述变化，对于调剂和制剂极为有利。

七、洁净药物，利于贮藏保管

中药在采收、储存、运输过程中常混有泥沙杂质及残留的非药用部位和霉变品，因此必须经过严格的分离和洗刷，使其达到所规定的洁净度，以保证临床用药的卫生和剂量的准确。例如根类药材的芦头（根上部之根茎部分）、皮类药材的粗皮（栓皮）、昆虫类药物的头足翅等常应除净。有的虽是一种植物，但由于部位不同，其药效作用亦不同。如麻黄，其茎能发汗，其根能止汗，故须分开。药材经过加热处理可以进一步干燥，或杀死虫卵（蒸桑螵蛸），有利于贮藏保管。

八、利于服用

中药中的某些动物类药材（如僵蚕、紫河车）、树脂类药材（如乳香、没药）或其他有不良气味的药物（五灵脂），服后有恶心、呕吐、心烦等不良反应。为了便于服用，常用酒制、蜜制、水漂、麸炒、炒黄、醋制等方法炮制，能起到矫臭矫味的效果，有利于患者服用。比如醋制乳香、麸炒僵蚕、酒制五灵脂等。

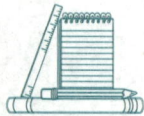

任务二 常用临方炮制方法

一、净制

净制又称为"净选加工"，指中药材在切制、炮炙或调剂、制剂前，选取规定的药用部位，除去杂质、非药用部位、霉变品及虫蛀品，区分不同的药用部位，以及将药材分档的一类炮制方法。中药材都要通过净选加工，方可用于临床。净制根据药材具体情况，分别选用挑选、筛选、风选、水选、剪、切、刮、削、剔除、酶法、剥离、挤压、燀、刷、擦、火燎、烫、撞、碾等方法达到质量标准。

二、切制

饮片切制是中药临方炮制的工序之一，是将净选后的中药材进行软化处理，再切成一定规格的片、丝、块、段等的炮制工艺。广义而言，凡是经过炮制后，可直接用于中医临床调配处方或制剂生产使用的中药，统称为饮片。狭义而言，饮片是指切制成一定规格的片、丝、块、段等形状的药材。

切制饮片前，除少数中药材如鲜石斛、鲜芦根、丝瓜络、竹茹、通草等可进行鲜切或干切外，大多数干燥的中药材必须进行适当的软化处理，使药材由硬变软，质地柔软适中，以便于切制。

饮片的形态，取决于药材的特点、质地、形态和各种不同的需要，如炮制、调剂、制剂、鉴别等，常见的饮片类型分述如下。

1.片 极薄片，厚度为 0.5mm 以下，适用于质地致密、极坚实的木质类及动物骨、角质类药材，如羚羊角、鹿角等。薄片，厚度为 1～2mm，适宜质地致密坚实、切薄片不易破碎的药材，如白芍、乌药、槟榔等。厚片，厚度为 2～4mm，适宜质地松泡、黏性大、切薄片易破碎的药材，如茯苓、山药、天花粉等。

2.丝（包括细丝和宽丝） 细丝 2～3mm，宽丝 5～10mm。适宜皮类、叶类和较薄果皮类药材。如黄柏、厚朴、桑白皮等均切细丝；荷叶、枇杷叶、淫羊藿等均切宽丝。

3.段（咀、节） 长段称"节"，长为 10～15mm；短段称"咀"，长为 5～10mm。适宜全草类和形态细长、内含成分易于煎出的药材，如薄荷、荆芥、香薷、益母草等。

4.块 边长为 8～12mm 的立方块。如何首乌、干姜等，阿胶的立方块又称"丁"。

三、炮制

1.炒法 将净制或切制过的药物，筛去灰屑，大小分档，置炒制容器内，加辅料或不加辅料，用不同火力加热，并不断翻动或转动使之达到一定程度的炮制方法，称为炒法。根据炒法的操作及加辅料与否，可分为清炒法和加辅料炒法。

（1）清炒法 不加任何辅料的炒法称为清炒法。根据火候及程度的不同又分为炒黄、炒焦和炒炭。炒黄是将净制或切制过的药物，置炒制容器内，用文火或中火加热，并不断翻动或转动，使药物表面呈黄色或颜色加深，或发泡鼓起，或爆裂，并逸出固有气味的方法；炒焦是将净选或切制后的药物，置炒制容器内，用中火或武火加热，炒至药物表面呈焦黄或焦褐色，内部颜色加深，并具有焦香气味；炒炭是将净选或切制后的药物，置炒制容器内，用武火或中火

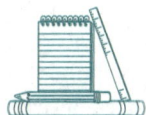

加热，炒至药物表面焦黑色或焦褐色，内部呈棕褐色或棕黄色。经炒炭炮制后可使药物增强或产生止血、止泻作用。

（2）加辅料炒法　净制或切制后的药物与固体辅料同炒的方法，称为加辅料炒法。主要目的是降低毒性，缓和药性，增强疗效和矫臭矫味等。同时，某些辅料具有中间传热的作用，能使药物受热均匀，炒后的饮片色泽一致，外观质量好。常用的加辅料炒法有麸炒、米炒、土炒、砂炒、蛤粉炒、滑石粉炒等。

2. 炙法　将净选或切制后的药物加入定量的液体辅料拌炒，使辅料逐渐渗入药物内部的方法，称为炙法。根据所加辅料不同，分为酒炙、醋炙、盐炙、姜炙、蜜炙和油炙等方法。

（1）酒炙　将净选或切制后的药物加入定量的酒拌炒的方法，称为酒炙法，一般多用黄酒。酒性辛，大热，味甘，气味芳香，能升能散，宣行药势，具有活血通络、祛风散寒、矫臭去腥的作用。故酒炙法多适用于活血化瘀、祛风通络的药物以及动物类药。

（2）醋炙　将净选或切制后的药物，加入一定量醋拌炒的方法称为醋炙法。醋性温，味酸苦，主入肝经血分，具有收敛、解毒、散瘀止痛、矫味的作用。故醋炙法多用于疏肝解郁、散瘀止痛、攻下逐水的药物。

（3）盐炙　将净选或切制后的药物，加入一定量食盐水溶液拌炒的方法称为盐炙法。食盐性寒味咸，有清热凉血、软坚散结、润燥的作用，且能引药入肾，因此盐炙法多用于补肾固精、利尿和泻相火的药物。

（4）姜炙　将净选或切制后的药物，加入一定量姜汁拌炒的方法，称为姜炙法。生姜辛温，能温中止呕，化痰止咳。故姜炙法多用于祛痰止咳、降逆止呕的药物。

（5）蜜炙　将净选或切制后的药物，加入一定量炼蜜拌炒的方法称为蜜炙法。蜂蜜性平味甘，有甘缓益脾、润肺止咳、矫味等作用。因此，蜜炙法多用于止咳平喘、补脾益气的药物。

（6）油炙　将洗净或切制后的药物，与一定量油脂共同加热处理的方法称为油炙法。油炙法又称酥法。油炙法所用的辅料，包括植物油和动物脂（习称动物油）两类。常用的有麻油（芝麻油）、羊脂油。此外，菜油、酥油亦可采用。

3. 煅法　将药物直接放于无烟炉火内或置于适当的耐火容器内煅烧的方法，称为煅法。有些药物煅红后，还要趁热投入规定的液体辅料中骤然冷却，称为"煅淬"法。药物经过高温煅烧，使药物质地疏松，利于粉碎和煎出有效成分，减少或消除副作用，从而提高疗效或产生新的药效。

依据操作方法和要求的不同，煅法分为明煅法、煅淬法和扣锅煅法。明煅法和煅淬法主要适用于质地坚硬的药物，如矿物类、贝壳类、化石类药物；扣锅煅法多用于制备某些植物药的炭药。

4. 蒸、煮、燀法　这是一类既需要用火加热，又需要大量的水传热的方法，所以属于"水火共制"法。这里的"水"可以是清水，也可以是酒、醋或药汁（如甘草汁、黑豆汁）。个别药物虽用固体辅料，如用豆腐炮制珍珠、藤黄、硫黄，操作时仍需用水来进行蒸煮。

蒸制法中，有的药物蒸后便于保存，如桑螵蛸、黄芩等；有的药物蒸后性味改变，产生新的功能，临床适用范围扩大，如地黄、何首乌、大黄；有的药物在蒸制过程中加入酒（如地黄、肉苁蓉、黄精、山茱萸、女贞子）、醋（如五味子），则与酒炙、醋炙有类同的辅料作用；有的药物蒸制则是为了便于软化切制，如木瓜、天麻、玄参等。

煮制法中，无论是清水煮（如川乌、草乌）、药汁煮（如附子、吴茱萸、远志），还是加用

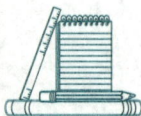

固体辅料豆腐煮（如珍珠、藤黄、硫黄等），其主要作用都是降低毒性。

　　燀制，是在沸水中短时间浸煮的方法，主要在于破坏一些药物中的酶（杏仁、桃仁）、毒蛋白（如白扁豆），同时也有利于分离药用部分。

　　5.复制法　将净选后的药物加入一种或数种辅料，按规定操作程序，反复炮制的方法，称为复制法，也称法制法。复制法的特点是用多种辅料或多种工序共同处理药材，主要用于半夏、天南星、白附子等有毒天然药物的炮制。

　　6.发酵与发芽法　发酵与发芽均系借助于酶和微生物的作用，使药物通过发芽与发酵过程，改变其原有性能，增强或产生新的功效，扩大用药品种，以适应临床用药的需要。如六神曲、淡豆豉、谷芽等。

　　7.制霜法　药物经过去油制成松散粉末或析出细小结晶或用其他方式制成细粉的方法，称为制霜法。制霜法一般包括去油制霜法、渗析制霜法、升华制霜法等，如巴豆霜、西瓜霜、砒霜等。

　　8.其他制法　除上述介绍的炮制方法外，对某些药物还采用烘、焙、煨、提净、水飞及干馏等炮制方法，统列为其他制法。

　　（1）烘焙法　将净选或切制后的药物用文火直接或间接加热，使之充分干燥的方法，称为烘焙法。烘焙法不同于炒法。烘焙法的主要目的是使药物尽快干燥，利于粉碎和贮存。操作时一定要用文火，并要勤加翻动，以免药物焦化。

　　（2）煨法　将药物用湿面或湿纸包裹，置于加热的滑石粉或沙中；或将药物直接置于加热的滑石粉中；或将药物与麦麸同置热锅内加热；或将药物铺摊吸油纸上，层层隔纸加热，以除去部分油质的方法，统称为煨法。煨法的主要目的是除去药物中部分油脂及刺激性成分，从而降低毒副作用，缓和药性，增强疗效，如煨肉豆蔻、煨诃子等。

　　（3）提净法　某些矿物药，特别是一些可溶性无机盐类药物，经过溶解、过滤、除净杂质后，再进行重结晶处理，使之进一步纯净的方法，称为提净法。提净的目的是使药物纯净、缓和药性、提高疗效或者降低毒性，如朴硝经萝卜提净后，可提高其纯净度，萝卜的甘温之性又能缓其咸寒之性，并借萝卜的消导降气之功，增强其润燥软坚、消导下气通便作用。硇砂生品有毒，忌内服，经米醋提净后，能降低毒性，可供内服。

　　（4）水飞法　将某些不溶于水的矿物、贝壳类药物经反复研磨成细粉后，利用其粗细粉末在水中悬浮性不同的特点，分离、制备成极细腻粉末的方法，称为水飞法，如水飞朱砂等。

知识链接

修制务精之中药临方炮制

　　古人曰："……修制务精，不至欺予以欺世人……""修制务精"中的"修制"是一种炮制方法。中药绝大部分都是来源于动物、植物、矿物，这些原生药材，有的采来即可应用，但大部分还要进行选取、切削等加工，以选取药物的有用部分，削除非药用部分，清除灰土杂质，使药物纯净。"精"就是精益求精，其意是炮制药师要敬业，炮制药材求精细。

　　医道之难，在于识因、辨证、用药也。用药之难在于选药、配伍、组方，而药效之好坏却在于炮制、剂量、配伍。中药只有在炮制后才能使用，这也成为中医用药的特

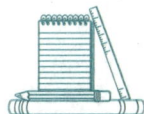

点。中药炮制已经成为国家首批非物质文化遗产，而中药临方炮制作为中药特色技术之一，批量小，操作灵活，现制现用无须包装，采用的方法为经典炮制技术。中药临方炮制是医药圆融的关键环节，临方炮制的实施弥补了常规炮制的不足，在药方中可彰显中医药特色。在传承中创新，在创新中传承，擦亮中医药这块金字招牌。

复习思考

一、单项选择题

1. 以下中药常采用盐炙法的是（　　　）

　　A. 牛膝　　　　B. 车前子　　　　C. 延胡索　　　　D. 甘草　　　　E. 半夏

2. 以下中药常采用醋炙法的是（　　　）

　　A. 当归　　　　B. 车前子　　　　C. 香附　　　　D. 黄芪　　　　E. 竹茹

3. 炒炭一般多用（　　　）

　　A. 文火　　　　　　　　　　B. 中火

　　C. 武火　　　　　　　　　　D. 先文火后武火

　　E. 中火或武火

4. 黄芪蜜炙的作用为（　　　）

　　A. 易于煎出有效成分　　　　B. 易于除去非药用部位

　　C. 增强补中益气作用　　　　D. 增强润肺作用

　　E. 以上均非

5. 下列哪个药材须经蜜炙（　　　）

　　A. 鳖甲　　　　B. 灯心草　　　　C. 百合　　　　D. 石膏　　　　E. 干姜

二、多项选择题

1. 以下哪些药物可采用砂烫醋淬法炮制（　　　）

　　A. 鳖甲　　　　B. 龟甲　　　　C. 鸡内金　　　　D. 干姜　　　　E. 代赭石

2. 下列哪些中药采用清炒法炮制（　　　）

　　A. 莱菔子　　　　B. 酸枣仁　　　　C. 山药　　　　D. 白术　　　　E. 牛蒡子

扫一扫，查阅
复习思考题答案

扫一扫，查阅
本模块 PPT、
视频等数字资源

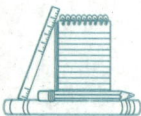

项目九　中药临方制剂

【学习目标】

1. 掌握丸、散、膏、酒、酊剂等剂型的制备方法。

2. 熟悉临方制剂各剂型的质量要求。

3. 了解不同剂型的特点。

任务一　中药临方制剂基本要求

中医临床用药，除内服汤剂和一般中成药外，有时因治疗上的需要，医师处方要求将药物临时加工制成丸、散、膏、酒等剂型，称为临方制剂。临方制剂一般用药量不大，一剂药多者500g左右，少者仅20～30g，主要用于病后调理、慢性病的治疗和外用贴敷等。

临方制剂多为小型制剂，处方用药灵活多样，因此配制要求与大生产制剂要求有所不同，主要是传统的手工制作，制备过程技术性较强。操作人员除具有必要的制剂理论知识外，还必须在实践中学习，积累经验，熟练地掌握临方制剂的操作技能。

临方制剂室应安静卫生，空气洁净，无尘土飞扬，无污染源，有良好的照明、烘干及通风设备。工作室内应备齐常用的粉碎、搅拌、熬制等制剂设备。

任务二　常用临方制剂及操作

常用的临方制剂主要有丸剂、散剂、膏剂、酒剂、酊剂等。

一、丸剂

丸剂俗称丸药，是指将药物细粉或药材提取物加上适量的赋形剂制成的球形或类球形剂型。根据加入赋形剂及制备工艺的差异，丸剂可分为水丸、蜜丸、浓缩丸、蜡丸、糊丸、滴丸等多种类型，但临方制剂主要以水丸、蜜丸居多。

（一）水丸

水丸又称水泛丸，系指药物细粉用冷开水或处方规定的酒、醋、药汁等为赋形剂泛制成的丸剂，使用后易溶散、吸收显效快，而且由于水丸含其他辅料较少，实际含药量也相应较高。水丸丸粒较小，表面致密光滑，既便于吞服，又不易吸潮，有利于贮存。其生产设备和制备工艺简单，故可根据临床辨证施治需要，临时少量制备。

1.制备方法　水丸以泛制法制备，小量制备可用涂桐油或漆的光滑不漏水圆竹匾手工泛制。其工艺流程为备料、起模、成型、盖面、干燥、选丸。

操作时，将少量水或药液倒于药匾内，用小帚刷匀，撒布模粉（模粉应过100目筛），起匾旋转，使药粉均匀地贴附在匾上，另用小帚沿药粉逐渐剔刷，使药粉成为潮湿、细小的颗粒；两手执匾，不断地轻轻旋转后，加入适量清水或药液，用小帚刷匀，两手执匾旋转后，再加入适量药粉，如此反复操作（手工操作要特别注意交替使用揉、团、拉、撞、翻、旋等手法），至丸粒达到规定的标准后筛选匀净的颗粒，除去畸形或过大过小的颗粒。整个水丸的制备中，起模是泛丸成型的关键，直接影响成品的圆整度。起模应选用处方中黏性适中的药粉，黏性过大，易黏合成团；黏性太小，不易成模。

水丸制成后，不宜立即进行烘、晒，应先置阴凉通风处晾干，然后再晒干或低温烘干，避免暴晒，以防变色或出现两面色。干燥温度一般以60℃为宜，不宜超过70℃，特别是含挥发性药物的丸剂，应在45℃下进行通风干燥，或待通风干燥后，再置低温下短时干燥。在干燥过程中，除保持清洁外，还要不断翻动，以使色泽一致。

此外，还可根据处方要求，将水丸包上不同的外衣。常用的包衣用料有滑石粉、朱砂、赭石粉、青黛等。方法是将干燥的水丸置于药匾内，加适量黏合剂，如"淀粉糊""桃胶水"等，

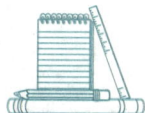

不停转动，待水丸表面全部湿润后加入适量包衣粉，再继续不停转动均匀，然后取出晾干。

2. 质量要求   丸粒大小均匀，光滑平圆，无粗糙纹，颜色一致，不透油渗色，轻握不脱壳。

（二）蜜丸

蜜丸是指药物细粉用炼蜜作为赋形剂制成的丸剂。

1. 制备方法   首先炼蜜。炼蜜程度有 3 种：嫩蜜（105 ～ 115℃）、中蜜（116 ～ 118℃）、老蜜（119 ～ 122℃）。制备蜜丸时，应根据气候、药物的黏性等情况，选择合适的炼蜜。如处方中含较多油脂、黏液质、胶质、糖、淀粉、动物组织等黏性较强的药材，则选择嫩蜜；中蜜适合黏性中等的药材制丸，大部分蜜丸均采用中蜜；老蜜黏性很强，适合黏性差的矿物质或纤维质药材制丸。炼蜜后将药物的细粉摊在泛丸匾内或乳钵中，再放入适量的炼蜜，趁热搅拌和匀，取出搓成大小相同的丸粒。如方中有大枣，可煮后除去核、皮并捣成泥状与药粉混合均匀，再加入适量炼蜜拌匀后搓制成丸。如需包上朱砂外衣，则在成丸后加入适量朱砂细粉滚匀即可，若为水蜜丸，成型后还须经干燥处理。

2. 质量要求   蜜丸外形圆整，柔软滋润，无空心，颜色一致，表面无皱皮、反砂，散块后能搓合还原。

二、散剂

散剂是指一种或数种药物经粉碎、混合均匀制成的粉末状制剂。散剂表面积较大，具有易分散、起效快的特点，此外，散剂制法简便，容易配制，运输、携带方便；其缺点是某些药物增加了不良气味和刺激性，挥发性成分易散失，且易吸潮变质，一些腐蚀性强及易吸潮变质的药物不宜制成散剂。

配制散剂应根据临床医疗需要和药物性质的不同，分别对药物采用混合或单独或串碾的方法进行粉碎。一般内服散剂，要求过 80 ～ 100 目筛；如用于消化道溃疡、儿科和外用散剂，则过 120 目筛；眼用散剂过 200 目筛。

1. 制备方法   制备散剂的操作过程是运用机械力或人力将固体药物粉碎或碾碎成适宜的细度，并与处方中其他药物研匀成粉。

在操作过程中，要掌握共研、分研、串研、掺研、套研或"等量递增"等方法，以研细、研匀、色泽一致为原则，所以应根据药物种类和性质的不同而分别采用不同的方法。一般药物在粉碎前应先对药材进行烘晒，然后趁其干燥、质地酥脆时，用小型粉碎机、球磨机或铁碾船研细，然后过筛，混合均匀，即共研法。对于黏性较大的药物，粉碎时比较困难，如地黄、黄精、玉竹、大枣等，一般采用"串料"的方法进行粉碎，即将上述药物烘热（或加入适量水煮烂），与处方中其他含淀粉较多的药物同捣，烘干后再研粉过筛。含脂肪油类药物如桃仁、苦杏仁、柏子仁、郁李仁等，与其他药物混研难以成粉，所以常采用"串油"的方法——掺研法，即将这些药物单独捣碎研磨后，再掺入其他适量的细粉同研，过筛，边研、边掺、边筛，直至完全研成细粉为度。树脂类的药物如乳香、没药、血竭等，应分研后再与其他药物的细粉用"等量递增"的方法研匀。动物类药物在粉碎时应根据药物的不同性质分别加工，乌梢蛇、蛤蚧等质地柔韧，应切成小块，烘焙后研粉；凤凰衣、露蜂房等质地绵软的药物，则应剪细，烘焙后研粉。生贝壳或矿物类药物质地坚硬，应先粉碎成粗末，再另行研成极细粉末，大多采用"水飞"法。芳香类药物多含挥发油，所以一般只能晾晒干燥后再进行粉碎研粉，切忌烘烤。贵重细料药、毒性药一般应单独粉碎后，再用"等量递增"法混合均匀。

2. 质量要求   应干燥、疏松、柔和均匀、色泽一致，无黏结、凝块等。

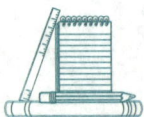

三、膏剂

传统的膏剂包括两类，一是供内服的煎膏剂（膏滋），另一种是供外用敷贴的膏药。

（一）煎膏剂

煎膏剂是指药物经加水多次煎煮，过滤去渣浓缩后，加糖（白糖、冰糖、红糖）或蜂蜜制成的呈半流体状态的制剂。

1. 制备方法　煎膏剂的制备主要分煎煮、浓缩、收膏。

首先按医生的处方称取饮片，加水浸泡，再煎煮 2～3 次，每次加水待沸后再煮 2～5 小时，然后压榨取汁，过滤，合并滤液，将合并的滤液静置 1～2 小时（夏天要早滤），取上清液置适宜的锅中浓缩成稠膏，取少许稠膏滴于滤纸上检视，以无渗透水迹为度，即得清膏。取清膏与适量中蜜或糖（微炼，除沫）混合，加热，不断搅拌均匀，撇去浮沫，待一定稠度后收膏。

2. 质量要求　煎膏剂的质量要求浓稠适度，取少许以手触之应细腻，无残渣、无焦臭和酸败味；贮藏一定时间后，允许有少量沉淀物，但不得霉败变质；菌检不得含有大肠杆菌，含杂菌总数每毫升不得超过 100 个。

（二）膏药

膏药，系指药物由植物油与红丹粉等经高温炼制而成的外用制剂。

1. 制备方法　膏药的制备过程可分为煎炸药物、炼油下丹、去火毒三步。

首先将适宜油炸的药物打碎或切断，置油中浸泡，然后用先文后武的火力煎炸药物，使药物在 220～240℃以内炸枯，不耐油炸的药物应待其他药物炸至枯黄时加入，再炸至深褐色为度，捞出药渣，继续将油温升至 320～330℃（可滴水成珠）改用中火或离火放置，待油温降至 270℃时加入红丹粉，充分搅拌。

注意下丹搅拌时应离火较远，防止油液外溢，造成火灾。对含挥发性的药物及矿物和贵重药物应研成细粉，在温度降至 70℃以下时再下或在摊涂膏药时熔化后加入。这样制得的膏药还需去除火毒，主要有两种方法：一是下丹后使之充分化合，待温度稍降即倒入冷水中浸泡数日，然后捏去药料中的水分；二是直接置于露天中半个月左右。

2. 质量要求　老嫩适宜，粘贴于皮肤上不流溢、不脱落、不移动；外观油润细腻，对皮肤无刺激性等。

四、酒剂

酒剂，又称药酒，是指药材用蒸馏酒酒浸提取而得的澄明液体制剂（酒含醇量为 50%～60%）。可加糖或蜂蜜矫味和着色。

1. 制备方法　取药物饮片，制成适当粗细颗粒（薄片不需破碎），采用冷浸法或热浸法等加白酒浸制。

将加工炮制后的药材置适宜容器（瓷缸等能密封的容器）中，加入规定量的白酒，密封，置暗处浸渍 15～20 天（每周搅拌 1 次），吸取上清液，压榨药渣取汁，合并后过滤，酌加调味剂（冰糖或蜂蜜，其量视处方规定而定），搅拌溶解，密封静置 14 天以上，过滤澄清，分装，这种制得酒剂的方法称为冷浸法。

将药物装入酒浸容器内，加入规定的白酒量，置水浴锅中，隔水加热至水沸，立即取出，倾入缸中，酌加调味剂，严封容器，浸渍 15～20 天，吸取澄清液与药渣的压榨汁合并，密封，静置适宜时间，过滤澄清，分装，这种制得酒剂的方法称为热浸法。其他还有回流法、渗漉

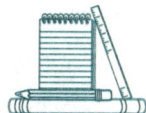

法等。

2. 质量要求　酒剂外观应澄明无沉淀，久贮可有少量沉淀，但经振摇后能散开。

五、酊剂

酊剂是指将药物用规定浓度的乙醇浸提或溶解而制成的澄清液体制剂，也可用流浸膏稀释制成。酊剂可供内服，少数也可供外用，不加糖或蜂蜜矫味和着色。

1. 制备方法　取适当粉碎的药材，置有盖容器中，加入溶剂适量，密盖，振摇，浸渍 3～5 日或其他规定的时间，倾取上清液，再加入溶剂适量，依前法浸渍至有效成分充分浸出，合并浸出液，加溶剂至规定量，静置 24 小时，过滤即得。对溶解度大的药材，可加规定浓度的乙醇适量，溶解或稀释，静置，必要时过滤即得。另外还有渗漉法等。

2. 质量要求　酊剂久置产生沉淀时，在乙醇和有效成分含量符合各项规定的情况下，可过滤除去沉淀。

知识链接

切磋琢磨立严谨之临方制剂

汉代王充《论衡》量知篇："人之学问，知能成就，犹骨象玉石，切磋琢磨也。"切指加工骨头；磋指加工象牙；琢指加工玉石；磨指加工石头。原指对玉石、象牙等的细加工。细微之处，皆是学问，尽显精妙。

中医临床用药，除内服汤剂和一般成药外，有时因治疗上的需要，医师处方要求，依据其"因人而异，辨证施治"的精髓，将药物临时加工制成丸、散、膏、酒等剂型，称之为"临方制剂"。临方制剂一般用药量不大，一剂药多者 500g 左右，少者仅 20～30g，主要用于病后调理、慢性病的治疗和外用贴敷等，更是讲究"一人一方、一人一剂"的个性化给药。

中药临方制剂是医师临床诊疗经验的有效总结，部分药物的炮制及制剂工艺已被列入中国非物质文化遗产。整理、继承和发扬中药传统制剂工艺，是充分展示中医药特色的具体举措。作为中医药事业的传承者，更需弘扬精益求精的工匠精神，坚持以病证为目标，以中医"理、法"为指导，以"方、药"为研究对象，以剂型为载体，以制备工艺为主体，以质量评价指标为标准，以临床疗效为目的，始终坚持高标准、严要求，不断打磨技艺，提高产品质量，为患者调制更安全、有效的药物。

复习思考

一、单项选择题

1. 水丸制备时最关键的一步是（　　）

　A. 起模　　　　B. 盖面　　　　C. 成型　　　　D. 干燥　　　　E. 分装

2. 一般散剂要求过（　　）目筛。

　A. 60　　　　B. 80～100　　　　C. 120　　　　D. 150　　　　E. 200

3. 贵重细料药、毒性药一般应单独粉碎后，用（　　）法混合均匀。

　A. 共研　　　　B. 串料　　　　C. 掺研　　　　D. 水飞　　　　E. 等量递增

4. 煎膏剂的制备主要分（　　）

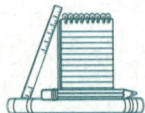

A.煎煮、浓缩、收膏　　　　　B.粉碎、混匀

C.浸提、滤取上清液　　　　　D.煎炸药物、炼油下丹、去火毒

E.以上均非

5.制备酒剂的蒸馏酒含醇量一般为（　　　　）

A.20%～30%　　　B.30%～40%　　　C.40%～50%　　　D.50%～60%　　　E.60%～70%

二、多项选择题

1.常用的临方制剂主要有哪些剂型（　　　　）

A.丸剂　　　　B.散剂　　　C.注射剂　　　D.膏剂　　　E.片剂

2.蜜丸制备时使用的黏合剂主要是（　　　　）

A.嫩蜜　　　　B.醋　　　C.酒　　　D.中蜜　　　E.老蜜

扫一扫，查阅复习思考题答案

项目十　全国中药传统技能大赛中药调剂项目简介

扫一扫，查阅本模块PPT、视频等数字资源

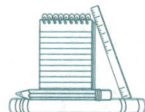

【学习目标】

1.掌握中药传统技能大赛中药饮片调剂操作规范。

2.熟悉中药传统技能大赛中药饮片调剂比赛流程。

3.了解中药传统技能大赛中药饮片调剂比赛要求。

　　全国中药传统技能大赛由教育部和国家中医药管理局等部门共同主办，分设中药鉴定（中药性状鉴别、显微鉴别）、中药调剂（含审方理论考试）、中药传统制药（中药炮制、中药药剂）共计三个模块竞赛项目。自2012年开始举办，至2023年已举办10届。全国中药传统技能大赛中药调剂项目为中药饮片调剂，分为审方理论考试和调剂操作两大项。

知识链接

全国职业院校技能大赛

　　全国职业院校技能大赛是中华人民共和国教育部发起，联合国务院有关部门、行业和地方共同举办的一项年度全国性职业教育学生竞赛活动。为充分展示职业教育改革发展的丰硕成果，集中展现职业院校师生的风采，努力营造全社会关心、支持职业教育发展的良好氛围，促进职业院校与行业企业的产教结合，更好地为中国经济建设和社会发展服务。经过多年努力，大赛已经发展成为全国各个省、自治区、直辖市及新疆生产建设兵团和计划单列市积极参与，专业覆盖面最广、参赛选手最多、社会影响最大、联合主办部门最全的国家级职业院校技能赛事，成为中国职教界的年度盛会。

任务一　全国中药传统技能大赛处方审核要求

一、审方理论考试要求

中药调剂审方理论考试在计算机上单人单机集中进行，由赛项执委会主任或裁判长负责从审方题库中随机抽取 2 个处方确定本次比赛试题，参赛选手根据调剂审方要求 [《中国药典》（2020 年版）一部的中药饮片品名、用法用量和注意事项中的相关规定]，根据计算机给出的界面和指令，找出每张处方中存在的 5 项不规范或错误之处，在相应的位置选择和标注。在 10 分钟内完成并提交，计算机自动阅卷打分。

二、审方理论考试样题

2023 年全国职业院校技能大赛（高职组）

中药传统技能赛项

中药审方理论试卷　A 卷

处方 A		普通处方

科别　中医科	门诊号　GS202301	2023 年 5 月 15 日
姓名　周某	性别　男	年龄　43 岁
临床诊断　中焦湿热		

R：

木香 6g	紫苏叶 6g	川连 3g
姜半夏 12g	党参 15g	砂仁 3g
白术 10g	茯苓 10g	炙甘草 6g
炒麦芽 15g	焦山楂 15g	神曲 15g
仙鹤草 12g	黄芩 9g	黄柏 12g
炒薏苡仁^{包煎} 15g	山药 15g	陈皮 10g

每日 1 剂，水煎，温服，早晚各 1 次

医师：孙国庆	剂数：3	
药价：	计价人：	
调配：	核对：	发药：
		取药号：

审方平台人机对话界面

审阅处方 A，在列表中选中错误的处方类别：

序号	题型	选项	A	B	C	D
1	选择	处方类别错误	普通处方	儿科处方	急诊处方	外用处方

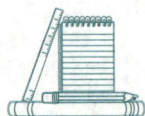

审阅处方 A，在下列表中选中错误的处方前记：

序号	题型	选项	A	B	C	D
2	选择	处方前记错误	科别	日期	姓名	年龄

审阅处方 A，选中处方中存在用名错误的药味：

序号	题型	选项	A	B	C	D
3	填空	处方用名错误				

审阅处方 A，选中处方中存在配伍禁忌的药味：

序号	题型	选项	A	B	C	D
4	填空	配伍禁忌				

审阅处方 A，选中处方中存在妊娠禁忌的药味：

序号	题型	选项	A	B	C	D
5	填空	妊娠禁忌				

审阅处方 A，选中处方中存在超量的有毒中药：

序号	题型	选项	A	B	C	D
6	填空	有毒中药超量				

审阅处方 A，在列表中选中错误的煎法用法：

序号	题型	选项	A	B	C	D
7	选择	煎法用法错误	每日 1 剂	水煎服	温服	早晚各 1 次

审阅处方 A，选中处方中存在特殊处理方法错误的中药：

序号	题型	选项	A	B	C	D
8	填空	特殊处理错误				

三、审方评分细则

表 2-10-1　中药调剂审方审核评分细则

项目	审方要求细则	扣分	得分
处方格式	处方前记从科别、日期、性别、年龄等是否符合《处方管理办法》中相关规定，找出处方中不规范之处		
	处方后记从医师签名、剂数、取药号等是否符合《处方管理办法》中相关规定，找出处方中不规范之处		
	处方类别从普通处方、儿科处方、急诊处方、外用处方等是否符合《处方管理办法》中相关规定，找出处方中不规范之处		
饮片用名	处方饮片用名以《中国药典》（2020 年版）为依据，正确书写饮片名和炮制品名，找出不规范处方用名		
用药禁忌	妊娠禁忌、十九畏、十八反等配伍禁忌以《中国药典》（2020 年版）为依据，找出处方中不规范之处		
有毒中药	有毒中药饮片的限量以《中国药典》（2020 年版）为准，找出处方中有毒中药用量不规范之处		

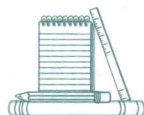

续表

项目	审方要求细则	扣分	得分
煎法用法用量	找出处方中煎法用法用量的不规范之处		
特殊处理方法	先煎、后下等特殊处理方法，以《中国药典》（2020年版）为准		

任务二　全国中药传统技能大赛中药饮片调剂要求

一、中药饮片调剂比赛要求

中药饮片调剂操作采取无药斗抓药方式进行，处方饮片分别装在相同规格的不同药盒内，随机摆放在调剂台正前方，药盒上不标注饮片名称。比赛时，参赛选手须在规定时间内，按照处方笺上的饮片名，从摆放的13味中药饮片（其中3味是易混淆的干扰品）中，调配10味×3剂处方中药。要求调配操作规范，剂量准确，脚注处理合理，包装美观牢固、整齐规范。剂量准确是指以中药调剂操作结束后的称重数据计算称量误差率，包括三剂总量误差率和单剂重量最大误差率符合要求。考虑到比赛时间所限，计价与捣碎两项操作由工作人员完成，参赛选手可忽略此两项操作步骤。

二、中药饮片调剂操作样题

请参赛选手听从项目裁判长指令"开始"，按照下列处方进行配方3剂，计时员计时。

2023年全国职业院校技能大赛（高职组）

中药传统技能赛项

中药调剂操作试卷

处方 A			普通处方
科别　中医科	门诊号　GT202301		2023年5月31日
姓名　陈某	性别　男		年龄　41岁
临床诊断　感冒 温病初起			

R:

金银花 12g	连翘 12g
薄荷^{后下} 5g	牛蒡子 10g
桔梗 9g	淡竹叶 9g
荆芥穗 9g	广藿香 10g
郁金 12g	甘草 12g

每日1剂，水煎服，早晚各1次

医师：孙国庆	剂数：3	
药价：45.36元	计价人：李莉	
调配：	核对：	发药：

取药号：001

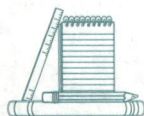

三、中药饮片调剂比赛评分表

表 2-10-2　中药调剂操作比赛评分表

工位号：_____　　组别号：_____　　竞赛用时：_____　　成绩：_____

项目	评分标准细则	扣分	得分
1. 审核处方（10分）	单独进行审方考试，计算机系统阅卷评分		
2. 验戥准备（5分）	着装（束紧袖口）戴帽（前面不漏头发），衣帽清洁，双手清洁（不佩戴饰品）、指甲合格（不染指甲、无长指甲），得1分，否则扣1分		
	检查戥秤是否洁净（用洁净布擦拭戥盘），药袋、包装纸整齐放置，得1分，否则扣1分		
	持戥（左手持戥，手心向上），查戥，校戥（面向顾客，左手不挨戥，举至齐眉，戥杆水平），得3分，否则扣3分		
3. 分戥称量（5分）	调配时逐剂减戥称量，得5分。一次未减戥称量或大把抓药或总量称定后凭经验估分，扣1分。多次出现，累计扣分，上限5分		
4. 按序调配、单味分列（10分）	按序调配、单味分列、无混杂、无散落、无遗漏缺味、无错配等现象，得10分。称量排放顺序混乱，扣1分；药物混杂，扣1分；药物撒在台面上未拣回或撒在地上，扣1分；每缺1味药，扣5分；抓错1味药，调配不得分（扣10分）		
5. 单包注明（5分）	需先煎、后下等特殊处理的药物按规定单包并注明（每一个单包均需注明药味名称及特殊处理方法），得5分。脚注处理错误或未单包，扣5分。单包后未注明或标注错误，每项扣1分，上限5分。字迹潦草无法辨认，视同单包标注错误，每项扣1分		
6. 复核装袋（10分）	处方调配完毕后看方对药，认真核对，确认无误后装袋折口，处方签字（签工位号）、每个药袋上注明工位号，得10分。核对不认真，没有看方逐剂核对药味，扣1分；存在缺味、错配现象没有发现，扣5分；装袋后未折口，扣1分；处方签字不合要求，扣1分；药袋未标注工位号，扣1分。每个药袋均需写明患者姓名、性别、年龄，不合要求，扣1分		
7. 发药交代（5分）	发药交代的内容（煎煮器具、加水量、浸泡时间、煎药时间、饮食禁忌等）按要求在药袋上注明，得5分。未注明，扣5分；标注有漏项或标注有错误，每项扣1分。只需标注1个药袋		
8. 及时清场（5分）	调配工作完成后及时清场，做到物归原处、清洁戥盘、戥秤复原（戥砣置戥盘内，放于调剂台上）、工作台整洁，得5分。戥盘未清洁，扣1分；戥秤未复原，扣1分；工作台不整洁，扣2分；饮片撒落不清理，扣1分		
9. 总量误差率（15分）	低于±1.00%，得15分；±（1.01～2.00）%，扣3分（得12分）；±（2.01～3.00）%，扣6分（得9分）；±（3.01～4.00）%，扣9分（得6分）；±（4.01～5.00）%，扣12分（得3分）；超过±5.00%，不得分		
10. 单剂最大误差率（15分）	低于±1.00%的，得15分；±1.01～2.00%的，扣3分（得12分）；±（2.01～3.00%）的，扣6分（得9分）；±（3.01～4.00）%的，扣9分（得6分）；±（4.01～5.00）%的，扣12分（得3分）；超过±5.00%的不得分。		
11. 调配时间（15分）	在9'内完成的，得15分；在9'01"～10'内完成的，得14分；在10'01"～11'内完成的，得13分；在11'01"～12'内完成的，得12分；在12'01"～13'内完成的，得11分；在13'01"～14'内完成的，得10分；在14'01"～15'内完成的，得8分；超过15'，调配不得分		
合计			

计时员签字：_____　　　　__年__月__日
裁判员签字：_____　　　　__年__月__日
裁判长签字：_____　　　　__年__月__日
监督员签字：_____　　　　__年__月__日

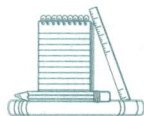

四、中药饮片调剂比赛称重记录及称量误差率计算表

表 2-10-3   中药调剂技能比赛称重记录及称量误差率计算表

工位号：_____   组别号：_____   竞赛用时：_____   成绩：_____

项目	毛重 （g）	药袋重 （g）	单包纸重 （g）	包煎袋重 （g）	净重 （g）
第 1 剂					
第 2 剂					
第 3 剂					
三剂总净重（g）					
三剂总量误差率（%）					
单剂重量最大误差率（%）					

裁判员签名：_____   2023 年___月___日

裁判长签名：_____   2023 年___月___日

任务三　全国中药技能大赛中药调剂操作要点

一、准备环节

1. 个人卫生　衣帽整齐，干净。双手无长指甲、染指甲。

2. 物品卫生　检查戥秤是否洁净；检查冲筒是否洁净；审慎、包装纸（台纸）整齐放置，工作台面清洁。

3. 持戥　应左手持戥，虎口向上，右手拿戥纽。校戥，戥砣线放在定盘星处，右手拿戥纽前毫，举戥齐眉。

二、审方铺纸环节

审方时除了检查处方是否存在不合理性以外，重点检查处方有几付药、有哪些需要特殊处理，按需要铺好门票。

三、调配环节

1. 从敞口容器中取药　看清饮片，辨别品种，计算好总量，右手抓药，称量后面向评委展示。

2. 分剂量　采用递减分戥的方式，用右手按每付药的剂量分取相应的重量于门票上，每递减分取一付药都要回戥。

3. 饮片摆放　递减分戥后，按处方书写顺序间隔排放在门票上，两种以上药物堆放在一起不易区分的视为混杂。配方过程中，如果将饮片撒到台面上，允许拣回，不拣回或者落到地上的均视为有散落现象。

四、特殊处理的品种

1. 辨识品种　特殊处理包括先煎、后下、包煎、烊化、另煎、冲服等。

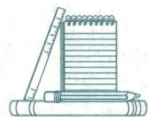

2.准备包装用品及包装　①先煎、后下、烊化、另煎的品种准备适宜的小包装纸，将纸放在门票上方，每付药根据特殊处理品种的数量放相应的小包装纸。分剂量后，按小包的包装方法包四角包。②包煎的品种还要准备一个布袋，在包装时夹在小包内。③粉面的包煎品种和冲服的粉面，包装时应按粉面包的包装方法包成长方包，包煎的粉面最后也要加一个布袋。

3.注明特殊处理的方法　将包装好的小包，用笔书写处理方法。将小包放回相应的门票内。

五、复核与装袋

1.复核　应逐味看方对药，认真核对，看调配品种的数量、剂数，尤其是要核对品种与处方药名是否一致。复核结束应在处方的调剂人员处签自己的考号。

2.装袋　包前须将患者姓名、处方号等填写清楚。药物装袋后要折口，并在药袋右上角逐一注明选手准考证号。

六、发药交代

装袋后直接于事先备好印有中药煎服法及注意事项的药袋选项栏上打钩即可（只需填 1 个药袋），空项应画线。此段时间记在调配计时范围。

七、清场

调配完毕后要及时彻底清场，清洁戥秤复原（戥砣放戥盘内），清洁冲筒，清洁调剂台，工具摆放整齐。清场后要向评委口头报告"操作完毕"，计时结束，并将所配处方交给评委。此环节动作要紧凑。

复习思考

一、单项选择题

1. 全国中药传统技能大赛自（　　）年开始举办。

　A. 2010　　B. 2012　　C. 2013　　D. 2014　　E. 2020

2. 中药饮片调剂参赛选手需在规定时间内调配（　　）中药。

　A.10 味 ×3 付　　B.10 味 ×4 付　　C.10 味 ×5 付　　D.10 味 ×2 付　　E.10 味 ×1 付

3. 中药饮片调剂分剂量，主要采用（　　）的方式。

　A. 递减分戥　　B. 递增分戥　　C. 递加分戥　　D. 加减分戥　　E. 逐减分戥

二、多项选择题

1. 全国中药传统技能大赛中药调剂项目分为（　　）两大项。

　A. 审方理论考试　　B. 调剂操作　　C. 复核操作　　D. 炮制操作　　E. 显微鉴别

2. 根据调配内容和操作技术的不同，中药调剂分为（　　）两部分。

　A. 中药饮片调剂　　B. 中成药调剂　　C. 中药材调剂　　D. 处方调剂　　E. 医师调剂

扫一扫，查阅
复习思考题答案

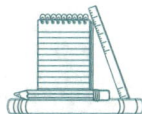

模块三　中成药调剂技术

中成药调剂是根据医师处方要求，调配各种中成药，或根据患者的轻微病症来指导患者购买中成药非处方药的过程。中成药调剂必须遵从中药调剂工作制度，严格按照审方、计价、调配、复核和发药程序进行。药师应能为患者提供正确的中成药，指导患者正确使用该药品，确保患者用药安全有效。

项目一　中成药的分类码放

扫一扫，查阅
本模块 PPT、
视频等数字资源

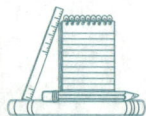

【学习目标】

1. 掌握中成药的陈列原则、陈列方法。

2. 熟悉中成药的陈列注意事项。

3. 了解中成药的货架、货柜的规格，常见中成药的种类。

任务一　中成药调剂设施

一、货架

存放中成药的主要设施是柜台和货架，布局主要根据自身营业场所、业务量及人员条件而定。货架又称"货橱"，主要用于摆放非处方中成药，可开架摆放；也可摆放处方中成药，但不可开架摆放，多采用玻璃柜橱。货架尺寸大小与药斗架基本相似，高200～220cm、宽40cm为宜，柜内多分数层，每层货架摆放成药数十个，依调剂室大小和工作量可摆放数个货架，一般采取线条式、岛屿式和陈列式（图3-1-1）。其药品宣传方式有橱窗宣传、药品展销、药品介绍、药品报道、包装纸和传单，以便充分展示所售商品。

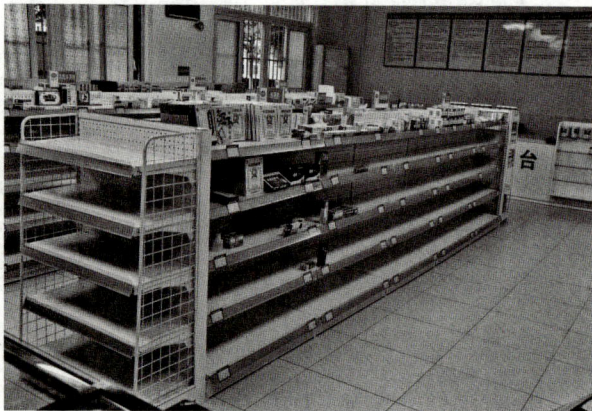

图 3-1-1　货架

二、货柜

货柜主要用于摆放处方中成药，材料可选用玻璃、木质框架、铝合金或大理石，一般多为台式铝合金玻璃柜，高 80 ~ 85cm、宽 60cm 为宜，柜内多分 3 层左右，大门可关上，使药品不开架摆放，还可防虫、防鼠。柜内中成药按规律分层排列，依调剂室大小和工作量可设置数个货柜，按一字形或丁字形排列，方便顾客看到，柜外贴标记，查找方便，便于管理（图 3-1-2）。

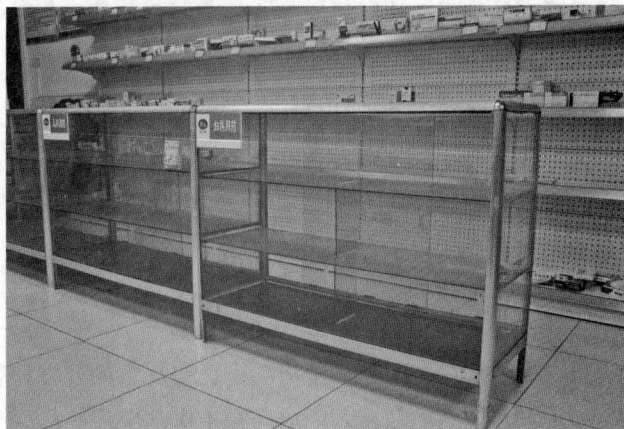

图 3-1-2 货柜

三、其他设施

其他还有贵重药品柜、冷藏柜（图 3-1-3）、电脑等。

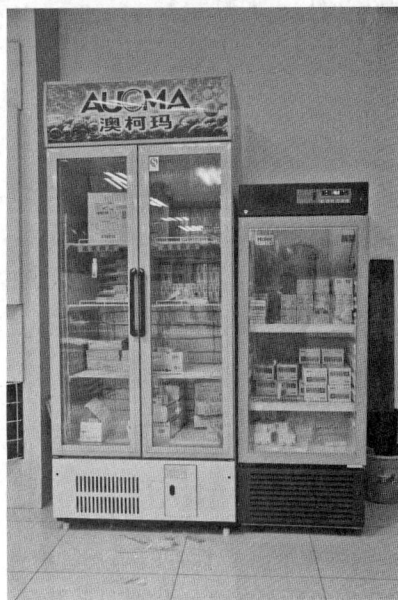

图 3-1-3 冷藏柜

知识链接

"互联网＋智能设备"——全自动智能发药机

患者取药流程：自动化药房模式下患者结束门诊，结算后医生将正确合格的医嘱通过系统上传，患者到药房签到机处签到，由发药机和后台配药药师共同完成配药，根

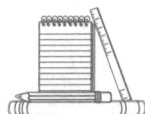

据叫号取药。签到不成功的患者则去药物咨询窗口寻找原因并解决。

补药流程：根据前一天的使用情况，查看机器内各类药品的缺药量，将缺药的药品根据百分比排列，生成清单。药房组长根据系统上的药品使用情况，向药库申领药品，补药药师从二级库或者药库取药后开始上架药品。扫描药品唯一的条形码，然后进行手工加药或者发药机自动加药，机械臂完成加药并更新库存。

全自动智能发药机缩短了患者的候药时间，减少了差错率，提高了患者的就医满意度，同时减轻了药师的窗口压力，可以让药师将更多时间和精力放在患者的用药交代上。作为新世纪的药学人员，要善于利用信息化，守正创新，科技兴国。

任务二　中成药分类码放

一、中成药的分类

中成药是指以中药材为原料，在中医药理论指导下，按规定的处方和制法生产，有特定名称并标明功能主治、用法用量和规格的药品。中成药是中医药宝库中的一个组成部分，数千年来在我国的医疗事业中发挥了重要的作用。中成药大多是从方剂成方中衍生、制备而成，中成药的分类方法大多和方剂分类相同。但由于中成药有其自身特点和规律，所以在中成药分类上以功用、剂型分类为主。随着现代临床分科的细化，按照科别及病名对中成药进行分类更为普遍，也是中成药分类法的进一步发展。

1. 按功用分类　便于辨证临床应用。如解表类、祛暑类、泻下类、温里类、止咳平喘类、开窍类、固涩类、补益类等。

2. 按病证分类　便于临床对证应用及问病荐药。如感冒类、头痛类、咳嗽类、胃痛类、食滞类、便秘类、腹泻类、眩晕类、失眠类等。

3. 按剂型分类　便于经营保管。如蜜丸类、水丸类、糊丸类、散剂类、膏滋类、膏药类、药酒类、片剂类。

4. 按笔画、拼音分类　便于查阅。如《中国药典》中收录的中成药。

5. 按临床科属分类　如内科、外科、妇科、儿科、五官科及其他科分类，此分类法突出科别分类，便于临床专科医生使用专方。

二、中成药的陈列

目前国内上市销售的中成药有 8000 多种，《中国药典》（2020 年版）共收录中成药 1606 种，每个中药房或药店经营的中成药品种也有几百种，因此，合理有序地陈列药品是中药房和药店的一项细致而重要的工作，可以体现出药师的素质和管理水平。

（一）中成药陈列原则

药品陈列是向顾客展示药品的途径之一，顾客只有很快地了解药品，才能达到消费的目的。中成药主要在货柜和货架上陈列，陈列时力求整齐、美观、醒目和突出专业特点，以吸引顾客浏览，方便选购。同时，也要方便药师或营业员取放、盘点、操作和管理。通常中成药陈列的原则如下。

1. 整洁美观原则　陈列的药品要清洁、干净，没有破损、污物、灰尘，不合要求的药品应

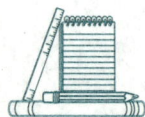

及时从货架上撤下来。若是药店药品陈列，还可以通过巧妙地排列组合，塑造艺术造型，使陈列美观大方。

2. 易取易放原则 陈列的药品要安全稳定，防止倒塌，陈列位置高低适中，便于取放。

3. 先进先出原则 近效期药品应放在易于取拿的外侧，按先进先出的原则进行药品的补充陈列，以保证近效期的药品尽快销售。

此外，药店陈列药品还应尽可能放在醒目位置，即陈列高度要适宜，不能太高或太低，要让消费者容易看到，标签可做成不同形状和颜色，文字说明的内容要简练，有目的性，容易引起消费者的注意，以便达到让消费者消费的目的；将同一品牌的商品沿垂直方向陈列在不同高度的货架层位上，目的是使陈列药品一目了然，同时消费者在挑选药品时，视线移动方便；对于应季药品应陈列在醒目位置，陈列药品量要大，以吸引消费者。

（二）中成药陈列方法

1. 按剂型分类陈列 如将中成药按蜜丸类、水丸类、糊丸类、膏滋类、膏药类、药酒类、散剂类、片剂类等剂型分类陈列。这种陈列方法的优点是方便库房贮存保管和养护，便于经营管理。

2. 按功效分类陈列 将功效相同的中成药集中区域陈列，方便按功效识别和了解药品，而且也方便调剂人员或患者快速找到中成药。如将中成药按解表类药、清热解毒类药、止咳祛痰类药、疏肝理气类药、开窍类药、祛暑类药、补益类药等分类陈列。

3. 按病证分类陈列 将治疗同一类病证的中成药集中区域陈列，方便按病证识别和了解药品，而且也方便调剂人员或患者快速找到中成药。如将中成药按感冒类药、头痛类药、咳嗽类药、胃痛类药、腹泻类药、便秘类药、失眠类药等分类陈列。

4. 按给药途径分类陈列 一般按照口服、注射、外用三种给药途径分别陈列药品。

5. 按管理分类陈列 药店将中成药按处方药和非处方药分开陈列，一般处方药陈列在药柜中，方便调剂人员取药；非处方药陈列在开放性的药架上，方便患者选购药品。中药房将精神药品、麻醉药品按照相应的规定于专柜或保险柜存放。药店将精神药品按照相应的规定于专柜存放。

6. 综合性陈列 上述5种药品陈列方法中，每一种都有各自的优缺点，且都不能完全满足药品陈列要求。因此，药房或药店本着缩短调配时间和方便保管养护药品，且符合药政部门的管理要求的目的，对药房或药店内的中成药一般采取综合性陈列方法。

（三）中成药陈列注意事项

1. 内服、外用药品应分开陈列，并且要用不同颜色或形状的标签区分开。

2. 药店应将处方药和非处方药分柜陈列。

3. 药品禁止与其他物品混放，药架上禁止存放食品、生活用品等。

4. 陈列的药品因调剂发药或出售后要及时补货，以保证药品调剂用或保持药品充足。

5. 按药品畅滞陈列，畅销药品放在醒目或容易取放的位置。

6. 相同药品有不同批号时，有效期越远的药品越靠里侧摆放，有效期近的药品摆放在外侧，确保近效期药品先售出去。

7. 为了减少或避免调剂差错，药品陈列时还应考虑到包装相似的药品、易发生调剂错误的药品应分开陈列或摆放在特殊位置。

8. 陈列的药品要有样有货，不要陈列无货的样品和有质量问题的药品。

9. 做到一货一签，标明品名、生产厂家、规格、价格等。

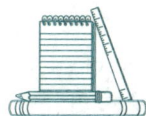

复习思考

一、单项选择题

1. 甲类非处方药的标记色为（　　）

　　A. 红色　　　　B. 绿色　　　　C. 黄色　　　　D. 黑色　　　　E. 白色

2. 非处方药的简称为（　　）

　　A. OTC　　　　B. OCT　　　　C. COT　　　　D. TOC　　　　E. TCO

3. 非处方药是指不需要凭（　　）的处方即可自行判断、购买及使用的药品。

　　A. 执业医师　　　　　　　　　　　B. 执业助理医师

　　C. 执业药师　　　　　　　　　　　D. 执业医师或执业助理医师

　　E. 执业助理药师

4. 实施处方药与非处方药分类管理的根本目的是（　　）

　　A. 便于药品保管养护

　　B. 有利于国家药品管理

　　C. 保障人民群众用药安全、有效、使用方便

　　D. 提高人民就医质量

　　E. 做到"安全有效、慎重从严、结合国情、中西药并重"地使用药品

5. 下列关于非处方药的说法，错误的是（　　）

　　A. 患者可以自我诊断使用　　　　　B. 服药天数较处方药短

　　C. 只能在专业性医药报刊做广告　　D. 有专有标识

　　E. 以口服外用为主

6. 国家药品监督管理局公布的非处方药专有标识图案是（　　）

　　A. 圆形背景下的"OTC"　　　　　B. 正方形背景下的"OTC"

　　C. 长方形背景下的"OTC"　　　　D. 六棱形背景下的"OTC"

　　E. 椭圆形背景下的"OTC"

7. 治疗痹证的中成药是（　　）

　　A. 小活络丸　　　　　　　　　　　B. 小柴胡汤

　　C. 午时茶颗粒　　　　　　　　　　D. 参苏片

　　E. 香石双解袋泡剂

8. 宜放在货架上的中成药有（　　）

　　A. 危险品　　　　　　　　　　　　B. 非处方药

　　C. 一类精神药品　　　　　　　　　D. 过期药品

　　E. 麻醉药品

二、多项选择题

1. 按《中医病证诊断疗效标准》，我国将中成药分为（　　）

　　A. 内科　　　　B. 外科　　　　C. 妇科和儿科　　　　D. 五官科　　　　E. 骨伤科和皮肤科

2. 下列哪些中成药能治疗神昏窍闭证（　　）

　　A. 柏子养心丸　　　B. 安宫牛黄丸　　　C. 苏合香丸　　　D. 定坤丹　　　E. 局方至宝丸

扫一扫，查阅
复习思考题答案

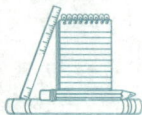

项目二　中成药调剂常规

扫一扫，查阅
本模块 PPT、
视频等数字资源

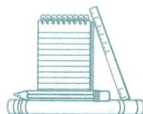

【学习目标】

1. 掌握中成药处方调配程序及要求。

2. 熟悉中成药处方审查内容。

3. 了解中药不良反应的分类和监测报告制度。

中成药历史悠久、应用广泛、用之有效、服用方便、不良反应少等特点，使得中成药的销售量在整个药品销售行业中所占比例越来越大，因此，中成药调剂工作尤为重要。中成药调剂是以中医药理论为基础，根据中医师处方和患者要求，将中成药按照规定程序调配成方剂供患者使用的操作过程，是一项负有法律责任的专业操作技术。药师应当按照标准操作程序调剂处方药品，认真审核处方，准确调配药品，正确粘贴标签，向患者交付药品时，按照药品说明书或处方用法用量进行用药交代指导。

中成药调剂严格按收方、审方、计价、调配、复核和发药程序进行。

任务一　审　方

审方是药师综合运用中医学基础、中药学、药事管理与法规等知识，对医师处方、医嘱的有效性和合理性进行审核、判断和干预的过程，是保证患者用药安全、有效的药学服务的重要措施。

一、审处方的格式

1. 前记　包括医疗、预防、保健机构名称，处方编号，费别，患者姓名、性别、年龄、婚否，门诊或住院病历号，科别或病区和床位号，临床诊断，开具日期等。可填列特殊要求的项目。麻醉药品和第一类精神药品处方还应当包括患者身份证明编号及代办人姓名、身份证明编号。

2. 正文　是处方主要组成部分，中成药的处方正文包括药品名称、规格、数量、用法用量等。

3. 后记　包括医师签名或者加盖专用签章，药品金额以及审核、调配、核对，发药药师签名或者加盖专用签章。

二、审处方的药名、剂型、用法用量

药品调剂人员应当对处方用药的适宜性进行审核，如处方用药与临床诊断的相符性，剂量、用法的正确性，选用剂型与给药途径的合理性等。

（一）审核处方的药名

药品名称以《中国药典》收载或药典委员会公布的《中国药品通用名称》或经国家批准的专利药品名为准。如无收载，可采用通用名或商品名。药名简写或缩写必须为国内通用写法。

中成药与正式批准的名称一致。医疗、预防、保健机构或医师、药师不得自行编制药品缩写名或用代号。

药学专业技术人员发现药品滥用和用药失误，应拒绝调剂，并及时告知处方医师，但不得擅自更改或者配发代用药品。

（二）审核处方的剂型

药品的剂型多种多样，应根据疾病的轻重缓急、患者的体质强弱及各种剂型的特点，选择适宜剂型。审核处方时要看清剂型、规格、单位，规格单位不同用量也不同。片剂、丸剂、胶囊剂、颗粒剂分别以片、丸、粒、袋为单位；溶液剂以支、瓶为单位，软膏及霜剂以支、盒为单位；注射剂以支、瓶为单位，应注明含量；饮片以剂或付为单位。

（三）审核处方的用法用量

药品剂量一般应按照药品说明书中的常用剂量，特殊情况下需要超剂量使用时，应注明原因并再次签名。药品用法、用量要准确，不得使用"遵医嘱""自用""按说明服"等含混不清的字句。

门诊处方药品一般不得超过7日用量；急诊处方一般不得超过3日用量；对于某些慢性病、老年病或特殊情况，处方用量可适当延长，但医师必须注明理由。精神药品、医用毒性药品等特殊药品的处方用量应当严格执行国家有关规定。

知识链接

注意中成药用药剂量

有些疾病尽管辨证和选药准确，但若用量不当也难以获得满意的疗效。有相当一部分中药方剂做成成药时，与汤剂比较起来其有些成分用量相差悬殊。如银翘解毒丸，其丸剂1～2丸含量仅相当于汤剂每剂药量的2%～4%，按常用量服用效果较差，而适当增加用量，效果较好。很多中成药用量都有此弊，因此，适当加大一些中成药的用量是很有必要的。然而，如果不了解药物的成分，尤其是含有毒性的或不良反应较大的成分，随意加大剂量，不但无法达到治疗目的，反而可能产生严重的不良后果。所以，中成药的用量应以药物的性质、患者的病情及个体差异等诸多因素，综合分析而定。

三、审中成药的联用

中成药在临床具体应用中，常需采用配伍联合用药的用药形式，其目的有适应复杂病情、增强药效、满足某些疾病在治法上的特殊需要和抑制偏性、降低毒性四方面。因此，安全、有效、合理地使用中成药，必须掌握中成药的配伍规律。

1. 审查中成药之间的配伍应用　中成药之间的配伍应用，自古以来就是临床应用中成药的主要形式之一。药师进行处方审查，应注意：①配伍应用中的中成药是否有增强原有药物疗效的作用，如"相使""相须"配伍，附子理中丸与四神丸合用，可以明显增强温肾运脾、补火助阳、涩肠止泻的功效；②中成药之间的配伍应用是否为了适应复杂病情的需要，如治疗小儿痰热急惊以牛黄抱龙丸为主，若喉间痰鸣、风痰壅盛者，可配猴枣同用；③中成药之间的配伍应用是否为了适应治法的特殊需要，对某些特殊疾病，常需采用内服与外用相结合的治疗方法，如筋骨折伤，可内服跌打丸，外敷七厘散，共奏活血伸筋、疗伤止痛之效。若中成药配伍中出现上述三种情况中的任一种，则属于合理配伍。

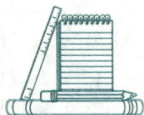

2. 审查中成药与西药之间的配伍应用 中西药联用得当，可使药效增强，病程缩短，降低药物的副作用。药师进行处方审查时，应注意：①中西药配伍后起协同增效的作用，如莨菪碱与生脉散、丹参注射液合用，治疗病态窦房结综合征，既能适度加快心率，又能改善血液循环，达到标本兼治的目的；②中西药配伍后能降低药物毒副作用，如八味地黄丸、济生肾气丸等中药与降血糖药联用，可使糖尿病患者的性神经障碍和肾功能障碍减轻；③中西药配伍后可以降低用药剂量，如地西泮有嗜睡等不良反应，若与苓桂术甘汤合用，地西泮用量只需常规用量的1/3，嗜睡等不良反应也因为并用中药而消除。若中成药与西药之间的配伍应用符合以上三种情况中的一种，则属于合理配伍。

四、审中成药的用药禁忌

中成药用药禁忌是中医保证临床安全用药的经验总结，包括配伍禁忌、妊娠禁忌、证候禁忌及服用饮食禁忌四大部分，处方审查时需要审查是否有前三项禁忌。

（一）审中成药的配伍禁忌

配伍禁忌是指有些药物相互配合使用后能产生毒性反应或疗效降低。药师在审查处方的配伍禁忌时，主要审查配伍的中成药中是否含有"十八反""十九畏"药味，是否含有可产生毒性的药物联用，是否含有某些药物的相互作用等。若药师审查出处方用药有配伍禁忌，则应尽量避免合用，请医师另换其他药物。

（二）审中成药的妊娠禁忌

某些中药具有损害母体及胎元以致引起堕胎的副作用，所以应该作为妊娠禁忌用药。根据药物对母体及胎元的损害程度可分为禁用药与慎用药两类。如禁用的品种有牛黄解毒片、安宫牛黄丸、紫金锭等；慎用的品种有龙胆泻肝丸、防风通圣丸、温胃舒胶囊等。

药师在审方时，要仔细阅读中成药使用说明书中是否标注该药是妊娠期妇女慎用或禁用药。凡是禁用药在妊娠期间绝对不能使用，慎用药可根据孕妇体质及病情审慎使用，以免发生医疗事故。

（三）审中成药的证候禁忌

每种中成药都有其特定的功效和适用范围，主治相应的病证，因此临床用药亦有所禁忌，称证候禁忌。凡药不对证，即药物的性能功效与所治疗疾病的病证相悖，有可能导致病情加重、恶化者，原则上都属于禁忌范围。如安宫牛黄丸，功能清热解毒、豁痰开窍，属于凉开宣窍醒神救急之品，主治中风、热厥、小儿急惊风证，用于心肝有热、风痰阻窍所致的高热烦躁、面赤气粗、两拳固握、牙关紧闭、舌绛脉数的热闭神昏证，若见面青身凉，苔白脉迟，属于寒闭神昏者，当用苏合香丸以温开宣窍，则禁用本药。

药师审方时应仔细阅读药品说明书，严守病机，审因论治，辨证用药。患者自行使用中成药时，也必须搞清药物功效、主治病证、禁忌病证后，才能够用。由此可见，正确使用中成药必须坚持辨证用药原则，注意证候禁忌。

任务二 调 配

一、中成药调配常规

1. 调剂人员应按照操作规程调剂处方药品，认真审核处方，准确调配药品，正确书写药袋

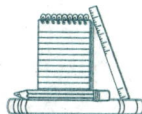

或粘贴标签，注明患者姓名和药品名称、用法、用量，包装。向患者交付药品时，按照药品说明书或者处方用法进行用药交代与指导，包括每种药品的用法、用量、注意事项等。

2.调剂人员调剂处方时必须做到"四查十对"：查处方，对科别、姓名、年龄；查药品，对药名、剂型、规格、数量；查配伍禁忌，对药品性状、用法用量；查用药合理性，对临床诊断。

3.调剂人员在完成处方调剂后，应当在处方上签名或加盖专用签章。

4.调剂人员对于不规范处方或不能判定其合法性的处方，不得调剂。

二、中成药调配注意事项

1.调剂人员要慎读处方，谨防相似药品名称的混淆。

2.注意药品的有效期，为了防止药品存放时间长而过期，确保用药安全有效，调剂人员应加强管理，定期检查。在调剂出售时应先将更接近有效期的药品出售；对在有效期内的药品也要注意检查药品的包装和外观性状，发现异常也要及时适当处理。对在有效期内变质的药品一律不得调剂、销售和使用。

3.调剂人员应熟悉常用中成药的主要成分、剂型特点、功能主治、用法用量及注意事项，特别是对孕妇、高龄老人、婴幼儿用药应该引起充分重视。

4.中成药是中医药学的重要组成部分，它的合理使用必须坚持辨证论治的基本思想，切忌不区分证候类型，仅凭药名想象用药。

三、中成药包装、标签及说明书的有关规定

（一）中成药包装的有关规定

药品包装是指用适当的材料或容器，利用包装技术对药物制剂的半成品或成品进行分灌、封、装、贴签等操作，为药品提供品质保证、鉴定商标与说明的一种加工过程的总称。药品包装分内包装和外包装。

1.内包装 系指直接与药品接触的包装（如安瓿、注射剂瓶、铅箔等）。①内包装应能保证药品在生产、运输、贮藏及使用过程中的质量，并便于医疗使用。②药品内包装分为Ⅰ、Ⅱ、Ⅲ三类，分类目录由国家药品监督管理部门制定、公布。③内包装须经国家药品监督管理部门注册获得"药包材注册证书"后方可生产和使用。④药品内包装不得夹带任何未经批准的介绍和宣传产品或企业的文字、音像及其他资料。

2.外包装 系指内包装以外的包装，按由里向外分为中包装和大包装。外包装应根据药品的特性选用不易破损的包装，以保证药品在运输、贮藏、使用过程中的质量。药品的每个最小销售单元的包装必须按照规定印有或贴有标签，并附有说明书。

（二）中成药药品标签的有关规定

药品的标签是指药品包装上印有或者贴有的内容，分为内标签和外标签。药品的内标签应当包含药品通用名称、适应证或者功能主治、规格、用法用量、生产日期、产品批号、有效期、生产企业等内容。包装尺寸过小无法全部标明上述内容的，至少应当标注药品通用名称、规格、产品批号、有效期等内容。药品外标签应当注明药品通用名称、成分、性状、适应证或者功能主治、规格、用法用量、不良反应、禁忌、注意事项、贮藏、生产日期、产品批号、有效期、批准文号、生产企业等内容。适应证或者功能主治、用法用量、不良反应、禁忌、注意事项不能全部注明的，应当标出主要内容并注明"详见说明书"字样。同一药品生产企业生产的同一药品，药品规格和包装规格均相同的，其标签的内容、格式及颜色必须一致；药品规格或者包

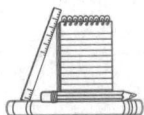

装规格不同的，其标签应当明显区别或者规格项明显标注。同一药品生产企业生产的同一药品，分别按处方药与非处方药管理的，二者的包装颜色应当明显区别。

（三）中成药说明书

药品说明书包含了有关药品的用药安全性、有效性等基本科学信息，是医药人员和患者用药的依据，具有法律意义。药品调剂人员应认真阅读理解药品说明书的内容，并以此指导患者使用和贮藏药品。

1. 中成药说明书格式中所列的【药品名称】【性状】【功能主治】【用量用法】【规格】【贮藏】项的内容，均应按各品种国家药品标准的规定书写。

2. 中成药说明书格式中所列的【药理作用】【不良反应】【禁忌】【注意事项】项的内容，可按药品实际情况客观、科学地书写。若其中有些项目缺乏可靠的实验数据，则可以不写，说明书中不再保留该项标题。

3. 中成药说明书应列有以下内容：药品名称（通用名、汉语拼音）、主要成分、性状、药理作用、功能主治、用量用法、不良反应、禁忌、注意事项（孕妇及哺乳期妇女用药，儿童用药，药物相互作用和其他类型的相互作用，如烟、酒等）、规格、贮藏、包装、有效期、批准文号、生产企业（包括地址及联系电话）等内容。如某一项目尚不明确，应注明"尚不明确"字样；如明确无影响，应注明"无"。

任务三 复核与发药

一、复核

复核是指由另一名药师对所调配处方药品做一次全面的核对，复核内容如下。

1. 逐个核对所配的药品与处方药名是否一致，所配药物规格、剂量、剂型是否一致。核对药品的有效期，确保药品在患者处方治疗期是有效的。

2. 逐个检查药品外观质量是否合格。如发现药品标签不清或破损等情况时，一律严禁调配发药。

3. 处方经全面复核无误后，核对人员在处方相应处签字，以示负责。核对工作完成后转入发药环节。

二、发药

（一）发药操作要点

发药是指将调配好并已核对好的药品发给患者的过程。发药是调配工作的最后一关，要想不出差错，发药人员一定要思想高度集中。

1. 核对 询问患者姓名、年龄、门诊号（或住院号），确保将药品发给正确的患者，防止张冠李戴。严格执行五核对：核对姓名、处方编号、发票编号、配方剂数、处方发票金额，无误方可发出。

顾客在药店领药时，药店发药人员还应核对已付费盖章的 POS 结算清单，一式两份，顾客一份，药店留存一份。

2. 发药 将包装好的药剂交付患者。按照药品说明书或者处方医嘱，向患者或其家属进行相应的用药交代与指导，包括每种药品的名称、用法、用量、注意事项等。

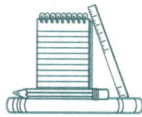

3. 提供咨询服务 当患者咨询有关用药问题时，药学人员应当热情、认真、详细、正确地予以解答，尽可能满足患者对用药知识的需求。使患者明确了解按医嘱用药的意图，增强患者用药的依从性，达到治疗疾病的目的，直到患者或家属完全明白为止，以保证患者用药的安全、有效。

4. 签名 发药完成后，发药人要在处方相应处签名，以示负责，并将处方按规定办法归档储存。

（二）中成药用药指导

1. 中成药用药方法 中成药用法主要有内服法、外用法、注射法等多种形式。

（1）内服 内服中成药剂型多为丸剂、片剂、散剂、颗粒剂、合剂、胶囊剂等，主要用于脏腑气血功能失常所致病证，一般药性多平和。内服有送服、调服、含化、炖服等。

送服：又称吞服，即用水或药引将成药经口送入体内。此法适用于片剂、丸剂、散剂、冲剂、膏剂、酒剂、胶囊剂、丹剂等。送服药物时，要注意服药的姿势和送药的饮水量，一般以站立服药，饮水量超过 100mL 为佳。同时还要注意：大蜜丸宜掰成小块吞服；肠溶片剂整粒吞服，不可压碎；液体药剂宜摇匀后服；止咳、润喉的药液服后不必用水送服，使其在咽喉、食管挂一薄层效果更好。某些疾病若出现服药后呕吐，可先饮生姜汁少许或用生姜片擦舌之后再服药。

调服：即用糖水、乳汁或温开水将成药调成糊状后服用。此法适用于小儿和不能吞咽的患者。散剂直接倒入口中用水送服容易呛入气管，一般宜调成糊状。为了加快吸收，蜜丸、水丸也可压碎调成糊状服。

含化：系将成药含于口中，使缓缓溶解，再慢慢咽下。如治咽喉病的六神丸即属此法。

炖服：阿胶等胶剂常用开水或黄酒烊化后服。

（2）外用 外用中成药剂型多为贴膏剂、散剂、搽剂、栓剂、滴眼剂、滴鼻剂、气雾剂等，主要用于疮疡及皮肤、耳、鼻、眼、口腔等疾病。其中有些药物具有毒性、刺激性，应用时仅限局部使用，不可内服。常用方法有以下几种。

涂撒患处：即运用外用油膏、外用散剂、药液等成药在洗净患处后涂一薄层。

吹布患处：即用纸卷成直径 2 ～ 3mm 的小管，一端挑少许药粉，一端对准耳内、咽喉或牙龈等病灶将成药粉直接吹入。

贴患处：大膏药微热烘软后贴患处，小膏药、橡胶膏直接贴患处或规定部位。

纳入腔道：是将栓剂按医嘱纳入肛门或阴道的一种外治法。

其他外用方法：如滴耳、点眼等。

（3）注射 中药注射剂用于静脉、肌内、穴位注射等，多起效迅速。要按西药注射法要求严格使用。

2. 中成药用药注意

（1）饮食禁忌 指服药期间对某些食物的禁忌，俗称"忌口"。由于治疗需要，往往要求患者忌食某些有碍病情的食物或药物，以免影响药效或产生副作用。例如，伤风感冒或小儿出疹未透时，不宜食用生冷、酸涩、油腻的食物；治疗因气滞而引起的胸闷、腹胀时，不宜食用豆类和白薯。

服药期间，一般而言应忌食生冷、辛热、油腻、腥膻等不易消化及有刺激性的食物，此外，根据病情的不同，饮食禁忌也有区别。如热病患者应忌食辛辣、油腻、煎炸类食物；寒病患者应忌食生冷；胸痹患者应忌食肥肉、脂肪、动物内脏及烟、酒；肝阳上亢、头晕目眩、烦躁易

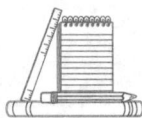

怒等患者应忌食胡椒、辣椒、大蒜、白酒等辛热助阳之品；脾胃虚弱者应忌食油炸黏腻、寒冷固硬、不易消化的食物；疮疡、皮肤病患者，应忌食鱼、虾、蟹等腥膻发物及辛辣刺激性食品。

忌萝卜：服用中药时不宜吃生萝卜（服理气化痰药除外），因萝卜有消食、破气等功效，特别是服用人参、黄芪等滋补类中药时，吃萝卜会削弱人参等的补益作用，降低药效而达不到治疗目的。

忌浓茶：一般服用中药时不要喝浓茶，因为茶叶里含有鞣酸，浓茶里含的鞣酸更多，与中药同服时会影响人体对中药中有效成分的吸收，减低疗效。尤其在服用阿胶、银耳时，忌与茶水同服，以免使茶叶中的鞣酸、生物碱等产生沉淀，影响人体吸收。如平时有喝茶习惯，可以少喝一些绿茶，而且最好在服药2～3小时后再喝。

（2）服药时间　在服药时间方面，一般慢性病，要定时服用。滋补药宜在饭后服用，以便药物同食物中的营养成分一起吸收。解表药煎后趁热服下，覆盖衣被，令其微汗。对胃有刺激性的药物，应在饭后服用，以减轻对胃肠道的刺激。安神药应在晚上临睡前服用。补阴药宜晚上18～20时服，补阳药宜在早上6～8时服，以此保持药效与人体阴阳、脏气节律的消长一致。

任务四　药品不良反应监测管理和报告制度

一、药品不良反应

（一）中药不良反应分类

中药不良反应是指合格中药在正常用法、用量时出现与用药目的无关的或意外的有害反应，即在预防、诊断、治疗疾病或调节生理功能过程中，人接受正常剂量药物时出现的任何有伤害的和与用药目的无关的反应，包括中成药和中药饮片引起的不良反应。不良反应有毒性作用、副作用、过敏反应、继发反应、特异质反应、药物依赖性、致畸、致癌、后遗反应等。

1. 毒性作用　指药物引起的生理生化机能异常和结构的病理变化。

2. 副作用　指在治疗剂量下伴随药物治疗作用而发生的一些与防治目的无关的作用。

3. 过敏反应　又称"变态反应"，即少数易致敏的患者对某些药物所发生的抗原抗体结合反应。

4. 特异质反应　指少数人应用某些药物后发生与药物的作用无关的反应。目前医学认为，特异质反应大多是由于个体酶缺陷所致，且与遗传有关。

5. 致畸作用　在妊娠期药物作用于胎儿，影响其正常发育，又称为胎儿毒性或妊娠毒性。

6. 致癌作用　可引起人体发生癌症的物质称为致癌因子。致癌因子一般可以分为遗传因子和环境因子两大类。

7. 药物依赖性　指某些药物经长期重复应用，停药后产生心理上的渴求，但有些药物停药后会产生病理表现，通常称为"成瘾性"。如罂粟壳等麻醉中药。

8. 后遗反应　是指停止用药后遗留下来的生物学效应，遗留的时间有长有短。

（二）引起中药不良反应的原因

1. 临床应用因素　包括临床误用、滥用药物，药物配伍不当等。

2. 药物因素　包括药物的理化性质和化学结构、药物的杂质、药物的剂型剂量、给药途径、连续用药时间等。

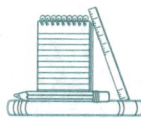

3. 机体因素 包括用药者的民族、性别、年龄、个体差异、生理状态等。不同性别、年龄、体质、生理状态的患者，对药物的敏感性、反应性、耐受性不同，容易引起不良反应。

二、药品不良反应报告制度和监测管理

《药品不良反应报告和监测管理办法》于 2010 年 12 月 13 日经原国家卫生部（现为国家卫生健康委员会）部务会议审议通过，自 2011 年 7 月 1 日起施行。目的是加强药品的上市后监管，规范药品不良反应报告和监测，及时、有效控制药品风险，保障公众用药安全。

（一）药品不良反应监测的概念及意义

药品不良反应监测是对合格药品在正常用法、用量时出现与用药目的无关或意外的有害反应进行的监督和考察。

（二）药品不良反应监测

国家药品监督管理局负责全国药品不良反应报告和监测的管理工作。

省、自治区、直辖市药品监督管理部门负责本行政区域内药品不良反应报告和监测的管理工作。

设区的市级、县级药品监督管理部门负责本行政区域内药品不良反应报告和监测的管理工作；与同级卫生行政部门联合组织开展本行政区域内发生的药品群体不良事件的调查，并采取必要控制措施；组织开展本行政区域内药品不良反应报告和监测的宣传、培训工作。

县级以上卫生行政部门应当加强对医疗机构临床用药的监督管理，在职责范围内依法对已确认的严重药品不良反应或者药品群体不良事件采取相关的紧急控制措施。

（三）我国药品不良反应的监测报告范围

1. 对上市 5 年以内的药品和被列为国家重点监测的药品，须报告该药品引起的所有可疑不良反应。

2. 对上市 5 年以上的药品，主要报告该药品引起的严重、罕见或新的不良反应。

3. 对中药的不良反应进行监测时，除对上市药品监测外，还应对应用中药材引起的人体伤害进行监测。

（四）药品不良反应报告与处置

药品生产、经营企业和医疗机构获知或者发现可能与用药有关的不良反应，应当通过国家药品不良反应监测信息网络报告；不具备在线报告条件的，应当通过纸质报表报所在地药品不良反应监测机构，由所在地药品不良反应监测机构代为在线报告。报告内容应当真实、完整、准确。

各级药品不良反应监测机构应当对本行政区域内的药品不良反应报告和监测资料进行评价和管理。

药品生产、经营企业和医疗机构应当配合药品监督管理部门、卫生行政部门和药品不良反应监测机构对药品不良反应或者群体不良事件的调查，并提供调查所需的资料。

药品生产、经营企业和医疗机构应当建立并保存药品不良反应报告和监测档案。

复习思考

一、单项选择题

1. 门诊处方药品一般不得超过几日用量（　　）

　A. 10 日　　　　B. 3 日　　　　C. 5 日　　　　D. 7 日　　　　E. 15 日

2. 审查处方时，发现处方书写有误，应（　　）

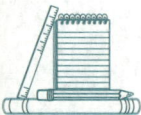

A. 审方人员修改后调配

B. 开方医师口头告知

C. 开方医师修改，并在修改处签字后才能调配

D. 调剂人员照方调配发药

E. 病人自行修改

3. 下列哪项不是引起中成药不良反应的因素（　　　）

    A. 临床合理用药　　　　　　B. 个体差异

    C. 药物超过有效期　　　　　D. 用法用量有误

    E. 用药途径不当

4. 下列哪项不是服用中成药的饮食禁忌（　　　）

    A. 饮水　　　　　　　　　　B. 忌食不易消化食物

    C. 忌食有刺激性的食物　　　D. 忌烟酒

    E. 忌食辛辣食物

5. 对上市 5 年以内的药品，实行不良反应监测的内容是（　　　）

    A. 严重的不良反应　　　　　B. 罕见的不良反应

    C. 新的不良反应　　　　　　D. 所有可疑不良反应

    E. 以上均包括

6. 药品不良反应是指（　　　）

    A. 药品在正常用法、用量情况下，出现的与治疗目的无关的有害反应

    B. 药品在正常用量下，出现的中毒反应

    C. 药品在正常用法下，所引起的副作用、毒性作用、依赖性

    D. 药品在正常用量下，所引起的不期望的反应

    E. 药品在正常用量下出现的特异质反应

二、多项选择题

1. 处方审查内容包括（　　　）

    A. 处方的格式　　B. 用药禁忌　　　C. 药名　　　D. 剂型　　　E. 用法用量

2. 中成药内服方法包括（　　　）

    A. 吞服　　　　　B. 烊化　　　　　C. 调糊　　　D. 贴敷　　　E. 涂抹

3. 药品不良反应包括（　　　）

    A. 副作用　　　　B. 药物依赖性　　C. 致癌　　　D. 致畸　　　E. 毒性作用

4. 服用含有人参的补药时应忌食（　　　）

    A. 萝卜　　　　　B. 白菜　　　　　C. 绿豆　　　D. 花生　　　E. 盐

扫一扫，查阅
复习思考题答案

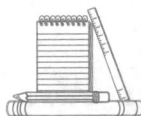

模块四　中药贮藏与养护技术

中药贮藏与养护是中药质量管理的重要组成部分，其目的是保持在库中药的质量和数量。由于中药品种多、性质复杂，贮藏保管技术很高，因此必须了解各种中药的性质及外界环境对中药质量的影响，不断研究贮藏条件和保管方法，并依据国家相关法律法规来贮藏养护中药，以防止中药变质，确保质量。

项目一　中药库房日常管理

扫一扫，查阅本模块 PPT、视频等数字资源

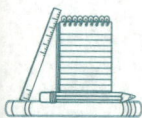

【学习目标】

1. 掌握中药验收入库的基本操作。

2. 熟悉中药库房的类型、库区的划分、色标管理规定，中药在库管理基本要求。

3. 了解中药验收入库的管理规定、在库分类与注意事项。

任务一　中药仓库及设施

中药品种繁多、需求量大，药品生产企业、社会药房和医疗机构，只要开展中药业务，必须配备中药库房。中药库房管理工作做好，不仅能保证药品质量，满足市场需求，还可以减少药品积压，防止药品浪费，提高企业利润。

一、仓库的类型与库区划分

（一）仓库的类型

药物在储存过程中，外界温度的改变对药物变质速度有很大的影响。依据《药品生产质量管理规范》（GMP）和《药品经营质量管理规范》（GSP）的规定，所有中药生产或经营企业都应设立常温库、阴凉库和冷库。

1. 常温库　系指温度为 $10 \sim 30℃$（相对湿度为 $35\% \sim 75\%$）的仓库。主要用于储存化学性质比较稳定的中药和未规定储存温度的中药。

2. 阴凉库　系指温度不超过 $20℃$（相对湿度为 $35\% \sim 75\%$）的仓库。主要用于储存一些化学成分不稳定的中药。

3. 冷库　系指温度为 $2 \sim 10℃$（相对湿度 $35\% \sim 75\%$）的仓库。主要用于储存贵细（稀）药材或饮片和按规定冷藏储存的中成药。

（二）库区划分与色标管理

依据 GSP 的规定，根据药品经营企业规模和经营品种，一般药品批发企业和药品零售连锁企业仓库应划分有待验药品库（区）、合格药品库（区）、发货库（区）、不合格药品库（区）、退货药品库（区）等专用场所。经营中药饮片还应划分零货称取专库（区）或固定的饮片分装室。

在库房储存药品，按质量状态实行色标管理：合格药品为绿色，不合格药品为红色，待确定药品为黄色，见表 4-1-1。

表 4-1-1　按色标管理划分库区

色标	库区
绿色	合格药品库（区）、零货称取专库（区）、发货库（区）
黄色	待验药品库（区）、退货药品库（区）
红色	不合格药品库（区）

知识链接

药品储存要求

企业应当根据药品的质量特性对药品进行储存，并符合以下要求。

储存药品应当按照要求采取避光、遮光、通风、防潮、防虫、防鼠等措施；搬运和堆码药品应当严格按照外包装标示要求规范操作，堆码高度符合包装图示要求，避免损坏药品包装；药品按批号堆码，不同批号的药品不得混垛，垛间距≥5cm，与库房内墙、顶、温度调控设备及管道等设施间距≥30cm，与地面间距≥10cm；药品与非药品、外用药与其他药品分开储存，中药材和中药饮片分库储存；特殊管理的药品应当按照国家相关规定储存；零货药品应当集中存放；货架、托盘等设施设备应当保持清洁，无破损和杂物堆放；未经批准的人员不得进入储存作业区，储存作业区内的人员不得有影响药品质量和安全的行为；药品储存作业区内不得存放与药品储存管理无关的物品。

二、库内设施设备

依据 GSP 的规定，库房应当配备以下设施设备。

1. 药品与地面之间有效隔离的设备，如药架、药柜等（图 4-1-1，图 4-1-2）。

2. 避光、通风、防潮、防虫、防鼠等设备，如窗帘、空调、除湿机、挡鼠板、粘鼠板等。

3. 有效调控温湿度及进行室内外空气交换的设备，如排气扇等。

4. 自动监测、记录库房温湿度的设备（图 4-1-3，图 4-1-4）。

5. 符合储存作业要求的照明设备。

6. 用于零货拣选、拼箱发货操作及复核的作业区域和设备。

7. 经营特殊管理的药品需有符合国家规定的储存设施，如保险柜等。

8. 经营冷藏、冷冻药品，还要配备制冷设备，如冷柜、冰箱等。

9. 经营中药材、中药饮片的，应当有养护工作场所，直接收购地产中药材的应当设置中药样品室（柜）。

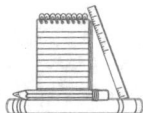

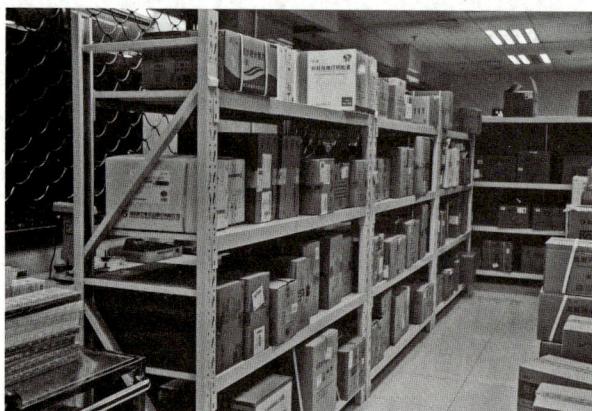

图 4-1-1　药架样式 1

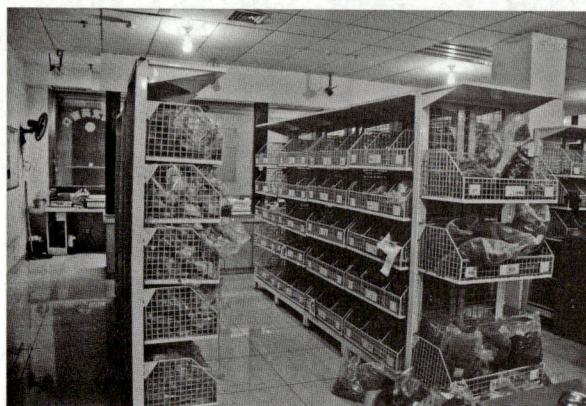

图 4-1-2　药架样式 2

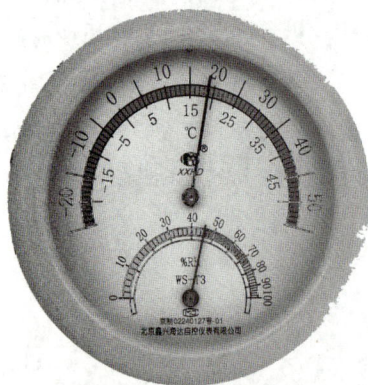

图 4-1-3　温湿度记录仪样式 1

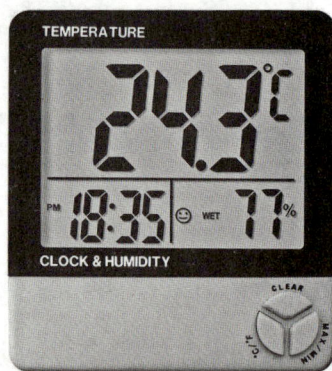

图 4-1-4　温湿度记录仪样式 2

任务二　入库验收

　　药品验收是指按照与合同相符的供货方发货单及有关凭证，对购进药品所进行的数量点收和质量验收工作。做好验收工作，是防止和消灭差错事故，防止假药、劣药流入市场，维护患者生命健康和合法权益的重要环节，同时也是分清供货方、运输单位与收货方之间经济责任的重要手段。实践证明，验收制度不严，是造成药品医疗事故责任不清、药品经营企业经济损失的重要原因，因此，药品验收是库房日常管理的重要环节。

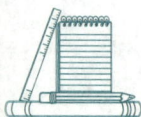

药品验收要做好对单验收、包装验收、数量验收、质量验收四个方面的工作，以达到单货相符、质量相符、数量无误、包装完整的要求。药品验收具体流程见图4-1-5。

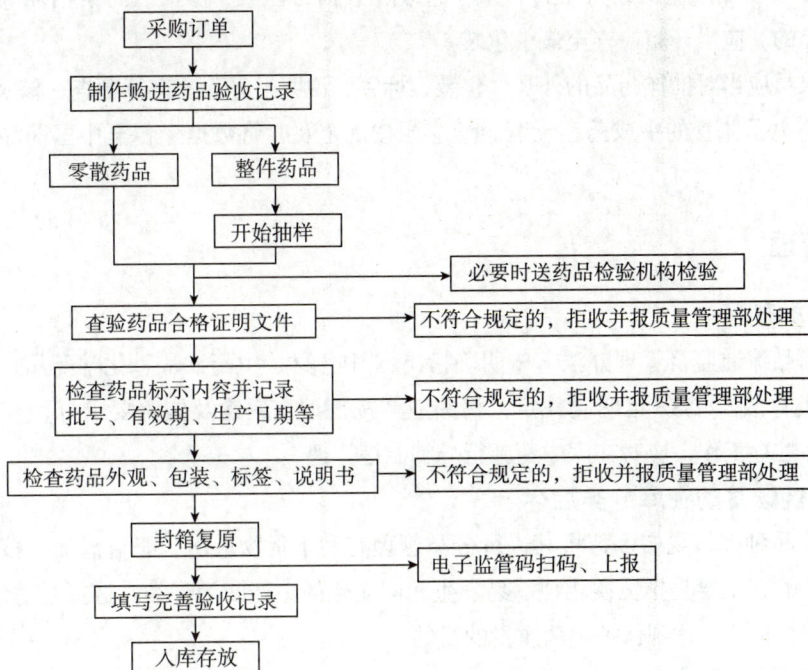

图4-1-5　仓库药品验收流程图

一、中药饮片验收

1.核对供货方送货单及入库通知单上的饮片品名和数量是否与入库货物一致，做到单货相符。

2.检查箱（袋）外标志或标签的内容是否相符或完整，如品名、规格、数量、产品批号、生产日期、产地、生产企业等，并附有质量合格的标志。对实施批准文号管理的中药饮片需检查药品批准文号。

3.检查包装的质量，外包装是否有破损、松散、潮湿、油渍、虫蛀等现象，内包装是否有破损、污染、渗漏、虫蛀等。

4.检查饮片的质量，饮片是否有霉斑、虫蛀、鼠咬、潮解、变色、泛油、失去气味、风化、破碎、异臭等现象。

5.验收罂粟壳、毒性中药饮片必须实行双人验收制度，双人签字，专账记录，双人双锁专库或专柜管理，严禁与其他药品混杂。

6.贵细中药验收入库应双人逐件验收、称量，并双人签字，专账记录。

二、中成药验收

中成药的验收入库也应符合GSP的规定。

1.按照药品批号查验同批号的检验报告书。供货单位为批发企业的，检验报告书应当加盖其质量管理专用章原印章。检验报告书的传递和保存可以采用电子数据形式，但应当保证其合法性和有效性。

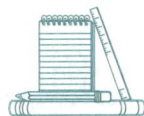

2.企业应当按照验收规定，对每次到货药品进行逐批抽样验收，抽取的样品应当具有代表性。同一批号的药品应当至少检查一个最小包装，但生产企业有特殊质量控制要求或者打开最小包装可能影响药品质量的，可不打开最小包装；破损、污染、渗液、封条损坏等包装异常以及零货、拼箱的，应当开箱检查至最小包装。

3.验收人员应当对抽样药品的外观、包装、标签、说明书等逐一进行检查、核对。

4.对实施电子监管的中成药，经营企业应当按规定及时将数据上传至中国药品电子监管网系统平台。

三、在库管理

（一）分类贮存

国家《药品流通监督管理办法》中明确指出："中药材、中药饮片、化学药品、中成药应分别储存、分类存放。"GSP也明确规定，药品应"按剂型、用途及储存要求分类陈列"。因此，合理做好药品贮存工作，应对在库中药施行分类贮存管理。

（二）中药饮片的在库分类贮存

中药饮片品种多、规格多，将其进行分类管理有利于货物进出、账目清晰、核对方便、日常养护。分类贮存主要是把性质相似、易发生相同变化的中药归为一类，选择合适的贮存环境，采取相应的养护措施，达到保护中药质量的目的。

1.根据来源分类贮存　如动物药、矿物药、植物药分开存放。植物药根据药用部位不同又可以分为根及根茎类、皮类、茎木类、花类、叶类、果实种子类、全草类、其他类等。为了防止性状相近的中药混淆，也应分隔开一定距离存放，如生地黄与玄参、葛根与茯苓、天花粉与白芷、紫苏梗与荆芥等。

2.根据炮制规格分类贮存　如清炒品、麸炒品、烫制品、煅制品、酒炙品、醋炙品、蜜炙品、盐炙品等分开存放。

3.根据功效分类贮存　如滋补类、解表类、清热类、泻下类等分开存放，以便查找。

（三）中成药的在库分类贮存

中成药一般按照剂型进行分类贮存。

1.液体及半固体制剂　如合剂、糖浆剂、酒剂、酊剂、浸膏剂、膏药等，均对光和热敏感，应贮存在阴凉干燥处。

2.固体制剂　如散剂、片剂、胶囊剂、丸剂、颗粒剂等，容易受潮、散气、发霉、虫蛀，应密封贮存。

（四）在库检查

中药的在库检查是指对库存的中药质量、数量及库房自身维持系统等进行检查，以便及时了解其变化情况，从而采取相应的措施来保证中药质量。

1.检查方法和时间　中药库房的检查方法可分为定期检查和突击检查。

定期检查就是按固定周期进行的检查，可针对不同中药或所处季节确定不同的检查周期，如每天、每周、每月、每季度、每半年进行一次检查。

突击检查是在气候异常状况下或在发现有质量变化迹象的情况下，对库存中药进行的检查。

通过这两种方法的结合，不仅能掌握库存中药的基本情况，还能及时发现异常情况。

2.检查内容与要求　检查内容包括库存中药的检查及库房软、硬件的检查。检查的基本要求就是及时、准确、真实地将检查情况进行记录。对检查中发现的异常情况，要及时由质量管

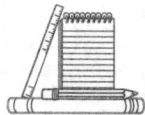

理部门按照确定的规程进行处置。

对中药的检查包括查看中药质量变异的情况及对库存中药进行盘点。

对库房软、硬件的检查主要是查看库房的温湿度调控系统的维持状况、进出库房物流及人流的管理情况、管理人员对相关管理规章制度的落实执行情况等。

复习思考

一、单项选择题

1. 储存药品的仓库对湿度的规定是相对湿度（　　　）

  A. 35% ～ 65%　　　　　　　　　B. 35% ～ 70%

  C. 35% ～ 75%　　　　　　　　　D. 45% ～ 65%

  E. 45% ～ 75%

2. 储存药品的冷库对温度的规定是（　　　）

  A. 0℃以下　　　　　　　　　　B. 0 ～ 4℃

  C. 2 ～ 10℃　　　　　　　　　　D. 0 ～ 10℃

  E. 不大于 20℃

3. 关于药品贮存与养护叙述错误的是（　　　）

  A. 药品要按温湿度要求储存于相应的库中　B. 在库药品均实行色标管理

  C. 对近效期的药品，应按月填报效期报表　D. 待验药品库区为红色

  E. 药品要按批号集中堆放

4. 药品贮存的基本原则是（　　　）

  A. 按批号贮存　　　　　　　　　B. 随意贮存

  C. 分类贮存　　　　　　　　　　D. 按进货时间贮存

  E. 按包装大小贮存

5. 直接收购地产中药材的药品经营企业应当设置（　　　）

  A. 冷藏柜　　　B. 保险柜　　　C. 样品柜　　　　D. 药柜　　　　E. 保鲜柜

二、多项选择题

1. 药品在库检查的主要内容有（　　　）

  A. 药品的数量　　　　　　　　　B. 药品的质量

  C. 药品库房的维持状况　　　　　D. 药品的变异情况

  E. 以上都不是

2. 根据库房温度要求不同，将库房分为（　　　）

  A. 高温库　　　B. 常温库　　　C. 阴凉库　　　　D. 低温库　　　　E. 冷库

3. 以下关于中药分类储存说法正确的是（　　　）

  A. 性质相似、易发生相同变化的中药一般储存在一起

  B. 药用部位相同的中药一般储存在一起

  C. 白芷和天花粉可以储存在一起

  D. 一般功效相同的中药储存在一起

  E. 有相同养护要求的中药储存在一起

4. 在验收时必须实行双人验收制度，双人签字，专账记录的中药饮片有（　　　）

  A. 朱砂　　　B. 雄黄　　　C. 罂粟壳　　　D. 香附　　　E. 水蛭

扫一扫，查阅复习思考题答案

项目二　中药饮片贮藏与养护

【学习目标】

1. 掌握中药饮片常见变异现象。

2. 熟悉中药饮片的贮藏方法、养护方法。

3. 了解引起中药饮片变异的因素。

任务一　中药饮片贮藏常见变异现象

一、中药饮片常见变异现象

中药饮片是中药材经过加工炮制处理后的制成品，可以直接供应调剂配方、煎制汤剂或作为制剂原料。饮片的质量标准必须严格符合《中国药典》《国家中药饮片炮制规范》等相关规定。

中药饮片的储存保管是否妥当，直接影响着饮片的质量、临床疗效及患者安危。因此，做好中药饮片的储存养护工作事关重大。中药饮片在储存中由于储存条件不当，使药物的颜色、气味、形态、内部组织等出现各种各样的变异。常见的变异现象大致可分为以下几种。

（一）霉变

霉变又称发霉，是霉菌在中药饮片表面或内部滋生的现象。发霉的主要因素是温度和湿度，一般温度在 20～35℃，相对湿度 75% 以上或药材含水量超过 15% 时，在有足够的营养条件下，霉菌易繁殖。夏季及初秋，气候炎热、空气湿度大，药材最易霉变。凡含有糖类、黏液质、淀粉、蛋白质及油类的饮片较易霉变，如党参、黄芪、怀牛膝、独活、紫菀等。此外，中药鲜药因含水量较多，也容易发生霉变。有效控制中药饮片库房及调剂室的温度、湿度，尽量采用密封包装来盛装中药饮片，都可有效防止霉变。

（二）虫蛀

虫蛀是指昆虫侵入中药饮片内部所引起的破坏作用。虫蛀使饮片出现空洞、破碎，甚至完全蛀成粉末。中药饮片中含的淀粉、糖、脂肪、蛋白质等营养成分利于害虫生长繁殖，故易生虫，如大黄、白芷、前胡、桑螵蛸、娑罗子、北沙参、山药、川芎、泽泻、枸杞子、当归等。将中药饮片充分干燥，杀灭虫卵，可有效防止虫蛀。

（三）变色

变色是指中药饮片在采收加工、贮藏过程中，由于保管养护不当而引起本身固有色泽改变的现象。各种中药饮片都有固有的色泽，色泽不仅是饮片外表性状鉴别的标志，也是其品质好坏的指标之一。饮片变色是由于所含色素受到外界影响（如温度、湿度、日光、化学药剂的使用、硫黄熏蒸等）使饮片失去了原有的色泽，影响饮片质量。由于保管不善，某些饮片的颜色由浅变深，如泽泻、白芷、山药、天花粉等；有些饮片颜色由深变浅，如黄芪、黄柏等；由鲜艳变暗淡的有红花、菊花、金银花、梅花等。采取冷藏、避光或密闭贮藏，能有效防止饮片

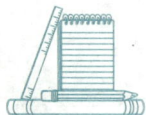

变色。

（四）泛油

泛油又称走油或浸油，是指某些含油中药的油质溢于中药饮片表面的现象。含有脂肪油、挥发油、黏液质、糖类等较多的中药，在温度和湿度较高时出现的油润、发软、发黏、颜色变深等都被称为"走油"或"泛油"。常见易泛油中药饮片多见于果实种子类药物，如柏子仁、桃仁、杏仁等。另外，含糖量较多的饮片因受潮而造成返软而"走油"，如牛膝、麦冬、天冬、熟地黄、黄精等。通常将中药饮片进行干燥、冷藏、低温、隔绝空气和避光保存等，可防止泛油。

（五）气味散失

气味散失是指一些含有易挥发性成分的中药饮片，其固有的气味在外界因素的影响下，或贮藏日久原有气味改变或变淡薄的现象。中药的固有气味是由其所含的各种成分决定的，气味改变或变淡薄会影响药性，从而影响药效。饮片发霉、泛油、变色均能使药物气味散失；环境温度过高，使含挥发油的药物如肉桂、沉香等，气味逐渐散失，失去油润而干燥，且温度越高挥发油挥发得越快。豆蔻、砂仁粉碎后气味会逐渐挥发散失。一般将饮片进行小包装、密闭存放，能延缓气味散失的程度。

（六）风化

风化是指某些含结晶水的盐类中药与干燥空气接触日久逐渐失去结晶水，变为非结晶状无水物质，最终成为粉末的现象。中药风化后质量和药性也随之发生改变，如芒硝、硼砂等。只有密闭保存才能防止中药风化。

（七）升华

升华指某些中药所含的挥发性成分在常温下由固态直接变为气态的现象。易升华的中药是经蒸馏冷却制备而成的含挥发性成分的结晶性物质，如樟脑、冰片、薄荷脑等。易升华中药的贮藏养护，宜采用小包装或小件严密固封。

（八）挥发

挥发指某些含挥发油的中药，因受温度和空气的影响，挥发油挥散，药物失去油润，产生干枯或破裂的现象，如肉桂、厚朴等。对此宜控制温度，密闭存放。

（九）潮解

潮解又称返潮、回潮，是固体饮片吸收潮湿空气中的水分，表面逐渐湿润慢慢溶化成液体状态的现象。潮解使得饮片功效降低，难以储藏。如芒硝、大青盐、咸秋石等，此类药物宜密闭存放。

（十）粘连

粘连是指某些固体饮片，因熔点较低，遇热则发黏而黏结在一起，或含糖分较高的饮片，吸潮后黏结在一起，使原来形态发生改变的现象，多出现在树脂类及胶类中药中，如乳香、没药、阿胶、鹿角胶、龟甲胶等。对其存放宜控制温度，同时采用小包装密闭存放。

（十一）腐烂

腐烂是指某些新鲜中药存放过久或受温度影响而引起闷热，出现霉烂败坏的现象。如鲜生地黄、鲜生姜、鲜藿香、鲜薄荷等，饮片一旦腐烂即不能入药。因此对新鲜中药一般应随用随采，禁止过长时间存放。常见中药饮片易发生变异现象的品种见表4-2-1。

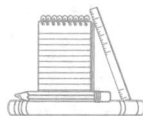

表 4-2-1　常见中药饮片易发生变异现象的品种

变异现象	品种
虫蛀	党参、人参、南沙参、冬虫夏草、当归、独活、白芷、防风、板蓝根、甘遂、生地黄、泽泻、全瓜蒌、枸杞子、大皂角、桑椹、龙眼肉、核桃仁、莲子、莲子心、薏苡仁、苦杏仁、桃仁、青风藤、桑白皮、鹿茸、鸡内金、菊花、金银花、凌霄花、北沙参、防己、莪术、川贝母、浙贝母、金果榄、佛手、陈皮、砂仁、酸枣仁、红花、闹羊花、蒲黄、芫花、蝉蜕、狗肾、地龙、甘草、黄芪、山药、天花粉、桔梗、灵芝、猪苓、茯苓、水蛭、僵蚕、蜈蚣、乌药、葛根、粉葛、赤芍、大黄、肉豆蔻、柴胡、地榆、川芎
发霉	天冬、牛膝、独活、玉竹、黄精、白果、橘络、全瓜蒌、山茱萸、莲子心、大枣、马齿苋、大蓟、小蓟、大青叶、桑叶、哈蟆油、鹿筋、狗肾、蛤蚧、黄柏、白鲜皮、人参、党参、当归、知母、紫菀、菊花、红花、金银花、白及、木香、五味子、南五味子、洋金花、地龙、蜈蚣、甘草、葛根、粉葛、山柰、青皮、芡实、薏苡仁、栀子、羌活、黄芩、远志、地黄、胖大海
泛油	独活、火麻仁、核桃仁、桃仁、榧子、千金子、当归、牛膝、巴豆、狗肾、木香、龙眼肉、苦杏仁、前胡、川芎、白术、苍术、柏子仁
变色	月季花、梅花、玫瑰花、款冬花、红花、山茶花、金银花、扁豆花、橘络、佛手、通草、麻黄、莲须
气味散失	广藿香、紫苏、薄荷、佩兰、荆芥、细辛、肉桂、花椒、月季花、玫瑰花、吴茱萸、八角茴香、丁香、檀香、沉香、厚朴、独活、当归、川芎
升华	樟脑、薄荷脑、冰片
软化、融化	松香、芦荟、阿魏、猪胆膏、安息香、柿霜、乳香、没药
风化	芒硝、硼砂、白矾、绿矾、胆矾
潮解	芒硝、大青盐、绿矾、胆矾、硼砂、咸秋石、盐附子、全蝎、海藻、昆布

知识链接

《中药饮片标签管理规定》

2023 年 7 月 12 日，国家药品监督管理局印发《中药饮片标签管理规定》（简称《规定》），自 2024 年 8 月 1 日起施行，其中，保质期的标注自 2025 年 8 月 1 日起施行。《规定》在《药品管理法》要求的基础上，对中药饮片标签内容增加了产品属性、装量、保质期、执行标准 4 项内容。

历代医家十分重视中药储藏时间，认为临床使用药物贮藏时间长短与疗效密切相关。《神农本草经集注》记载："凡野狼毒、枳实、橘皮、半夏、麻黄、吴茱萸，皆欲得陈旧者。其余维须新精。"《普济方》记载："鹿茸，新者良，陈者不佳。"《寿世保元》记载："用新者速其功，用陈者远其毒。"一些含有大量脂肪油的品种，放置时间久了，容易出现"走油"的情况；一些含挥发性成分的饮片，贮藏时间过长，气味容易散失。确定中药饮片保质期既能够反映中药饮片内在质量的稳定和使用安全期限，也可强化贮藏、加工、包装、流通、使用过程的质量监督管理，为贮藏和包装研究提供依据。

二、引起中药质量变异的因素

（一）自身因素

1.水分　一般饮片含有一定量的水分，所含水分又因其组成成分和内部结构不同而存在结晶水、自由水、结合水、吸湿水等。含水量与其质量有着密切的关系，如果含水量高于或低于

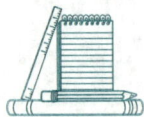

饮片本身应有的水分含量，就易发生质量的变化。水分过高，饮片容易发生虫蛀、霉烂、潮解、粘连等。反之，若水分过低，饮片又会发生风化、气味散失、泛油、干裂等现象。

2. 淀粉 淀粉是一种适合虫蛀、霉菌生长的营养基质，含淀粉较多的饮片，很容易吸收水分，当表面水分增加时，更便于霉菌、虫卵繁殖，因此淀粉含量高的饮片容易发生虫蛀、霉变。

3. 黏液质 黏液质是一种近似树胶的多糖类物质，存在于植物细胞中。黏液质遇水后会膨胀发热，既易于发酵，又是微生物、虫卵的营养基质。

4. 油脂 含油脂的饮片，若长时间与空气、日光、湿气等接触，或因微生物的作用，会发生氧化反应，继而发生异味、酸败等现象，如桃仁、杏仁、刺猬皮等。

5. 挥发油 挥发油在植物药材中分布较广，特别是伞形科、唇形科、樟科等植物中，其含量都极为丰富，如白芷、当归、荆芥、薄荷等。含挥发油的药物，都具有不同的浓郁气味，长期与空气接触，随着油分的挥发，其气味会随之减弱，且在温度较高时，会加速挥发。

6. 色素 一般饮片都含有不同的色素，特别是花类饮片。颜色从外观上反映了饮片的质量，不仅作为鉴别中药品质的重要标志，而且也直接关系到药材加工质量的优劣。但有些色素很不稳定，易受日光、空气等影响而遭到破坏，受潮后也易发霉变色，如月季花、玫瑰花等。

（二）环境因素

除了自身因素会影响中药质量外，药材、饮片、中成药在贮藏过程中，由于受到外界诸多因素的影响，其质量也会不断发生变化。这些外界因素主要有温度、湿度、日光、空气、微生物（霉菌）及害虫等。另外包装容器、保存时间也是影响中成药质量的因素。这些因素直接或间接影响药物，使之产生复杂的物理、化学变化。

1. 温度 药物在储藏过程中，外界温度的改变对药物变质速度有很大的影响。在日常情况下，储藏中的中药一般都比较稳定。

当温度升高，虫害和霉菌容易滋生繁殖，饮片容易生虫、霉变；温度还会加速物质分子的运动，促使饮片水分蒸发，以致降低含水量和重量，同时加速氧化、降解等化学反应，促使化学成分迅速变化。贮存温度过高会给饮片带来不利影响，挥发油的挥发速度会加快，使芳香气味减弱或消失；含糖类及黏液质的饮片容易发霉、生虫、变质；含油脂成分的饮片因受热容易引起酸败泛油，外表油润的炮制品，因受热和空气的影响引起外表失润等。但如果温度过低，低于冰点，对某些新鲜的药物或某些含水量较多的药物，也会产生有害的影响。

为保证中药质量，依据中药所含水分及对外界环境条件的要求，应将各类中药分别放置在阴凉库或常温库进行分类管理。《中国药典》（2020年版）将存放在阴凉处的中药材与饮片做了标注，见表4-2-2。

表4-2-2 在阴凉处存放的中药材和饮片

药用部位	药品名称
根及根茎类	人参、三七、干姜、炮姜、土木香、大蒜、麦冬、山奈、千年健、川木香、川牛膝、川芎、牛膝、片姜黄、乌药、甘松、麦冬、白术、白芷、西洋参、当归、防风、红大戟、红参、麦冬、苍术、羌活、盐附子、香附、重楼、姜黄、前胡、高良姜、徐长卿、紫花前胡、紫菀、藁本
果实、种子类	八角茴香、千金子、千金子霜、广枣、小茴香、木瓜、化橘红、乌梅、火麻仁、巴豆、巴豆霜、石榴皮、瓜蒌、炒瓜蒌子、瓜蒌皮、母丁香、亚麻子、肉豆蔻、红豆蔻、豆蔻、吴茱萸、佛手、陈皮、青皮、苦杏仁、郁李仁、草豆蔻、蓖麻子、蔓荆子、榧子、酸枣仁、橘红、水飞蓟、余甘子、苘麻子、荜茇、荜澄茄、草果、胡椒、枳壳、枳实、柏子仁、枸杞子、砂仁、香橼、桃仁、核桃仁、益智、黑种草子、鹤虱

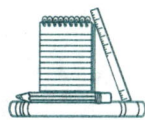

续表

药用部位	药品名称
全草类	大蓟炭、广藿香、千里光、天山雪莲、老鹳草、青叶胆、青蒿、佩兰、荆芥、荆芥炭、茵陈、香薷、筋骨草、蓝布正、矮地茶、薄荷、翻白草、三白草、臭灵丹草、菊苣、野马追
花、叶类	丁香、山银花、月季花、西红花、红花、辛夷、玫瑰花、金银花、菊花、梅花、野菊花、人参叶、罗布麻叶、紫苏叶、满山红、艾叶、杜荆叶
皮类	肉桂、牡丹皮、香加皮
藤木树脂类	沉香、油松节、降香、桂枝、檀香、血竭、安息香、苏合香、没药、阿魏、乳香、枫香脂
藻菌类	冬虫夏草、雷丸
动物类	牛黄、海马、海龙、猪胆粉、鹿茸、羚羊角、蜂胶、蜂蜜、蜂蜡、麝香
矿物类	皂矾
其他类	天然冰片、冰片、艾片（左旋龙脑）、芦荟

2. 湿度　一般炮制品的绝对含水量应控制在 7%～13%，贮存环境的相对湿度应控制在 35%～75%。当空气相对湿度达到 75%，温度 30℃，很多饮片会加速吸收空气中的水分，而使本身含水量增加，易发生霉变现象，特别是含糖类、黏液质、淀粉类饮片更容易吸潮变质，如天冬、地黄、山药；一些粉末状药物也易吸潮粘连成块。相对湿度高于 75% 时，多数无机盐类矿物药都容易潮解，如芒硝（$Na_2SO_4·10H_2O$）、胆矾（$CuSO_4·5H_2O$）；盐制的饮片也容易吸收空气中的水分而变潮，继而生霉，如盐知母。但当相对湿度过低时，含结晶水的药物易失去结晶水而风化。

3. 日光　日光的照射，是使中药产生变色、气味散失、挥发、风化、泛油等变异现象的因素之一。日光对某些药物的色素有破坏作用而导致变色，如玫瑰花、桑叶、益母草等，在日光的照射下颜色变浅，干燥易碎。但紫外线和热能却能杀灭霉菌使过多的水分蒸发，起到散潮防霉的作用。

4. 空气　空气是氮、氧、氢和其他气体的混合物，并混有少量的水蒸气、二氧化碳、灰尘等。其中氧和臭氧对中药的变异起着重要的作用，以氧化反应最为主要。如常见的牡丹皮、大黄、黄精等颜色变深，就是因为所含的鞣质、油脂及糖类成分等与空气中的氧气接触而使药物发生变化。此外，药材经炮制加工制成饮片后，与空气接触面积较原药材大，更容易发生泛油、虫蛀、霉变等变异现象。

5. 霉菌　一般室温在 20～35℃，相对湿度在 75% 以上，霉菌极易萌发为菌丝，发育滋长，使瓜蒌、肉苁蓉等饮片发生霉变、腐烂变质而失效。

6. 害虫　温度在 18～35℃，药材含水量达 13% 以上及空气的相对湿度在 70% 以上时，最利于常见虫害的繁殖生长。尤其是蕲蛇、泽泻、党参、贝母类等糖类较多的饮片，易被虫蛀蚀心。

7. 贮存时间　中药材或中药饮片如果贮存时间过长，会出现质量变化。因此，为保证药品质量，减少损失，保证患者用药安全，药品不宜长时间贮存，要做到先进先出，近期先出。

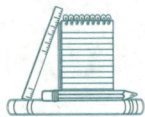

任务二 中药饮片贮藏与养护

一、中药饮片的贮藏方法

中药饮片的贮藏是一项细致而复杂的工作，应根据饮片的特点、库存量、所处季节及库房的设备条件等，进行妥善保管。常用的贮藏方法有以下几种。

（一）通风法

通风法是利用自然或机械方法使风到达库房内的一种方法。利用该法主要是增强库房内空气流动，调节库房的温湿度。一般应在晴天及室外相对湿度低的天气进行自然通风或机械通风，反之则应密封库房，以免使中药饮片返潮。

（二）吸湿法

吸湿法是利用一定的吸湿设施、设备使库房内的湿度降低的一种方法。一般会采用吸湿剂、吸湿（除湿）机来降低仓库中空气的水分，除湿保干。若饮片库存量小，周转又快，则可选择适宜的密闭容器，下面放吸湿剂（生石灰块、无水氯化钙、硅胶等），中间用透气材料隔开，上面放入饮片，则能保持药物的干燥。

（三）密封法

密封（密闭）法是将中药饮片严密封闭，使其与外界的温度、湿度、光线、细菌、害虫等隔绝的一种贮藏方法。当进入高温、高湿季节，各种霉菌、害虫容易繁殖生长，此时可采用该法。在对中药饮片进行密封前要检查其干燥程度、有无虫蛀及霉变现象，否则虽进行了密封处理，仍不能起到良好的贮藏效果。在密封时，一般会根据药库的规模和贮存饮片的品种、数量，采用整库密封、库内某个区域密封或某种药材单独密封。现在对于中药饮片一般都采用小包装（1kg、0.5kg）塑料袋进行密闭包装存放，随用随开，非常方便。

（四）对抗同贮法

对抗同贮法是将两种以上的中药饮片同贮而起到抑制虫蛀、霉变的一种贮藏方法。该法是一种传统的贮藏方法，它是利用不同品种的中药饮片所散发的特殊气味、吸湿性能或特有驱虫祛霉的化学成分的性质来防止另一种饮片发生虫蛀、霉变，如花椒、大蒜或白酒与蕲蛇或白花蛇同贮，可防止蕲蛇或白花蛇生虫、发霉；牡丹皮与泽泻同贮，可防止泽泻变色、虫蛀等。对抗同贮法不仅是一种贮藏方法，还是一种养护方法，在之后的养护技术中会详细介绍。

（五）低温贮藏法

低温贮藏法是指利用机械制冷设备产生冷气，使中药饮片处于低温状态，以抑制霉菌、害虫生长和繁殖的一种贮藏方法。此法所用制冷设备一般是冰箱、冰柜，用以贮藏贵细药材，如西洋参、人参、冬虫夏草等。此外，在中药饮片贮藏中需要注意季节变化，在气温高、雨水多、湿度大的季节，害虫、霉菌容易生长繁殖，饮片最易霉败变质，需特别注意。另外要及时掌握库存饮片质量的变化情况，做好入库前的检查，查看饮片的干燥程度、虫蛀情况、霉变情况等。对于饮片出库，一般采用"先进先出"的原则，随时更新库存；并对库存品定期检查，发现质量变异迹象，要及时采取措施。

二、中药饮片的养护技术

中药饮片养护是运用现代科学的方法研究中药饮片保管和影响中药饮片贮藏质量及其养护

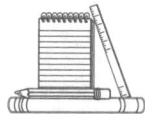

防患的一门综合性技术，是在继承中医药学遗产和劳动人民长期积累贮藏中药饮片经验的基础上，运用现代自然科学知识和方法来研究中药饮片贮藏理论和指导实践的基本技能。中药饮片养护的主要目的是预防中药饮片变异，确保中药饮片质量符合药用要求。养护是为了保障贮藏，养护是手段，贮藏是目的，因此贮藏方法和养护技术是有联系的，甚至是相通的。

（一）干燥养护技术

干燥不仅能去除中药饮片中过多的水分，同时还能杀灭所带的霉菌、害虫及虫卵，起到防霉治虫的目的，达到久贮不变质的效果。常用的传统干燥方法有晒、晾、烘等，现代新型干燥方法有微波干燥、远红外干燥等。

1. 晒干法　晒干法是利用太阳光的热量，使药材内水分散发而干燥，适合于绝大多数暴晒后质量无变化的药材，但对于一些富含挥发油类，或易变色、变质的全草类、花类等中药材，则不宜采用直接晒干的方法。选择晴朗的天气，将药材摊开在席子上或干净的水泥地上，日光直射温度可达50℃，晒时应注意翻动，阳光中的紫外线可杀死霉菌及虫卵，达到防霉、治虫的双重效果，是一种常用的既经济又简便的干燥方法。暴晒后根据药材的性质不同，分别采取趁热装箱或散热后再装箱的措施，然后入库储存。

2. 摊晾法　摊晾法也称阴干法，即将中药置于室内或阴凉处，借助流动的空气吹去水分而达到干燥的一种方法。该法适用于芳香性叶类、花类、果皮类及油性大的种子类药材，因为这些药材若用曝晒法会使挥发油损失，或引起质地脆裂、走油、变色等。如陈皮常切成丝，水分多时易变软、霉烂，水分少则干脆易碎，增加损耗，将其在烈日下暴晒会导致干枯变色，因此只能用摊晾法干燥。又如柏子仁、杏仁、火麻仁等药材，采用摊晾法干燥，能避免走油降低质量。采用该法时，若能勤翻动，并增加通风，效果会更好。

3. 烘干法　烘干法是指借助适当的烘干设备，采用加热增温以达到去除饮片所含水分的一种干燥方法。该方法适合大多数中药饮片，且效率较高、省劳力，最重要的是不受天气的制约，随时需要随时烘干。另外，加热干燥还能杀虫驱霉，特别是采用烘箱来烘干饮片，其温度可以控制。烘干饮片时必须根据药材的性质及对加工炮制品的要求，掌握烘干的温度、时间及其操作方法，分别对待，以免影响质量。同时，在烘干时要勤观察，发现问题及时处理。若饮片较湿，在烘干初期要注意隔段时间适当通风，及时排出水蒸气，能提高烘干效率；饮片堆积不能太厚，否则容易积热，引起失火。采用烘干法干燥饮片，一定要注意安全生产，防止事故发生。

4. 石灰干燥法　石灰干燥法即利用石灰的吸湿性能对饮片进行干燥的一种方法，一般采用石灰箱、石灰缸或石灰吸潮袋进行干燥。凡中药饮片容易变色，价格较贵重，质娇嫩易走油、溢糖或生虫霉变，回潮后不适宜暴晒或烘干的品种，如白糖参、枸杞子、怀牛膝等，所放石灰量一般占石灰缸容量高度的1/6～1/5较适宜。

5. 木炭干燥法　木炭干燥法同石灰干燥法原理一样，一般先将木炭烘干或晒干，然后用皮纸包裹，将其夹置于容易受潮发霉的中药饮片内，可以随时吸收环境侵入的水分而防霉虫。使用木炭吸潮有以下优点：木炭性质稳定，不会与任何中药发生反应，使用方便，价格经济，可重复使用。一般可1个月烘干木炭1次，梅雨季根据具体情况，酌情增加木炭烘晒次数。

6. 翻垛通风法　翻垛通风法就是将垛底中药饮片翻到垛面，或堆成通风垛，使热气及水分散发。一般在梅雨季节或发现药材含水量较高时采用，为了增强通风效果，可利用电风扇、鼓风机等机械装置加速通风。

7. 密封吸湿法　密封吸湿法是贮藏方法中的密封法同养护方法中干燥法的结合，即将中药饮片密封在一定的空间内，采用合适的吸湿剂以吸收饮片中的水分，进而保证饮片的质量。

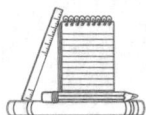

8. 微波干燥法 微波干燥法是利用频率为 300 ～ 300000MHz、波长为 1 ～ 1000mm 的高频电磁波产生的感应加热和介质加热，实现中药材中的水和脂肪等不同程度地吸收微波能量，并将其转变为热能，使中药材产热达到干燥与物理灭菌的目的。微波干燥技术很适宜人参、鹿茸、天麻等贵重中药材的干燥。不适于富含蛋白质类、多肽类、氨基酸类等热敏类化学成分的中药材、中药饮片及其资源性产品的干燥加工。微波干燥法的特点：热穿透力强，干燥速度快；加热均匀；对中药材品质影响小；热效率高；工业化、自动化程度高。

9. 远红外干燥法 远红外干燥法是将电能转变为远红外辐射，从而被中药材的分子吸收并产生共振，引起分子和原子的振动和转动，导致物体产热，经过热扩散、蒸发和化学转化，最终达到干燥的目的。远红外加热干燥适合含水量大、有效成分对热不稳定、易腐烂变质或贵重中药材及中药饮片的快速干燥，如鹿茸、牡丹皮、西洋参、黄芩、陈皮、金银花、人参等。远红外加热干燥法干燥速度快；穿透力强，加热均匀，物料表面和内部同时干燥；具有较高的杀菌、杀虫及灭虫卵能力；设备造价低，运行成本相对便宜。

（二）冷藏养护技术

冷藏养护技术基本同贮藏方法中的低温贮藏法类似，一般采用低温（2 ～ 10℃）来贮存养护中药饮片，可以有效地防止不宜烘、晾中药的生虫、发霉、变色等变质现象发生。但此法需要一定的设备，费用较高，故主要用于贵重中药、特别容易霉蛀的药材及无其他较好办法保管养护的中药。例如，夏季枸杞子极易吸潮变软、生虫，若将其烘干，容易导致枸杞子颜色变黄，但若采用冷藏法，会起到很好的效果。

（三）埋藏养护技术

埋藏养护技术就是将中药饮片直接或采用合适的包装包裹后埋藏于适当的材料中，以达到干燥、隔热、隔潮、保鲜等目的的一种养护技术。该方法操作简单，使用方便，但应用有局限，只适用于部分中药饮片。具体见表 4-2-3。

表 4-2-3 埋藏养护类型介绍

埋藏养护类型	采用填埋物	适用药物类型	举例
石灰埋藏法	生石灰	肉质和部分昆虫类中药饮片	刺猬皮、蜈蚣、水蛭
砂子埋藏法	干燥砂子	个子药	党参、山药、牛膝、白芷
	湿砂子	鲜药	生姜、鲜茅根
糠壳埋藏法	麦麸或谷糠	胶类	阿胶、鹿角胶、龟甲胶

（四）化学药剂养护技术

化学药剂养护技术是采用适当的化学药剂来喷淋或熏蒸中药饮片，起到抑制霉、虫生长，改善饮片外观色泽的一种养护方法。本法效果好、速度快、省时省力，因此曾经广泛应用。但随着人们环保意识的提高及对无公害"绿色中药"概念的重视，使化学药剂养护逐步在实际中减少使用，或被禁止使用。因此本部分仅作简单介绍。

1. 硫黄熏蒸法 硫黄燃烧后能生成二氧化硫气体，该气体能毒死或抑制中药饮片中的多种霉菌和害虫，同时用硫黄熏蒸还能改善中药饮片外观色泽。现在国家已明确规定中药不允许使用硫黄熏蒸以漂白、增艳、防虫，一旦发现将按《药品管理法》以劣药及生产、销售劣药来论处。

2. 磷化铝熏蒸法 磷化铝为高毒杀虫剂，在干燥条件下对人畜较安全，吸潮自行分解释放

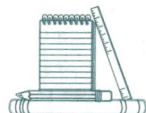

出磷化氢气体，磷化氢有毒。磷化铝是近年来应用较广的一种新型高效仓库熏蒸剂，有较强的扩散性和渗透性，不易被中药和物体吸附，故散气快。但使用时一定要加强安全管控，防止事故发生。

3. 氯化苦熏蒸法　氯化苦是一种无色或微黄色油状液体，毒性强烈，会引起眼与咽喉部刺激症状，以及头痛、恶心、呕吐、腹痛、呼吸困难、心悸、气促、胸部紧束感等，严重者发生肺水肿，往往由于肺水肿而致死。但其具有特殊的刺激气味，有较强的"警戒性"和较强的杀虫、杀菌、杀鼠力，常见的中药害虫都可致死。在接触和使用氯化苦的时候一定要小心谨慎，必须做好防护措施。

4. 氨水熏蒸　氨水指氨气的水溶液，有强烈刺鼻气味，对人体的眼、鼻和皮肤都有一定的刺激性和腐蚀性，可用作消毒剂。如用其熏蒸鲜瓜蒌后，经过 40 天都不会生霉。

5. 醋酸钠喷洒　醋酸钠具有一定的防霉作用。以 40% ～ 50% 的乙醇为溶剂，按 6∶1 的比例配成醋酸钠乙醇液，用喷雾器在中药垛的外缘喷洒一层，以苇席封好。试验证明，每喷药一次，可以保持 20 ～ 30 天不霉变。

（五）对抗同贮养护技术

对抗同贮养护是利用不同性能的中药具有相互制约、防止质变的作用来进行中药贮藏保管的一种养护方法。其作用机理是运用一些有特殊气味、能起驱虫去霉作用的中药（或植物及其他物品）与易生虫发霉的中药一起存放，从而达到防止中药生虫霉变的目的。这是我国传统医药对中药贮藏经验的长期积累，相当于现代生物防治，类似以虫治虫、以药（药材）治药（药材"病"）的一种形式。一般有混入同贮法、层积共藏法、垫底覆盖包围法、拌入密闭贮藏法和喷雾撒粉法等不同方法。无论采用哪一种对抗同贮法来防治仓虫（霉），一定要实施于药材被蛀发霉以前，而不宜在其后进行，这样才能收到良好的防虫效果。具体见表 4-2-4、表 4-2-5。

表 4-2-4　常见同贮药对

同贮药对	同贮方法	同贮效果
泽泻 ‖ 牡丹皮	层层存放或存放在一起	防止泽泻生虫，又可防止牡丹皮变色
山药 ‖ 牡丹皮	层层存放或存放在一起	防止山药生虫，又可防止牡丹皮变色
西红花 ‖ 冬虫夏草	共同存放于低温干燥处	冬虫夏草久贮不坏
蜂蜜 ‖ 龙眼肉	蜂蜜拌匀，陶瓷缸内密封，置阴凉干燥处	龙眼肉能安全度过两个夏季，且色味完好
蜂蜜 ‖ 肉桂	在合适容器的底部盛放一碗蜂蜜，上架带孔隔板，将肉桂置其上加盖保存	肉桂色、香、味不变
大蒜 ‖ 芡实、薏苡仁	同贮加入适量用纸包好的生大蒜瓣	防芡实、薏苡仁被虫蛀
大蒜 ‖ 土鳖虫、斑蝥、全蝎、僵蚕	同贮加入适量用纸包好的生大蒜瓣	防土鳖虫、斑蝥、全蝎、僵蚕生虫
细辛 ‖ 鹿茸	细辛碾末调糊，涂在鹿茸锯口和有裂缝处，再烤干置于密闭的撒有樟脑或细辛的樟木箱内，置阴凉干燥处	防止鹿茸生虫
花椒 ‖ 鹿茸	将鹿茸装入盒底铺有花椒的盒子内，封盖存放	防止鹿茸生虫、变色
生姜 ‖ 蜂蜜	将净生姜片撒于蜂蜜上，盖严封紧	防止蜂蜜发酵"涌潮"

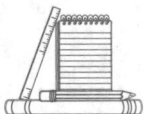

续表

同贮药对	同贮方法	同贮效果
荜澄茄‖蕲蛇、乌梢蛇、金钱白花蛇及各种虫类药材	将中药顺序放进木箱或铁桶中，同时在容器四角和上下放入适量的用纸包好的荜澄茄，封严容器，置阴凉干燥处	防止生虫发霉
当归‖麝香	麝香和当归分件用纸包好，依次装入瓷罐内，密封盖口，置干燥处	麝香既不变色，也不走香气
酒、蒜‖土鳖虫	在贮箱底四角与中间各分别放上用纸包好的剥皮大蒜1～2个，再装进约10cm厚的土鳖虫，其上喷洒适量的白酒或酒精，再放一层土鳖虫盖住，然后铺上一层草纸，如此反复依次装箱，直至装满，最后将箱盖严	土鳖虫既不发霉，也不生虫

表 4-2-5　中药饮片分类贮藏养护

中药饮片类型	常见变质现象	贮藏养护措施
含淀粉较多的饮片	易霉变、虫蛀	置通风阴凉干燥处，防虫蛀及鼠咬
含糖分及黏液质较多的饮片	易吸潮变软发黏、霉变和虫蛀	置通风干燥处，密封储存，防霉蛀
含挥发油较多的饮片	易香气散失或泛油；受潮则易霉变和虫蛀	置阴凉干燥处，防蛀
炒制类饮片	易被虫蛀或鼠咬	贮干燥容器内，置通风干燥处，防蛀
酒、醋、糖、蜜炙饮片	易污染霉变或遭虫害	应贮于密闭容器中，置通风干燥处，防蛀
盐水炙饮片	易吸湿受潮；库温过高或空气相对湿度过低时则盐分从表面析出	应贮密闭容器内，置通风干燥处，防潮
蒸煮类饮片	常含有较多水分，蒸煮后易受真菌侵染，饮片表面附着真菌菌丝	宜贮干燥容器内，密闭，置通风干燥处，防霉、防蛀
曲类饮片	易虫蛀、霉变、泛油或鼠咬；霜类饮片，易泛油	二者均宜密闭贮阴凉干燥处，不宜久贮
矿物加工类饮片	易失去结晶水而风化，在湿热条件下又易潮解	宜贮缸、罐中，密闭，置阴凉处，防风化、潮解
花类药材	易变色，香气散失	密封储存，避光，储存期不宜超过1年
动物类药材	易虫蛀、霉变、泛油变质	密闭或伴花椒同贮
叶和全草类饮片		贮干燥处，贮期不宜过长

复习思考

一、单项选择题

1. 中药饮片若贮藏不当，会发出油败气味，此变异现象为（　　）

　　A. 泛油　　　　　　　　B. 气味散失

　　C. 潮解　　　　　　　　D. 虫蛀

　　E. 风化

2. 最易变色的中药饮片是（　　）

　　A. 根类饮片　　　　　　B. 皮类饮片

　　C. 种子类饮片　　　　　D. 叶类饮片

　　E. 花类饮片

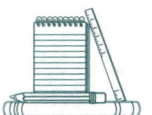

3. 饮片的水分一般不宜超过（　　　）

　　A. 7%　　　　　B. 9%　　　　　C. 11%　　　　　D. 13%　　　　　E. 15%

4. 中药饮片变色的内因是（　　　）

　　A. 氧气　　　B. 成分　　　C. 氧化　　　D. 温度　　　E. 湿度

5. 下列饮片除哪项外均易虫蛀、霉变（　　　）

　　A. 大枣、杏仁　　　　　　　　B. 乳香、没药

　　C. 人参、桑椹　　　　　　　　D. 天花粉、葛根

　　E. 当归、甘草

6. 最易散失气味的中药饮片是（　　　）

　　A. 大黄　　　B. 肉桂　　　C. 乳香　　　D. 泽泻　　　E. 山药

二、多项选择题

1. 中药饮片常见的变异现象有（　　　）

　　A. 虫蛀　　　B. 霉变　　　C. 泛油　　　D. 变色　　　E. 粘连

2. 中药饮片散气变味的因素有（　　　）

　　A. 饮片性质　　　　　　　　B. 温湿度

　　C. 包装不严　　　　　　　　D. 霉菌污染

　　E. 害虫蛀蚀

3. 泛油的因素有（　　　）

　　A. 成分　　　B. 温度　　　C. 湿度　　　D. 贮藏　　　E. 污染

扫一扫，查阅
复习思考题答案

扫一扫，查阅
本模块 PPT、
视频等数字资源

项目三　中成药贮藏与养护

【学习目标】

　1. 掌握中成药常见变异现象及影响因素。

　2. 熟悉中成药的贮藏方法。

　3. 了解中成药的养护方法。

中成药的原料多来源于动植物，其组方复杂、成分多样，其质量受外部环境和内在因素等多方面影响，出现一系列质量问题。因此要求药品生产企业、经营企业和使用单位要严格根据中成药的特点来生产、运输、储藏养护，确保中成药质量安全，防止中成药质量事故的发生。而合格中成药质量的保证，必须有科学的储藏方法和条件，若储藏不当，会发生物理、化学变化，使疗效降低，不良反应增大，甚至对人体健康造成严重危害。

任务一　中成药贮藏常见变异现象

一、中成药常见变异现象

中成药最常见的变质现象有虫蛀、霉变、发硬、粘连、发酵、返砂、沉淀、变色开裂等。

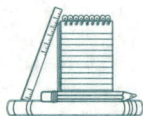

1. 虫蛀 蜜丸、水蜜丸、水丸等有时发生虫蛀，丸药表面形成孔洞，甚者蛀成粉末状，并有虫的排泄物，严重影响质量。虫蛀的原因与原料药成分、温湿度影响、贮存时间久、包装材料等因素有关。

2. 霉变 空气中的霉菌孢子感染药物，在适宜的温度、湿度条件下生成菌丝，形成霉变。蜜丸、水丸、散剂发霉后出现白色或其他颜色的霉点，并可改变药物应有的气味。糖浆、膏滋剂发霉后则出现白色絮状物。

3. 发硬 蜜丸因长期贮存，失去水分而发硬。外用膏药也有因存期过久而干枯发硬，失去黏性，不能使用。

4. 粘连 是因受热、受潮而致变形粘连在一起的变质现象。如胶剂、颗粒剂一经粘连则失去其原来形状，结块成饼，影响质量。

5. 发酵 是指内服膏剂或糖浆之类成药，因受热、受潮，在酵母菌作用下，膨胀酸败变质。

6. 返砂 指内服膏剂出现析出糖的结晶现象。造成"返砂"的原因，除工艺操作时糖的转化不完全外，还有在贮藏中温度过高、水分蒸发等原因，从而影响药品质量。

7. 沉淀 酒剂、露剂、注射剂等液体制剂，由于灭菌操作不严、过滤不清或贮藏过久，使药物产生絮状沉淀而变质。

8. 变色、开裂 一般指片剂、丸剂等药品，由于受潮、受热、日光的影响或因贮存日久会变色、开裂，影响质量。

二、影响因素

同中药饮片变异影响因素一样，中成药变异的影响因素也分外在因素和自身因素。外界影响因素主要有温度、湿度、空气、日光、微生物（霉菌）及害虫等，若不按规定条件贮藏，受其影响，中成药就会产生复杂的物理和生物化学的变化而发生变质。中成药是固定处方制剂，一般都由多味中药组成，且中成药有多种剂型，因此中成药质量变异的内因不外乎组成中成药的原料药性质，以及制作方法、剂型、包装环境、包装质量好坏等，即使同样的原材料，制作方法或剂型不同，其质变程度也不尽相同。

任务二 中成药贮藏与养护

一、中成药的贮藏方法

中成药合理的贮藏保管方法，是保障用药安全、有效的重要环节。中成药因剂型不同，贮藏保管方法也不同。

1. 散剂 散剂的吸湿与风化较显著，故须充分干燥，包装材料防潮性能好。一般散剂用防潮、韧性大的纸或塑料薄膜包装折口或熔封后，再装入外层袋内，封口。含有挥发性成分的散剂应用玻璃管或玻璃瓶装，塞紧，沾蜡封口。对含糖、贵重及急救的散剂如紫雪散、安宫牛黄散等，宜密封在瓷质、玻璃、金属等容器内贮存，必要时还应置吸潮剂，贮存较大量散剂时，可酌加防腐剂，以防久贮变质发霉。另外有些散剂还须避热、避光，防鼠害、虫蛀。除另有规定外，散剂应密闭贮存，含挥发性药物或吸潮药物的散剂应密封贮存。

2. 丸剂 中药丸剂分为蜜丸、水蜜丸、水丸、糊丸、蜡丸和浓缩丸等类型。蜜丸、水蜜丸含蜂蜜，受潮易霉变、黏结、虫蛀、蜜味减失；水丸易干枯失泽，受潮易霉变、虫蛀；糊丸、

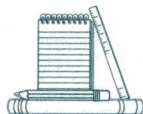

浓缩丸也类同。因此，丸剂宜密封，置阴凉干燥处贮藏，防潮湿和微生物污染。

3.片剂　片剂因含药材粉末或浸膏量较多，因此当气温高时，片剂极易吸潮、松片、裂片以致粘连、霉变等，发现上述现象则不能使用。温度过低，则药品干裂，影响质量。片剂常用无色、棕色玻璃瓶或塑料瓶封口加盖密封，亦可用塑料袋包装密封。置于室内凉爽、通风、干燥处。除另有规定外，片剂应密封贮存。

4.颗粒剂　颗粒剂含有浸膏及大量糖粉、淀粉等辅料，极易受潮结块、发霉。通常装入塑料袋或铝塑包装袋，袋口热熔封严，置于室内阴凉、干燥处，要遮光，防潮，防高温。

5.胶囊剂　胶囊剂容易吸收水分，轻者可鼓胀，胶囊表面浑浊，严重时可霉变、粘连，甚至软化、破裂；遇热则易软化、粘连；但过于干燥，水分过少，则宜脆裂，因此贮存温度不宜超过30℃，应置于室内阴凉干燥处。除另有规定外，胶囊剂应密封贮存。

6.糖浆剂　糖浆剂的常用辅料为蔗糖。蔗糖是一种营养物质，其水溶液很容易被霉菌、酵母菌等所污染，使糖浆被分解而酸败、混浊。盛装容器一般为容积不超过500mL的棕色细颈瓶，于灌装后密封，贮藏于室内阴凉干燥处，应避光、防潮、防热等。

7.含乙醇的中药制剂、中药酊剂、酒剂、流浸膏等制剂　这些制剂皆含乙醇（或白酒），具有良好的防腐作用，故贮藏过程中相对比较稳定。但由于乙醇易挥发，故应密闭存放。夏季应避热，冬季应防冻，置于室内阴凉干燥处贮藏。

8.注射剂　中药注射剂目前多是提取其水溶性有效成分制成。一些高分子化合物，如鞣质、树脂、树胶、色素等，在贮藏过程中可因条件的变化，发生氧化、水解、聚合等反应，逐渐出现浑浊或沉淀，宜避光、避热、防冻保管。

9.膏药　多种膏药中含有挥发性药物，如冰片、樟脑、麝香等，如贮藏时间过久，有效成分易散失；如贮藏环境过热，膏药易渗过纸或布面；如贮藏环境过冷或吸湿性过大，膏药黏性会降低，贴时易脱落。故宜密闭贮藏，置于干燥阴凉处，防热、防潮、避风贮藏。

10.栓剂　栓剂是以可可豆油或甘油明胶等为基质而制成的，熔点较低，遇热容易软化变形。甘油明胶有很强的吸湿性，易吸湿而霉变。空气中湿度过低时，它又可析出水而风化干化。故在贮存中应独立包装，以免互相接触发生粘连或变形。宜置于室内阴凉干燥处，密闭贮藏在30℃以下。

11.合剂　合剂成分复杂，久贮容易变质，故在制剂中应注意卫生，必要时加防腐剂，灌装后密封。应于防潮、遮光、凉爽处保存与养护。

12.茶剂　茶剂制成后应先阴至半干，然后晒干或加热进行低温烘干，待充分干燥后放冷，每块以纸包或袋装，置木箱内贮存。茶剂为药材粗粉，包装又简易，极易吸潮霉蛀，挥发油成分又易散失。故茶剂必须贮于干燥、通风处，严防受潮，最好不要久贮，约1年为宜。

二、中成药的养护技术

中成药的养护要比中药饮片的养护简单些，因中成药包装都经国家药品监督管理部门审核批准，符合规定要求，对药品起到防护作用，能有效保障药品的质量。但结合中成药的不同剂型，下边介绍中成药养护注意事项。

1.遮光　遮光是指用不透光或棕色的材料包装或遮盖。对日光照射后容易变质的中成药，要遮光保存。如存放在棕色瓶内，或用黑纸等不透光的材料遮盖。常见的糖浆剂常用深色瓶子盛装。

2.密闭和密封　密闭是指将容器密闭，以防止尘土异物进入；密封是指将容器密封，以防

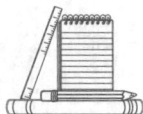

止风化、吸潮、挥发或异物污染。密闭可防止昆虫、老鼠的侵入，密封可有效控制温湿度。怕生虫、怕冻、怕热、怕潮、怕过分干燥的中成药，可存放于密室、箱、柜、缸等密闭或密封环境内。

3. 控制温度　将中成药置于密闭的环境中，根据制剂性质使用温度控制系统，控制环境温度在适宜范围。

4. 控制湿度　将中成药置于密闭或封闭的环境中，湿度太大时，放入生石灰等吸湿剂吸湿；过分干燥时，可在密闭或封闭环境的底部洒水或用加湿器增加密闭或封闭环境中的水分含量，以加大湿度。大量贮存时，使用湿度控制系统。

5. 单独保管　名贵、毒剧或其他特殊性质的中成药要专库（专柜）、专人保管养护，实行双人双锁管理。

知识链接

中成药保管小常识

随着居民对健康的重视及药店的普及，很多家庭都会常备一些感冒、发烧、咳嗽的应急药品。很多身患慢性病的中老年人因为长期用药的原因，通常有"囤药"的习惯，容易造成药品用不完而被剩下和浪费。过期药品不仅浪费资源，还可能耽误病情，增加人体危害。服用过期药品，发生不良反应风险的可能增加，轻者引起不适反应，重者危及生命。减少和杜绝过期药的最好办法，还是合理购药、安全用药。中成药要随用随买，不要一次性购买大量药品，并定期清理家中小药箱里过期的中成药，每人都是节约小能手。

作为药师，指导好患者药品保存，一般要求放在干燥、阴凉、避光的地方，个别药品需要在冰箱中保存。家庭药箱应固定地点存放，选择的地点应方便取用且小孩不易接触。卧室和客厅为首选，而不宜放在厨房、厕所、阳台等高温、潮湿或阳光直射的地方。每3～6个月清查一次药箱，凡是超过有效期、变质、标签脱落或内包装破损的药品，应废弃不用，按有毒有害垃圾处理，必要时及时更新。居家备药应保留药品说明书，并养成使用前仔细阅读药品说明书的习惯，不清楚事项应咨询药师。

复习思考

一、单项选择题

1. 易虫蛀的常见剂型是（　　　）

　　A. 蜜丸　　　　　B. 片剂　　　　　C. 栓剂　　　　　D. 颗粒剂　　　　　E. 胶囊剂

2. 最易霉变的剂型是（　　　）

　　A. 丸剂　　　　　B. 合剂　　　　　C. 酊剂　　　　　D. 针剂　　　　　E. 糖浆剂

3. 颗粒剂易（　　　）

　　A. 虫蛀、霉变　　　　　　　　B. 吸湿、风化

　　C. 结块、发霉　　　　　　　　D. 粘连、软化

　　E. 糖易结晶析出

4. 片剂在贮藏中易（　　　）

　　A. 虫蛀　　　　　B. 霉变　　　　　C. 挥发　　　　　D. 沉淀　　　　　E. 酸败

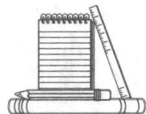

5. 口服液在贮藏中易（　　）

   A. 虫蛀　　　　B. 霉变　　　　C. 挥发　　　　D. 沉淀　　　　E. 酸败

二、多项选择题

1. 易虫蛀的中成药剂型有（　　）

   A. 蜜丸　　　　B. 水丸　　　　C. 散剂　　　　D. 茶剂　　　　E. 糖浆剂

2. 易沉淀的中成药剂型有（　　）

   A. 酒剂　　　　B. 针剂　　　　C. 口服液　　　D. 酊剂　　　　E. 煎膏

3. 易挥发的中成药剂型有（　　）

   A. 芳香水剂　　B. 酊剂　　　　C. 丸剂　　　　D. 针剂　　　　E. 口服液

扫一扫，查阅
复习思考题答案

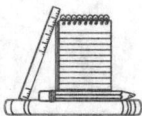

模块五　技能实训

实训一　戥秤的使用

【实训目的】

1. 熟悉戥秤的结构组成、量程范围。

2. 掌握戥秤的持握、校对方法。

3. 学会戥秤使用的规范操作。

4. 能正确使用戥秤准确称取中药饮片。

【实训任务】

1. 认识戥秤　说出戥秤的结构组成，熟悉戥星对应的重量。

2. 使用戥秤　学会戥秤的规范操作；用戥秤（量程250g）准确称取规定的中药饮片。

【实训工具与材料】

1. 工具　戥秤。

2. 材料　百合、山茱萸、山药、泽泻、牡丹皮、茯苓、小包装纸。

【实训操作】

两位同学组成一个实训小组，相互协作进行戥秤的识别、戥秤的校对、药物的称量等实训任务的练习。

1. 戥秤结构的识别　①互相指认，说出主要部位的名称；②给出不同重量，找戥星的位置。

2. 戥秤的校对　检查戥秤是否合格。

3. 称取　百合15g，山茱萸12g，山药12g，泽泻9g，牡丹皮9g，茯苓6g。以上6种饮片，使用戥秤分别称取，置于小包装纸上，相互检查操作的规范性和剂量的准确度。

【实训报告】

1. 画出戥秤的示意图　标明主要部位名称与戥秤量程。

2. 按戥秤使用的规范操作步骤填表　见表5-1-1。

表 5-1-1　戥秤使用的规范操作步骤记录表

步骤	操作要点
准备	
对戥	
称取饮片	
收戥秤	

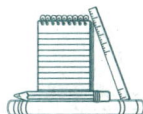

3. 实训成绩评价 教师按戥秤使用技能考核评分表评价，见表 5-1-2。

表 5-1-2 戥秤使用技能考核评分表

项目	评价要求	分值	得分
戥秤的识别	1. 可以准确地识别戥秤的主要组成部位 2. 可以准确地识别戥秤的量程范围与刻度	20	
戥秤的校对	1. 在校对前对戥盘进行清洁 2. 校对时知道戥砣线所处的位置 3. 校对时准确地用右手抓取前纽 4. 校对时可以做到"齐眉对戥"	20	
药物的称量	1. 可以根据称取的剂量选择前后毫与量程 2. 正确采取架戥方法持戥，移动戥砣线时拇指、中指、食指配合协调 3. 右手取药不撒药 4. 可以正确地加减饮片，使戥秤平衡	40	
实训态度	1. 工作服、工作帽整洁无污物，佩戴整齐 2. 不留长指甲、不染指甲 3. 实训前后工作环境保持整洁 4. 实训态度认真严肃，无大声喧哗	20	
总分		100	
教师评语	教师签字		

实训二 审 方

【实训目的】

1. 掌握中药饮片处方审查要点。

2. 能正确识读中药饮片处方，正确处理不合格处方。

3. 能正确审核中药药名、配伍禁忌、妊娠禁忌、毒麻中药常用剂量。

【实训任务】

审查中药饮片处方的前记与后记、药物剂量、用药禁忌等项目，并正确处理不合格处方。

【实训工具与材料】

不合格中药饮片处方若干，审方结果记录表若干份。

【实训操作】

以实训小组为单位，审核 10 张处方，每个实训小组自定 1 名同学假扮医生角色，组员共同合作，通过查找相关资料进行讨论，审核处方是否合格。若不合格，分析原因，并采取相应措施，然后每组派代表解说教师指定处方的审方结果，其他组进行修正或补充完善。

【实训报告】

1. 审方填表 在规定时间内审阅所给处方，并填写审方记录表，见表 5-2-1。

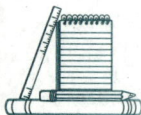

表 5-2-1 审方记录表

处方编号	处方格式审核	药物剂量审核	配伍禁忌和不合理用药审核	审核结论
	不符合要求项目及分析改正	不符合要求项目及分析说明	不符合要求项目及分析说明	

2. 实训思考

（1）中药处方审查要点有哪些？

（2）不合格处方应如何处理？

3. 实训成绩评价 教师按审方技能考核评分表评价，见表 5-2-2。

表 5-2-2 审方技能考核评分表

项目	评分细则	分值	得分
处方格式	处方前记内容应齐全	20	
	医师应签全名		
	药名使用正确规范（别名、并开名、错别字等）		
	需特殊处理的药物标注（脚注）应正确		
	处方应分列饮片名称、数量、煎煮方法和用法用量		
药物剂量审查	毒麻中药超剂量	20	
	超剂量处有签名		
配伍禁忌和不合理用药审查	"十八反""十九畏"	20	
	妊娠用药禁忌		
	重复用药		
处方审核结论	□合格 □不合格 审核结论正确得全分，否则不得分	10	
不合格处方处理措施	方式正确，即直接与医生联系，处方审核存在的问题清楚明白告知医生	15	
职业素养	工作服、帽穿戴整齐洁净	15	
	不留长指甲、不染指甲		
	与人沟通协作、责任心强		
		100	
教师评语		教师签字	

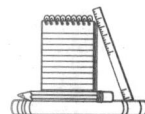

【审方实训处方参考】

<u>　　　　　　　　　　</u>医院处方笺

费别：	□公费　√自费 □医保　□其他	医疗证/医保卡号：	处方编号：1

姓名：×××
门诊/住院病历号：××××××
临床诊断：风热感冒

性别：□男　√女　年龄：30 岁
科别（病区/床位号）：中医科
开具日期：××××年××月××日

住址/电话：××市××区××路××小区××栋××房/××××××××

Rp

　　双花 15g　连翘 15g　桔梗 6g　荆芥 4g　国老 5g　牛蒡子 9g　陈皮 6g
　　淡豆豉 5g　大力子 6g　薄荷 6g（后下）　淡竹叶 15g　甘草 6g
　　　　　　3 剂，每日煎服 1 剂，早晚各 1 次

医　师：×××	药品金额：	
审核药师：	调配药师/士：	核对、发药药师：

<u>　　　　　　　　　　</u>医院处方笺

费别：	□公费　√自费 □医保　□其他	医疗证/医保卡号：	处方编号：2

姓名：×××
门诊/住院病历号：××××××
临床诊断：外感风热

性别：√男　□女　年龄：40 岁
科别（病区/床位号）：中医科
开具日期：××××年××月××日

住址/电话：××市××区××路××小区××栋××房/××××××××

Rp

　　枯芩 6g　菊花 9g　白芍 6g　生地 9g　半夏 9g　花粉 6g　二母各 5g
　　柴胡 6g　葛根 6g　粉丹皮 9g　甘草 3g
　　　　　　5 剂，每日煎服 1 剂，早晚各 1 次

医　师：×××	药品金额：	
审核药师：	调配药师/士：	核对、发药药师：

<u>　　　　　　　　　　</u>医院处方笺

费别：	□公费　√自费 □医保　□其他	医疗证/医保卡号：	处方编号：3

姓名：×××
门诊/住院病历号：××××××
临床诊断：食积便秘

性别：√男　□女　年龄：25 岁
科别（病区/床位号）：中医科
开具日期：××××年××月××日

住址/电话：××市××区××路××小区××栋××房/××××××××

Rp

　　忍冬花 15g　大黄 10g（后下）　丹参 10g　　黄连 6g　郁金 15g　威灵仙 50g
　　鸡内金 6g　金钱草 30g　木香 10g　朴硝 10g　茵陈 20g　枳壳 15g
　　　　　　3 剂，每日煎服 1 剂，早晚各 1 次

医　师：×××	药品金额：	
审核药师：	调配药师/士：	核对、发药药师：

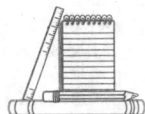

_____医院处方笺

费别：	□公费 √自费 □医保 □其他	医疗证 / 医保卡号：	处方编号：4

姓名：×××　　　　　　　　　　　　　　性别：√男 □女　　年龄：45 岁
门诊 / 住院病历号：××××××　　　　　科别（病区 / 床位号）：中医科
临床诊断：胸中血瘀证　　　　　　　　　开具日期：××××年××月××日

住址 / 电话：××市××区××路××小区××栋××房/××××××××

Rp
　　丹参 12g　　白芷 12g　　黄芪 12g　　制草乌 6g　　白术 9g　　枣王 9g　　白及 9g　　番木鳖 0.6g
　　砂蔻仁各 9g　　钩丁 9g　　枇杷叶 9g　　龟板 9g　　甘草 6g
　　　　　　　　　　　　3 剂，每日煎服 1 剂，早晚各 1 次

医　师：×××	药品金额：	
审核药师：	调配药师 / 士：	核对、发药药师：

_____医院处方笺

费别：	□公费 √自费 □医保 □其他	医疗证 / 医保卡号：	处方编号：5

姓名：×××　　　　　　　　　　　　　　性别：√男 □女　　年龄：50 岁
门诊 / 住院病历号：××××××　　　　　科别（病区 / 床位号）：中医科
临床诊断：气血两虚　　　　　　　　　　开具日期：××××年××月××日

住址 / 电话：××市××区××路××小区××栋××房/××××××××

Rp
　　当归 12g　　生地 12g　　麦冬 9g　　双花 9g　　砂蔻皮各 6g　　川贝母 9g
　　贡果 9g　　车前子 9g　　木香 12g　　草乌 6g　　钩藤 9g　　海南子 9g
　　红花 9g　　白芍 12g　　甘草 6g
　　　　　　　　　　　　5 剂，每日煎服 1 剂，早晚各 1 次

医　师：×××	药品金额：	
审核药师：	调配药师 / 士：	核对、发药药师：

_____医院处方笺

费别：	□公费 √自费 □医保 □其他	医疗证 / 医保卡号：	处方编号：6

姓名：×××　　　　　　　　　　　　　　性别：√男 □女　　年龄：40 岁
门诊 / 住院病历号：××××××　　　　　科别（病区 / 床位号）：中医科
临床诊断：气虚血瘀证　　　　　　　　　开具日期：××××年××月××日

住址 / 电话：××市××区××路××小区××栋××房/××××××××

Rp
　　木香 12g　　枣王 9g　　麦冬 9g　　双钩 9g　　甘遂 6g
　　当归 12g　　甘草 6g　　巴入 9g　　金银花 9g　　白芷 12g
　　腹皮子各 3g　　申姜 6g　　柴胡 6g　　桑枝 9g　　生地 12g
　　　　　　　　　　　　5 剂，每日煎服 1 剂，早晚各 1 次

医　师：×××	药品金额：	
审核药师：	调配药师 / 士：	核对、发药药师：

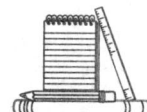

_____医院处方笺

费别：	□公费　√自费 □医保　□其他	医疗证/医保卡号：	处方编号：7

姓名：×××　　　　　　　　　　　　　　　性别：√男　□女　　年龄：29 岁
门诊/住院病历号：×××××　　　　　　　科别（病区/床位号）：中医科
临床诊断：风热感冒　　　　　　　　　　　开具日期：××××年××月××日

住址/电话：××市××区××路××小区××栋××房/××××××××

Rp

　　当归 12g　　国老 6g　　　木香 9g　　生地 12g　　　藜芦 6g　川军 6g　车前子 9g
　　桑叶 9g　　细辛 5g　　　白芷 12g　　二术各 9g　　　川贝母 9g　红花 9g
　　　　　　　　　　　3 剂，每日煎服 1 剂，早晚各 1 次

医　师：×××	药品金额：	
审核药师：	调配药师/士：	核对、发药药师：

_____医院处方笺

费别：	□公费　√自费 □医保　□其他	医疗证/医保卡号：	处方编号：8

姓名：×××　　　　　　　　　　　　　　　性别：√男　□女　　年龄：31 岁
门诊/住院病历号：×××××　　　　　　　科别（病区/床位号）：中医科
临床诊断：血瘀证　　　　　　　　　　　　开具日期：××××年××月××日

住址/电话：××市××区××路××小区××栋××房/××××××××

Rp

　　丹参 12g　　　白芷 12g　　　玉果 9g　　江子 6g　　　龙牡各 9g　　王不留行 9g
　　枇杷叶 9g　　藜芦 6g　　　生地 9g　　钩藤 9g　　　雷丸 3g　　甘草 6g
　　　　　　　　　　　5 剂，每日煎服 1 剂，早晚各 1 次

医　师：×××	药品金额：	
审核药师：	调配药师/士：	核对、发药药师：

_____医院处方笺

费别：	□公费　√自费 □医保　□其他	医疗证/医保卡号：	处方编号：9

姓名：×××　　　　　　　　　　　　　　　性别：√男　□女　　年龄：26 岁
门诊/住院病历号：×××××　　　　　　　科别（病区/床位号）：中医科
临床诊断：风湿痹证　　　　　　　　　　　开具日期：××××年××月××日

住址/电话：××市××区××路××小区××栋××房/××××××××

Rp

　　当归 10g　　麦冬 9g　　　贡果 12g　　木香 10g　　　荆防各 6g
　　车前子 9g　双花 6g　　　草乌 9g　　贝母 6g　　　甘草 6g
　　红花 6g　　钩藤 9g　　　白芍 12g　　海南子 6g
　　　　　　　　　　　3 剂，每日煎服 1 剂，早晚各 1 次

医　师：×××	药品金额：	
审核药师：	调配药师/士：	核对、发药药师：

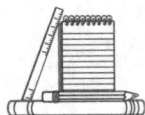

_____医院处方笺

费别：	□公费　√自费 □医保　□其他	医疗证/医保卡号：		处方编号：10

姓名：×××
门诊/住院病历号：××××××
临床诊断：冠心病

性别：√男　□女　年龄：40岁
科别（病区/床位号）：中医科
开具日期：××××年××月××日

住址/电话：××市××区××路××小区××栋××房/××××××××

Rp

薤白 30g　　半夏 10g　　香附 10g　　吴茱萸 10g　　知母 10g　　白术 10g
枳实 10g　　石菖蒲 30g　　附子 6g　　柴胡 10g　　泽泻 10g　　全瓜蒌 30g
3 剂，每日煎服 1 剂，早晚各 1 次

医　师：×××	药品金额：	
审核药师：	调配药师/士：	核对、发药药师：

实训三　计　价

【实训目的】

1. 学会计算处方总价的方法。

2. 能用计算器准确计算处方总价。

【实训任务】

参照中药饮片价格参考表，用计算器准确计算下列 10 张处方的价格。

【实训工具与材料】

1. 工具　计算器。

2. 材料　处方及价目表。

【实训操作】

两位同学一组，参考中药饮片零售价格表（表 5-3-2）中的中药价格、计价用处方表（表 5-3-1）中的处方内容与剂数，每人计算 10 张处方，得数对比，不一致的重新核算，直至答案统一，将每方的单价和总价填入处方价格记录表，见表 5-3-3。

表 5-3-1　计价用处方表

序号	处方内容	剂数
处方 1	柴胡 12g，黄芩 9g，党参 6g，姜半夏 9g，枳壳 10g，甘草 5g	3
处方 2	黄芩 9g，黄连 9g，黄柏 9g，大黄 6g，栀子 6g，金银花 6g，连翘 6g	5
处方 3	生地黄 30g，香附 10g，沙参 10g，天冬 10g，麦冬 10g，牡丹皮 10g，金铃子 6g，枸杞子 10g	3
处方 4	红花 6g，当归 10g，生地黄 10g，川芎 10g，枳实 9g，木瓜 10g，化橘红 10g，川军 6g，乳没 20g	7
处方 5	党参 10g，茯苓 10g，白术 10g，薄荷 6g，酸枣仁 6g，灵芝 10g，龙牡（各）18g，沙参 10g，甘草 6g	5
处方 6	柴胡 12g，陈皮 9g，川芎 6g，香附 6g，薄荷 6g，芍药 6g，甘草 3g	6
处方 7	桃红 24g，当归 12g，生地黄 12g，川芎 6g，赤芍 6g，牛膝 9g，枳壳 6g，柴胡 3g，桔梗 6g，甘草 3g	2

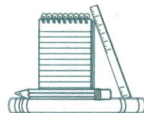

序号	处方内容	剂数
处方8	石膏30g，桔梗12g，牡丹皮12g，金银花6g，野菊花6g，薄荷6g，大力子15g，山楂10g，蔓荆子10g	3
处方9	菊花9g，莲子15g，板蓝根10g，瓦楞子20g，石斛12g，白芍9g，天花粉9g，薄荷10g，延胡索20g	5
处方10	枳壳15g，砂仁9g，郁金12g，三棱10g，佛手9g，鸡血藤15g，升麻6g，乳香9g，龙骨30g	5

表 5-3-2　中药饮片零售价格表

序号	药品名称	价格（元/10g）	序号	药品名称	价格（元/10g）	序号	药品名称	价格（元/10g）
1	白芍	0.6	27	鸡内金	0.2	53	山楂	0.6
2	白术	0.8	28	鸡血藤	0.1	54	山茱萸	1.5
3	板蓝根	0.4	29	姜半夏	1.3	55	射干	0.9
4	薄荷	0.2	30	金银花	1.2	56	神曲	0.2
5	苍术	0.3	31	黄柏	0.4	57	升麻	0.2
6	柴胡	1.3	32	黄连	1.9	58	生地黄	0.4
7	陈皮	0.2	33	桔梗	0.7	59	石膏	0.1
8	赤芍	0.5	34	菊花	11.2	60	石斛	0.3
9	川楝子	0.3	35	化橘红	0.5	61	熟大黄	0.4
10	川芎	0.5	36	苦杏仁	0.4	62	熟地黄	0.5
11	大黄	0.4	37	连翘	0.5	63	酸枣仁	0.8
12	丹参	0.5	38	莲子	0.8	64	栀子	1
13	当归	0.6	39	灵芝	1.4	65	桃仁	0.8
14	党参	0.7	40	龙骨	0.2	66	天冬	0.7
15	牛蒡子	0.2	41	麦冬	0.7	67	天花粉	0.5
16	防风	1.9	42	蔓荆子	0.3	68	瓦楞子	0.7
17	防己	0.9	43	没药	1.3	69	乌梅	0.5
18	佛手	0.5	44	牡丹皮	0.5	70	五味子	1.6
19	茯苓	0.4	45	牡蛎	0.1	71	香附	0.5
20	甘草	0.5	46	木瓜	0.2	72	玄参	0.3
21	枸杞子	0.7	47	牛膝	0.5	73	延胡索	0.6
22	瓜蒌	0.4	48	乳香	1.3	74	野菊花	0.7
23	何首乌	0.5	49	三棱	0.4	75	郁金	0.3
24	红花	1	50	沙参	0.6	76	知母	0.9
25	黄芪	0.6	51	砂仁	1.6	77	枳壳	0.4
26	黄芩	0.8	52	山药	0.9	78	枳实	0.5

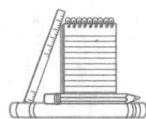

【实训报告】

1.记录实训结果 根据计算结果填写处方价格记录表,见表 5-3-3。

表 5-3-3 处方价格记录表

处方号	
单价	
总价	

2.实训成绩评价 教师按计价实训成绩评价表评价,见表 5-3-4。

表 5-3-4 计价实训成绩评价表

考核内容	技能要求	分值	得分
计算方法	每味药价等于药剂量乘以单价 (注:每味药价尾数不得进位或舍去)	10	
	每剂药价等于各味药价之和 (注:每剂药价尾数按四舍五入到分)	10	
	处方药价等于每剂药价乘以剂数	10	
	并开药名中的单味药按总量的平均值计算	10	
常规要求	自费药价单列	10	
	不同规格或贵重药药价应在其药名的顶部注明	10	
	原方复配时应重新计价,不得随原价	10	
	计价时使用蓝色或黑色钢笔、圆珠笔	10	
	将单价、总价填写在处方相应的位置	10	
准确度	计价准确无误,误差应少于 0.05 元 / 剂	10	
成绩		100	

实训四 处方调配

【实训目的】

1.掌握处方调配流程。

2.熟悉包装纸的选择与码放。

3.掌握分剂量手法与原则。

4.掌握处方调配顺序与饮片排放方法。

5.掌握特殊处理药物品种。

【实训任务】

1.包装纸的选择与码放 能根据药量的多少、体积的大小选择包装纸,并掌握包装纸的码放方法。

2.处方调配顺序和饮片排放顺序 明确按处方顺序调配,并说明药物的排放原则。

3.饮片生、炙和并写应付 熟悉生、炙饮片的应付;掌握并写药物名称及其应付方法。

4.分剂量方法 掌握等量递减法。

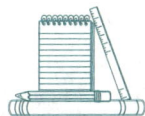

5. 特殊用法药物处理   掌握特殊用法药物品种，并在包装纸上注明用法。

【实训工具与材料】

1. 工具   戥秤、铜缸。

2. 材料   处方一张，饮片若干，不同规格包装纸若干。

【实训操作】

两位同学组成一个实训小组，相互协作进行处方审核、包装纸码放、药物的称量、分戥、特殊用法和并写药物记忆等实训任务的练习。

1. 处方内容审核   ①互相指认，说出应选用包装纸的大小、处方中包括的特殊用法药名、并开药名；②相互提问处方药物应付，明确生、炙品种。

2. 包装纸码放   是否规范。

3. 处方调配   每人分别按照处方调配，相互检查操作的规范性、剂量的准确度和调配速度、调配是否按顺序、分戥是否遵循"等量递减法"。

处方一：桑叶 10g，金银花 6g，菊花 6g，蔓荆子 10g，薄荷 6g，莱菔子 15g，连翘 10g，芦根 12g，桔梗 6g，炙甘草 6g。

处方二：枳壳 10g，延胡索 10g，羌活、独活各 20g，川芎 10g，茯苓 12g，干姜 6g，芍药 6g，苦杏仁 6g，炙甘草 6g。

处方三：黄芩 10g，栀子 10g，当归 6g，车前子 6g，木通 6g，生地黄 12g，黄柏 10g，甘草 6g。

【实训报告】

1. 简述题   写出调配的流程及调配中应遵循的原则和注意事项。

2. 填写调配规范操作步骤表   见表 5-4-1。

表 5-4-1   调配规范操作步骤表

步骤	操作要点
准备工作	
审方	
校戥、称量、分剂量	
特殊用法药物和并开药名调配	

3. 实训成绩评价   教师按处方调配实训成绩评价表评价，见表 5-4-2。

表 5-4-2   处方调配实训成绩评价表

项目	评价标准	分值	得分
准备工作 （20分）	着装：（束紧袖口）衣服清洁，双手清洁，不留长指甲	4	
	检查戥秤是否干净，检查冲筒是否干净	4	
	审慎、包装纸整齐放置 持戥：左手持戥，手心向上 查戥：是否干净，戥线不绕，戥盘水平	8	
	校戥：举戥齐眉，面向顾客，左手不接触	4	

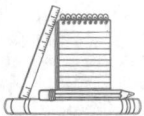

续表

项目	评价标准	分值	得分
调配 （80分）	审方	8	
	门票：摆放整齐合理	4	
	拉斗：适度，动作熟练 抓药：戥斗靠近，手心向上取药，反手入戥，不撒药 正确称量 推斗：称量后随手推斗，不撒药	8	
	正确分戥	4	
	面向顾客展示称量无误	4	
	临时捣碎药品正确	6	
	捣药动作规范，匀而快，动作熟练	4	
	按处方顺序取药，药味按顺序摆放，间隔平放	6	
	正确处理需特殊煎煮的药材	6	
	调配后自查	6	
	签字	4	
	单味剂量准确	10	
	全方剂量准确	10	
总分		100	

实训五　发　药

【实训目的】

1. 熟悉发药流程。

2. 掌握发药交代的具体内容。

3. 学会与患者交流的语言技巧。

【实训任务】

将调配完毕的药品发出。

【实训工具与材料】

1. 工具　叫号机。

2. 材料　已调配完并包装好的大承气汤。

【实训操作】

两位同学组成一个实训小组，以角色扮演的形式，进行发药练习，互相给对方扮演患者，相互检查发药流程是否完整，发药交代是否准确。

1. 发药人首先要查处方，确认是否有用药不适宜的情况。确认没有问题后再核对药品。查看剂数是否与处方相符，大黄、芒硝是否单包；包装袋是否为内服袋，包装是否完好。

2. 扫描处方条形码，点击"直接叫号"栏，呼叫患者，核对患者取药凭证，询问患者就诊的科别、医师、药品金额等，确认与处方一致。

3. 将包装好的大承气汤交给患者，并与患者共同查对剂数、单包药是否齐全。同时交代患

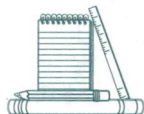

者先煎煮厚朴和枳实，大黄后下，芒硝冲服，要趁热顿服，身体好的可以两剂药一起服用，通常情况下十几分钟就会有反应。通畅后立即停药。

4. 对患者说"您的药齐了"。

5. 发药人在处方"复核发药"栏签字或盖章。

6. 清场。

【实训报告】

1. 填写发药流程表　见表 5-5-1。

表 5-5-1　发药流程表

步骤	操作要点
审查核对	
叫号	
发药与交代	
语言技巧	
签字	

2. 填写发药差错登记表　见表 5-5-2。

表 5-5-2　发药差错登记表

年　　月　　日

姓名	性别	年龄	就诊科室	门诊号		
					责任人	
错误发生情况说明：						
药品是否追回：						
处理意见：						
差错事故分析：						
记录员：						

3. 思考题　患者一般会关心哪些问题？如何解答患者的疑问？结合以往的发药差错登记表，讨论发错药物的原因主要有哪些。

4. 实训成绩评价　教师按发药实训成绩评价表评价，见表 5-5-3。

表 5-5-3　发药实训成绩评价表

项目	评价要求	分值	得分
发药实训	1. 审查处方，确认是否有用药不适宜的情况	10	
	2. 核对药物的种类、剂数与处方是否相符。大黄、芒硝是否单包；包装袋是否为内服袋，包装是否完好	10	
	3. 扫描处方条形码，点击"直接叫号"栏，呼叫患者，核对患者取药凭证	5	
	4. 询问患者就诊的科别、医师、药品金额等，确认与处方一致	10	
	5. 将包装好的大承气汤交给患者，并与患者共同查对剂数、单包药是否齐全	10	
	6. 交代患者先煎煮厚朴和枳实，大黄后下，芒硝冲服，要趁热顿服，身体好的可以两剂药一起服用，通常情况下十几分钟就会有反应。通畅后应立即停药	20	

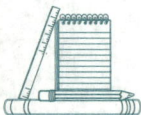

续表

项目	评价要求	分值	得分
发药实训	7. 规范用语的使用	10	
	8. 在处方"复核发药"栏签字,字迹清晰,不潦草	5	
实训态度	1. 白衣整洁无污物 2. 不留长指甲 3. 实训前后工作环境保持整洁 4. 实训态度认真严肃,无大声喧哗	20	
总分		100	
教师评语		教师签字	

实训六 煎 药

【实训目的】

1. 识记中药汤剂制备的质量要求。

2. 掌握汤剂制备的特殊处理方法。

3. 学会解决中药汤剂制备过程中的常见问题。

4. 能严格按照中药汤剂制备的规定规范操作。

【实训任务】

用传统煎煮法制备一般中药汤剂。

【实训工具与材料】

1. 工具 不锈钢锅、电炉子。

2. 材料 大黄、芒硝、厚朴、枳实。

【实训操作】

5 位同学组成一个实训小组,相互协作进行汤剂的浸泡、煎煮及特殊药物的处理等实训任务的练习。

1. 打开事先调剂好的中药饮片包装,将需特殊处理的小药包即大黄、芒硝取出备用,厚朴、枳实倒入煎药锅中。取凉自来水,倒入煎药锅中至超过药物表面 3 ~ 5cm。在室温下浸泡 30 分钟左右,直到饮片断面有水分渗入的潮湿痕迹。大黄放入烧杯中加水浸过药材表面。

2. 第一次煎煮:开火,用武火煮沸,计时。改用文火慢煎 15 分钟。加入大黄(连同浸提液)煎煮 10 分钟,关火。趁热滤取,药液量应控制在每剂 100 ~ 150mL。

3. 第二次煎煮:加水超过药渣 1 ~ 2cm。用武火煮沸,改用文火慢煎 15 ~ 20 分钟。趁热滤取药液并挤榨药渣,药液量应控制在每剂 100 ~ 150mL。

4. 合并两次煎煮药液,混合均匀。

5. 用混合后的药液将芒硝冲开。

6. 做好煎药记录。

7. 清场。对所用器具进行清洗与消毒,对残渣与环境进行清扫与处理,汇总核查各种文字记录。

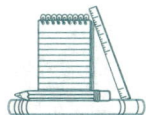

【实训报告】

1. 填写汤剂制备流程表   见表 5-6-1。

表 5-6-1   汤剂制备流程表

步骤	操作要点
准备	
浸泡	
第一次煎煮	
第二次煎煮	
特殊药物处理	

2. 思考题   中药汤剂制备过程中为什么会有一些特殊处理方法？哪些种类的药物需要进行特殊煎煮？

3. 实训成绩评价   教师按煎药实训成绩评价表评价，见表 5-6-2。

表 5-6-2   煎药实训成绩评价表

项目	评价要求	分值	得分
汤剂制备规范化操作	1. 能找出有特殊煎煮需要的饮片 2. 能够正确规范地对有特殊煎煮需要的饮片进行处理 3. 知道每次加水量和收得药液量 4. 可以很好地控制火候，及时进行武火、文火的转变 5. 掌握每次沸后的煎煮时间 6. 总药液量能够控制在正确的范围内	50	
汤剂质量状况	1. 不会将药物煎煮至烧焦烟化 2. 煎煮后的残渣不会留有硬心，能够充分煮透 3. 煎煮后能够过滤充分，药物残渣挤出的残液量不超过残渣的 20% 4. 制备的汤剂能够具有原方剂中药物的特征气味，没有焦煳或其他不正常的霉腐异味 5. 制备的汤剂能够具有相应的色泽，药液应澄明，少量沉淀物经振后能均匀分散，药液中无异物	30	
实训态度	1. 白衣整洁无污物 2. 不留长指甲 3. 实训前后工作环境保持整洁 4. 实训态度认真严肃，无大声喧哗	20	
总分		100	
教师评语		教师签字	

实训七   中成药分类码放

【实训目的】

1. 掌握中成药的陈列原则。

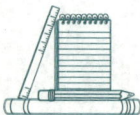

2. 了解中成药的常用分类方法和种类。

3. 会熟练分类、陈列各种中成药。

4. 学会中成药的在库检查，正确填表。

【实训任务】

参观学校模拟中成药房。

1. 通过观察药品，将中成药合理分类摆放。

2. 对在库药品盘点检查，补充新药。

3. 填表，记录相关数据、信息。

【实训工具与材料】

模拟中成药房、中成药货架及柜台各 10 组、中成药包装盒多个、标签等。

【实训操作】

1. 每 2 人为 1 组，负责 20 种中成药分类码放。要求在 20 分钟之内将 20 种中成药按照功效类别的不同进行整理分类、整齐陈列和摆放，动作须迅速，表情充满自信，表现大方，不得有归类错误情况出现。

2. 每 2 人为 1 组，按照内科用药、外科用药、骨伤科用药、皮肤科用药、五官科用药、妇科用药、儿科用药的标识牌陈列中成药。计时开始，结束时学生须向老师报告，老师准确记录此过程学生的用时。

3. 完成在库中成药的盘点检查，及时补充新药。

练习药品分类、上架的正确操作，并做好相关记录。

【实训报告】

1. 填写实训记录表　学生根据实训内容填写以下工作记录表。分类记录见常见中成药分类表（上）和常见中成药分类表（下），中成药在库检查记录见中成药盘点记录表。详见表 5-7-1～表 5-7-3。

表 5-7-1　常见中成药分类表（上）

中成药名称	活血剂	解表剂	清热剂	理气剂	补益剂	温里剂	消食剂
感冒清热颗粒							
保和丸							
元胡止痛片							
人参归脾丸							
牛黄解毒片							
附子理中丸							
逍遥丸							
狗皮膏							
黄连上清丸							
穿心莲片							

（注：在对应的表格内打"√"，将上述药品分类后整齐码放在货架上）

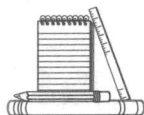

表 5-7-2　常见中成药分类表（下）

分类	常见中成药药名
内科用药	
外科用药	
骨伤科用药	
皮肤科用药	
五官科用药	
妇科用药	
儿科用药	

（注：在对应的表格内填上药名，将上述药品分类后整齐码放在货架上）

表 5-7-3　中成药盘点记录表

日期	品名	规格	生产企业	批准文号	批号	有效期	在库数量	质量	检查人	备注

2. 实训成绩评价　教师按中成药分类码放实训考核表评价，见表 5-7-4。

表 5-7-4　中成药分类码放实训考核表

实训项目	评分标准	分值	得分
职业形象	统一着工作服，戴工作帽，干净整洁	10	
分类	10 分钟内完成，错 1 个扣 2 分	20	
上架	10 分钟内完成，延误 1 分钟扣 2 分	20	
陈列	整齐、正确、美观	10	
在库盘点	发现问题，及时反映	10	
填写记录	正确	20	
清场	检查 20 种药，是否都上架，对工作区清场	10	
	合计	100	

实训八　中成药调剂

【实训目的】

1. 读懂中成药包装、标签及说明书的有关内容。

2. 学会中成药销售技巧并能解决问病售药中常见问题。

3. 学会中成药调剂正确的操作规程。

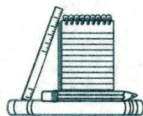

4.熟悉规定的 120 种中成药的功效类别。

5.养成认真负责、一丝不苟的工作作风。

【实训任务】

1.阅读中成药包装、标签及说明书的内容。

2.练习中成药调剂正确的操作规程。

3.问病售药，准确调剂中成药处方。

【实训工具与材料】

1.工具　模拟药房、中成药柜、中药药架。

2.材料　50 个中成药、10 张"问病荐药题目卷"。

附：中成药品种目录（120 种）

（1）内科用药（81 种）

①胸痹用药：复方丹参滴丸（片）、麝香保心丸、速效救心丸、地奥心血康胶囊。

②感冒用药：双黄连颗粒（口服液）、银翘解毒片、川芎茶调丸、午时茶颗粒、感冒清热颗粒、板蓝根颗粒、玉屏风颗粒、九味羌活丸、参苏丸、小柴胡颗粒。

③咳嗽用药：通宣理肺丸、苏子降气丸、川贝枇杷糖浆、急支糖浆、百合固金丸、养阴清肺膏、桂龙咳喘宁胶囊、小青龙合剂。

④暑病用药：十滴水软胶囊、仁丹、六合定中丸、藿香正气水（口服液）、保济丸。

⑤胃痞胃痛用药：越鞠丸、香砂养胃丸、三九胃泰（胶囊）、桂附理中丸、小建中合剂、温胃舒颗粒、养胃舒颗粒、元胡止痛片、良附丸。

⑥伤食用药：大山楂丸、保和丸、健胃消食片。

⑦便秘用药：当归龙荟丸、麻仁润肠丸。

⑧实火证用药：清火栀麦片、牛黄解毒片、黄连上清丸、龙胆泻肝丸、三黄片、一清颗粒、清开灵口服液。

⑨腹泻用药：葛根芩连片、复方黄连素片、香连丸、四神丸。

⑩不寐用药：天王补心丸、刺五加片、柏子养心丸、养血安神片（丸）、安神补脑液。

⑪虚证用药：四君子丸、四物合剂、十全大补丸、八珍丸、归脾丸、大补阴丸、六味地黄丸、知柏地黄丸、生脉饮、左归丸、肾宝合剂、桂附地黄丸、人参健脾丸、参苓白术丸、补中益气丸、阿胶补血颗粒。

⑫痹证用药：独活寄生丸、小活络丸、天麻丸、风湿跌打药酒、国公酒。

⑬淋证用药：三金片、八正合剂、分清五淋丸。

（2）外科用药（5 种）　如意金黄散、梅花点舌丸、紫草膏、小金丸、地榆槐角丸。

（3）骨伤科用药（5 种）　云南白药、正骨水、伤湿止痛膏、跌打丸、颈复康颗粒。

（4）皮肤科用药（2 种）　当归苦参丸、防风通圣丸。

（5）五官科用药（9 种）　千柏鼻炎片（胶囊）、鼻窦炎口服液、复方草珊瑚含片、桂林西瓜霜、健民咽喉片、明目地黄丸、明目上清丸、杞菊地黄丸、马应龙八宝眼膏。

（6）妇科用药（11 种）

①月经不调、痛经用药：加味逍遥丸、逍遥丸、妇科十味片、八珍益母丸、乌鸡白凤丸、益母草膏（口服液）、固经丸、艾附暖宫丸、加味生化颗粒。

②带下病用药：千金止带丸、妇科千金片。

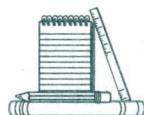

（7）儿科用药（7种）　小儿感冒颗粒、小儿热速清口服液、小儿清热止咳口服液、小儿化食丸、小儿腹泻宁糖浆、儿康宁糖浆、龙牡壮骨颗粒。

说明：问病荐药技能将涉及以上120个成药品种，品种源于《中药调剂员国家职业资格培训教程》和《中国药典》（2020年版）。

【实训操作】

1. 每人发1种中成药药品，仔细阅读药品包装、标签及说明书的内容。

2. 每组讨论感冒类中成药的使用，学习中成药的功效。

3. 每组抽取1张"问病荐药题目卷"交给老师，老师根据题目卷中显示的病证和症状，假扮患者，与各组的1名队员以问答的方式陈述症状。老师不能说出病证，只能在回答选手提问中描述症状（不超过2分钟）。选手与老师问答完毕后，每组可集体商讨（不超过2分钟），最后各组只派一名选手作答。选手须回答三点：其一，老师假扮的患者是何病证？其二，根据病证推荐2种常见的成药。其三，嘱咐患者哪些注意事项？选手回答时间不超过5分钟。评委须简要记录选手的答题内容，现场给分。

【实训报告】

1. 工作记录　学生根据实训内容填写以下工作记录表。分类记录见表5-8-1。

表5-8-1　常见感冒类中成药分类表

感冒药分类	药名一	药名二	药名三	药名四	药名五	药名六	药名七
风寒感冒							
风热感冒							
暑湿感冒							

（注：在对应的表格内列举不少于五种中成药）

2. 实训作业

（1）完成中成药按药理分类的调研（任选两大类并各举三种药物，学习药物的服用方法、储存、包装）。

（2）描述感冒类中成药的常见药品和适用的临床表现。

（3）中成药调剂常规有哪些？

3. 实训评价　教师按问病荐药实训考核表评价，见表5-8-2。

表5-8-2　问病荐药实训考核表

实训项目	评分标准	分值	得分
职业形象	统一着工作服，戴工作帽，干净整洁	10	
角色扮演	逼真	20	
诊断病证	正确	20	
推荐成药	正确	20	
注意事项	正确	20	
完成时间	超时扣分	10	
合计		100	

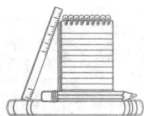

实训九 中药的贮藏与养护

【实训目的】

1. 熟悉中药饮片与中成药的贮藏与养护内容。

2. 学会填写中药饮片与中成药的养护检查记录表。

【实训任务】

1. 分组对饮片斗架内的中药饮片进行贮存与养护检查，并填写检查记录表。

2. 分组对中成药柜的中成药进行贮存与养护检查，并填写检查记录表。

【实训工具与材料】

1. 工具 饮片架、成药柜、戥秤。

2. 材料

（1）中药饮片 当归、党参、泽泻、黄芩、大黄、炙甘草、枸杞子、柏子仁、佩兰、薄荷、金银花、菊花、厚朴、肉桂、檀香、土鳖虫、蜈蚣、芒硝、冰片、龟甲胶。

（2）中成药 银翘解毒丸（蜜丸，每丸重9g）、香砂养胃丸（水丸，每瓶装40g）、六味地黄丸（浓缩丸，每丸重0.18g）、冰硼散（每瓶装3g）、板蓝根颗粒（每袋装5g）、穿心莲片（薄膜衣片，每片重0.25g）、西瓜霜清咽含片（薄膜衣片，每片重1.8g）、胃苏泡腾片（每片重2.3g）、脉血康肠溶片（每片重0.35g）、紫金锭（锭剂，每锭重0.3g）、川贝枇杷膏（煎膏剂，每瓶装100mL）、阿胶（胶剂，每盒装250g）、急支糖浆（糖浆剂，每瓶装100mL）、麝香壮骨膏（橡胶膏剂）、双黄连口服液（口服溶液剂，每支装10mL）、丹参滴丸（滴丸剂，每粒重35mg）、心脑康胶囊（胶囊剂，每粒装0.25g）、藿香正气软胶囊（软胶囊，每粒装0.45g）、国公酒（酒剂，每瓶装500mL）、复方土槿皮酊（酊剂，每瓶装15mL）、刺五加浸膏（浸膏剂，每瓶装50g）、镇江膏药（膏药，每张净重25g）、肿痛凝胶（凝胶剂，每瓶装30g）、烧伤止痛膏（软膏剂，每支装30g）、金银花露（露剂，每500g相当于金银花31.25g）、罗汉果茶（茶剂，每块重14g）、柴胡注射液（注射液，每支装2mL）、正红花油（搽剂，每瓶装5mL）、骨刺消痛涂膜剂（涂膜剂，每瓶装50g）、痔疮栓（栓剂，每粒重2g）、咽喉宁喷雾剂（喷雾剂，每瓶装20mL）、珍珠明目滴眼液（眼用制剂，每支装8mL）。

【实训操作】

1. 以小组为单位，随机检查模拟库房中饮片架上的10种饮片，对饮片的规格、数量、质量及贮存状况进行检查，针对存在的问题选择适当的养护方法进行养护，并按中药饮片养护检查记录表的项目进行记录。

2. 以小组为单位，随机检查模拟中成药库中的10种中成药，对中成药的剂型、数量、质量及贮存状况进行检查，分析存在的问题，选择适当的养护方法进行养护，并按中成药养护检查记录表的项目进行记录。

【实训报告】

1. 填写记录表 见表5-9-1、表5-9-2。

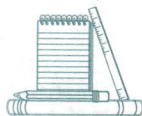

表 5-9-1　中药饮片养护检查记录表

序号	品名	数量	生产企业	生产批号	生产日期	质量状况	养护方法	养护人员	检查日期
1									
2									
3									
4									
5									
6									
7									
8									
9									
10									

表 5-9-2　中成药养护检查记录表

序号	品名	剂型	数量	生产企业	生产批号	生产日期	质量状况	养护方法	养护人员	检查日期
1										
2										
3										
4										
5										
6										
7										
8										
9										
10										

2. 讨论

（1）针对中药饮片、中成药检查中发现的质量问题进行分析，找出原因。

（2）将所检查药品重新进行模拟库房存放设计，使其更加符合养护需要及在库管理规定。

3. 实训成绩评价　教师按中药贮藏与养护实训成绩评价表评价，见表 5-9-3。

表 5-9-3　中药贮藏与养护实训成绩评价表

项目	评价要求	分值	得分
中药饮片养护检查记录表	每种中药饮片各项记录完整，得 3 分，每缺 1 项扣 0.5 分，每种中药饮片扣完为止，不倒扣	30	
中成药养护检查记录表	同上	30	
讨论问题（1）	分析正确、详细、透彻，得满分；对不合规定的酌情扣分；不分析者不得分	20	

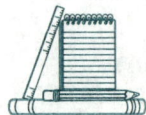

续表

项目	评价要求	分值	得分
讨论问题（2）	设计合理，会灵活运用所学，有自己独到见解得满分；其他酌情扣分	20	
总分		100	
教师评语		教师签字	

实训十　中药调剂技能比赛

【实训目的】

通过比赛掌握学生的中药调剂技能水平。

【实训任务】

1. 审方笔答。

2. 处方调配操作。

【实训工具与材料】

1. 工具　戥秤、门票、小包装纸、布袋、捆扎绳、纱布。

2. 材料　中药饮片 12 种、处方。

【实训操作】

1. 审方笔答　全班同学一起进行审方笔答，审查 2 个不合格处方，按要求在答题纸上写出答案，用时 10 分钟，见表 5–10–1。

表 5–10–1　审方答题纸

处方号	处方正文	回答问题
1	金银花 10g，细辛 6g，荆防 20g，三棱 9g，白附片 6g，清半夏 10g，牙硝 10g，象贝 6g，天花粉 6g，葛根 9g，甘草 6g 3 剂，水煎服	别名改正名 并开药处方应付 配伍禁忌 剂量问题 特殊处理 处方应付
2	党参 9g，白及 6g，二术 12g，白蔹 9g，甘遂 3g，硫黄 6g，元明粉 12g，粉草 6g，薏米 9g，陈皮 9g 3 剂，水煎服	别名改正名 并开药处方应付 配伍禁忌 剂量问题 特殊处理 处方应付

2. 调配处方　每人一个工位，用给定的处方，采用无斗抓药的方式，在规定时间内（15 分钟）完成处方调配及相关内容，包括准备、审方、对戥、调配、特殊处理、捣碎、用药交代等。

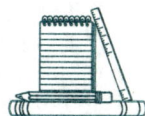

附：

处方 1

×××处方笺

科别　中医　　费别　医保　　2023 年 9 月 28 日

姓名	李×	性别	女	年龄	55	单位	×公司
病情及诊断： 脾胃虚弱，湿阻中焦 医师　韩平	Rp 茯苓 15g　　木香 10g　　苍白术 20g 厚朴 10g　　炙黄芪 10g　　砂仁 6g　　陈皮 9g 枳壳 9g　　生赭石 20g　　滑石粉 10g　　粉草 6g 5 剂　　水煎服

金额：　　　审核：　　　调配：　　　复核：　　　发药：

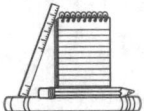

处方 2

×××处方笺

科别　中医　　费别　医保　　2023 年 9 月 28 日

姓名	王×	性别	男	年龄	49	单位	×公司
病情及诊断： 肝肾不足，瘀血阻滞 医师　韩平	Rp 丹参 10g　　红花 6g　　车前子 12g　　钩藤 6g 墨旱莲 10g　　桑椹 12g　　赤白芍 20g　　枣皮 10g 生磁石 20g　　元胡 6g　　五味子 10g 5 剂　　水煎服

金额：　　　审核：　　　调配：　　　复核：　　　发药：

处方 3

×××处方笺

科别　中医　　费别　医保　　2023 年 9 月 28 日

姓名	赵×	性别	女	年龄	55	单位	×公司
病情及诊断： 感冒咳嗽 医师　韩平	Rp 霜桑叶 10g　　连翘 12g　　生石膏 20g　　射干 10g 二母 20g　　菊花 6g　　苦杏仁 6g　　胡黄连 10g 旋覆花 6g　　桔梗 12g　　化橘红 10g 3 剂　　水煎服

金额：　　　审核：　　　调配：　　　复核：　　　发药：

处方 4

×××处方笺

科别	中医	费别	医保	2023 年 9 月 28 日			
姓名	李×	性别	女	年龄	55	单位	×公司

病情及诊断：	Rp
肺热咳嗽	南北沙参 20g　　黄芩 10g　　生石膏 20g　　鱼腥草 9g
	知母 10g　　　远志 6g　　　款冬花 10g　　薄荷 6g
医师　韩平	葶苈子 12g　　板蓝根 15g　　牛蒡子 10g
	5 剂　　水煎服

金额：　　审核：　　调配：　　复核：　　发药：

【评分标准】

教师按中药调剂技能考核表评价，见表 5-10-2。

表 5-10-2　中药调剂技能考核表

项目	要求与扣分标准	扣分项目	得分
1.审核处方（10分）	赛前单独进行，计算机系统阅卷评分		
2.验戥准备（5分）	着装（束紧袖口）戴帽（前面不露头发），衣帽整洁，双手清洁、指甲合格，得1分，否则扣1分		
	检查戥盘是否洁净，审慎、包装纸整齐放置，得1分，否则扣1分		
	持戥（左手持戥，手心向上），查戥，校戥（面向顾客，左手不挨戥），得3分，否则扣3分		
3.分戥称量（5分）	调配时逐剂减戥称量的得5分；一次未减戥称量或大把抓药或总量称定后凭经验估分的扣1分		
4.按序调配、单味分列（10分）	按序调配、单味分列、无混杂、无散落、无遗漏、无错配等现象的得10分；称量排放顺序混乱的扣1分；药物混杂的扣1分；药物撒在台面上未捡回或撒在地上的扣1分；每缺1味，扣5分；抓错一味药，调配不得分（扣10分）		
5.单包注明（5分）	应先煎、后下等特殊药物按规定单包并注明的得5分；脚注处理错误或未单包的扣5分，单包后未注明或标注错误的错一项扣1分		
6.复核装袋（10分）	处方调配完毕后看方对药，认真核对，确认无误后装袋折口，处方签字、药袋上注明考号的得10分；核对不认真，没有看方对药的扣1分；存在缺味、错配现象没有发现的扣5分；装袋后未折口的扣1分，处方签字（大药袋写患者姓名、性别、年龄）不合要求的扣1分，药袋未标注工位号的扣1分		
7.发药交代（5分）	发药交代的内容（煎煮器具、加水量、浸泡时间、煎药时间、饮食禁忌等）均按要求在药袋上注明的得5分；未注明的扣5分；标注时有漏项的每项扣1分		
8.及时清场（5分）	调配工作完成后及时清场，做到物归原处、清洁戥盘、戥秤复原、工作台整洁的得5分。戥盘未清洁扣1分；戥秤未复原扣1分；工作台不整洁扣2分，中药撒落不清理扣1分		
9.总量误差率（15分）	低于±1.00%的，得15分；±（1.01%～2.00%）的，扣3分（得12分）；±（2.01%～3.00%）的，扣6分（得9分）；±（3.01%～4.00%）的，扣9分（得6分）；±（4.01%～5.00%）的，扣12分（得3分）；超过±5.00%的不得分		

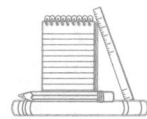

项目	要求与扣分标准	扣分项目	得分
10. 单剂最大误差率（15分）	低于 ± 1.00% 的，得 15 分；±（1.01%～2.00%）的，扣 3 分（得 12 分）；±（2.01%～3.00%）的，扣 6 分（得 9 分）；±（3.01%～4.00%）的，扣 9 分（得 6 分）；±（4.01%～5.00%）的，扣 12 分（得 3 分）；超过 ± 5.00% 的不得分		
11. 调配时间（15分）	在 9 分钟内完成的，得 15 分；在 9.01～10 分钟内完成的，得 14 分；在 10.01～11 分钟内完成的，得 13 分；在 11.01～12 分钟内完成的，得 12 分；在 12.01～13 分钟内完成的，得 11 分；在 13.01～14 分钟内完成的，得 10 分；在 14.01～15 分钟内完成的，得 5 分；超过 15 分钟，调配不得分		
合计			

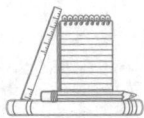

附录一 处方管理办法

第一章 总则

第一条 为规范处方管理，提高处方质量，促进合理用药，保障医疗安全，根据《执业医师法》《药品管理法》《医疗机构管理条例》《麻醉药品和精神药品管理条例》等有关法律、法规，制定本办法。

第二条 本办法所称处方，是指由注册的执业医师和执业助理医师（以下简称医师）在诊疗活动中为患者开具的、由取得药学专业技术职务任职资格的药学专业技术人员（以下简称药师）审核、调配、核对，并作为患者用药凭证的医疗文书。处方包括医疗机构病区用药医嘱单。

本办法适用于与处方开具、调剂、保管相关的医疗机构及其人员。

第三条 卫生部负责全国处方开具、调剂、保管相关工作的监督管理。

县级以上地方卫生行政部门负责本行政区域内处方开具、调剂、保管相关工作的监督管理。

第四条 医师开具处方和药师调剂处方应当遵循安全、有效、经济的原则。

处方药应当凭医师处方销售、调剂和使用。

第二章 处方管理的一般规定

第五条 处方标准（附件 1）由卫生部统一规定，处方格式由省、自治区、直辖市卫生行政部门（以下简称省级卫生行政部门）统一制定，处方由医疗机构按照规定的标准和格式印制。

第六条 处方书写应当符合下列规则：

（一）患者一般情况、临床诊断填写清晰、完整，并与病历记载相一致。

（二）每张处方限于一名患者用药。

（三）字迹清楚，不得涂改；如需修改，应当在修改处签名并注明修改日期。

（四）药品名称应当使用规范的中文名称书写，没有中文名称的可以使用规范的英文名称书写；医疗机构或者医师、药师不得自行编制药品缩写名称或者使用代号；书写药品名称、剂量、规格、用法、用量要准确规范，药品用法可用规范的中文、英文、拉丁文或者缩写体书写，但不得使用"遵医嘱""自用"等含混不清字句。

（五）患者年龄应当填写实足年龄，新生儿、婴幼儿写日、月龄，必要时要注明体重。

（六）西药和中成药可以分别开具处方，也可以开具一张处方，中药饮片应当单独开具处方。

（七）开具西药、中成药处方，每一种药品应当另起一行，每张处方不得超过 5 种药品。

（八）中药饮片处方的书写，一般应当按照"君、臣、佐、使"的顺序排列；调剂、煎煮的特殊要求注明在药品右上方，并加括号，如布包、先煎、后下等；对饮片的产地、炮制有特殊要求的，应当在药品名称之前注明。

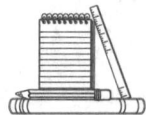

（九）药品用法用量应当按照药品说明书规定的常规用法用量使用，特殊情况需要超剂量使用时，应当注明原因并再次签名。

（十）除特殊情况外，应当注明临床诊断。

（十一）开具处方后的空白处画一斜线以示处方完毕。

（十二）处方医师的签名式样和专用签章应当与院内药学部门留样备查的式样相一致，不得任意改动，否则应当重新登记留样备案。

第七条　药品剂量与数量用阿拉伯数字书写。剂量应当使用法定剂量单位：重量以克（g）、毫克（mg）、微克（μg）、纳克（ng）为单位；容量以升（L）、毫升（mL）为单位；国际单位（IU）、单位（U）；中药饮片以克（g）为单位。

片剂、丸剂、胶囊剂、颗粒剂分别以片、丸、粒、袋为单位；溶液剂以支、瓶为单位；软膏及乳膏剂以支、盒为单位；注射剂以支、瓶为单位，应当注明含量；中药饮片以剂为单位。

第三章　处方权的获得

第八条　经注册的执业医师在执业地点取得相应的处方权。

经注册的执业助理医师在医疗机构开具的处方，应当经所在执业地点执业医师签名或加盖专用签章后方有效。

第九条　经注册的执业助理医师在乡、民族乡、镇、村的医疗机构独立从事一般的执业活动，可以在注册的执业地点取得相应的处方权。

第十条　医师应当在注册的医疗机构签名留样或者专用签章备案后，方可开具处方。

第十一条　医疗机构应当按照有关规定，对本机构执业医师和药师进行麻醉药品和精神药品使用知识和规范化管理的培训。执业医师经考核合格后取得麻醉药品和第一类精神药品的处方权，药师经考核合格后取得麻醉药品和第一类精神药品调剂资格。

医师取得麻醉药品和第一类精神药品处方权后，方可在本机构开具麻醉药品和第一类精神药品处方，但不得为自己开具该类药品处方。药师取得麻醉药品和第一类精神药品调剂资格后，方可在本机构调剂麻醉药品和第一类精神药品。

第十二条　试用期人员开具处方，应当经所在医疗机构有处方权的执业医师审核并签名或加盖专用签章后方有效。

第十三条　进修医师由接收进修的医疗机构对其胜任本专业工作的实际情况进行认定后授予相应的处方权。

第四章　处方的开具

第十四条　医师应当根据医疗、预防、保健需要，按照诊疗规范、药品说明书中的药品适应证、药理作用、用法、用量、禁忌、不良反应和注意事项等开具处方。

开具医疗用毒性药品、放射性药品的处方应当严格遵守有关法律、法规和规章的规定。

第十五条　医疗机构应当根据本机构性质、功能、任务，制定药品处方集。

第十六条　医疗机构应当按照经药品监督管理部门批准并公布的药品通用名称购进药品。同一通用名称药品的品种，注射剂型和口服剂型各不得超过2种，处方组成类同的复方制剂1～2种。因特殊诊疗需要使用其他剂型和剂量规格药品的情况除外。

第十七条　医师开具处方应当使用经药品监督管理部门批准并公布的药品通用名称、新活性化合物的专利药品名称和复方制剂药品名称。

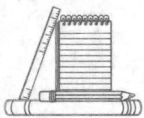

医师开具院内制剂处方时应当使用经省级卫生行政部门审核、药品监督管理部门批准的名称。

医师可以使用由卫生部公布的药品习惯名称开具处方。

第十八条 处方开具当日有效。特殊情况下需延长有效期的，由开具处方的医师注明有效期限，但有效期最长不得超过 3 天。

第十九条 处方一般不得超过 7 日用量；急诊处方一般不得超过 3 日用量；对于某些慢性病、老年病或特殊情况，处方用量可适当延长，但医师应当注明理由。

医疗用毒性药品、放射性药品的处方用量应当严格按照国家有关规定执行。

第二十条 医师应当按照卫生部制定的麻醉药品和精神药品临床应用指导原则，开具麻醉药品、第一类精神药品处方。

第二十一条 门（急）诊癌症疼痛患者和中、重度慢性疼痛患者需长期使用麻醉药品和第一类精神药品的，首诊医师应当亲自诊查患者，建立相应的病历，要求其签署"知情同意书"。

病历中应当留存下列材料复印件：

（一）二级以上医院开具的诊断证明。

（二）患者户籍簿、身份证或者其他相关有效身份证明文件。

（三）为患者代办人员身份证明文件。

第二十二条 除需长期使用麻醉药品和第一类精神药品的门（急）诊癌症疼痛患者和中、重度慢性疼痛患者外，麻醉药品注射剂仅限于医疗机构内使用。

第二十三条 为门（急）诊患者开具的麻醉药品注射剂，每张处方为一次常用量；控缓释制剂，每张处方不得超过 7 日常用量；其他剂型，每张处方不得超过 3 日常用量。

第一类精神药品注射剂，每张处方为一次常用量；控缓释制剂，每张处方不得超过 7 日常用量；其他剂型，每张处方不得超过 3 日常用量。哌醋甲酯用于治疗儿童多动症时，每张处方不得超过 15 日常用量。

第二类精神药品一般每张处方不得超过 7 日常用量；对于慢性病或某些特殊情况的患者，处方用量可以适当延长，医师应当注明理由。

第二十四条 为门（急）诊癌症疼痛患者和中、重度慢性疼痛患者开具的麻醉药品、第一类精神药品注射剂，每张处方不得超过 3 日常用量；控缓释制剂，每张处方不得超过 15 日常用量；其他剂型，每张处方不得超过 7 日常用量。

第二十五条 为住院患者开具的麻醉药品和第一类精神药品处方应当逐日开具，每张处方为 1 日常用量。

第二十六条 对于需要特别加强管制的麻醉药品，盐酸二氢埃托啡处方为一次常用量，仅限于二级以上医院内使用；盐酸哌替啶处方为一次常用量，仅限于医疗机构内使用。

第二十七条 医疗机构应当要求长期使用麻醉药品和第一类精神药品的门（急）诊癌症患者和中、重度慢性疼痛患者，每 3 个月复诊或者随诊一次。

第二十八条 医师利用计算机开具、传递普通处方时，应当同时打印出纸质处方，其格式与手写处方一致；打印的纸质处方经签名或者加盖签章后有效。药师核发药品时，应当核对打印的纸质处方，无误后发给药品，并将打印的纸质处方与计算机传递处方同时收存备查。

第五章 处方的调剂

第二十九条 取得药学专业技术职务任职资格的人员方可从事处方调剂工作。

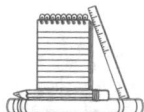

第三十条 药师在执业的医疗机构取得处方调剂资格。药师签名或者专用签章式样应当在本机构留样备查。

第三十一条 具有药师以上专业技术职务任职资格的人员负责处方审核、评估、核对、发药以及安全用药指导；药士从事处方调配工作。

第三十二条 药师应当凭医师处方调剂处方药品，非经医师处方不得调剂。

第三十三条 药师应当按照操作规程调剂处方药品：认真审核处方，准确调配药品，正确书写药袋或粘贴标签，注明患者姓名和药品名称、用法、用量，包装；向患者交付药品时，按照药品说明书或者处方用法，进行用药交待与指导，包括每种药品的用法、用量、注意事项等。

第三十四条 药师应当认真逐项检查处方前记、正文和后记书写是否清晰、完整，并确认处方的合法性。

第三十五条 药师应当对处方用药适宜性进行审核，审核内容包括：

（一）规定必须做皮试的药品，处方医师是否注明过敏试验及结果的判定。

（二）处方用药与临床诊断的相符性。

（三）剂量、用法的正确性。

（四）选用剂型与给药途径的合理性。

（五）是否有重复给药现象。

（六）是否有潜在临床意义的药物相互作用和配伍禁忌。

（七）其他用药不适宜情况。

第三十六条 药师经处方审核后，认为存在用药不适宜时，应当告知处方医师，请其确认或者重新开具处方。

药师发现严重不合理用药或者用药错误，应当拒绝调剂，及时告知处方医师，并应当记录，按照有关规定报告。

第三十七条 药师调剂处方时必须做到"四查十对"：查处方，对科别、姓名、年龄；查药品，对药名、剂型、规格、数量；查配伍禁忌，对药品性状、用法用量；查用药合理性，对临床诊断。

第三十八条 药师在完成处方调剂后，应当在处方上签名或者加盖专用签章。

第三十九条 药师应当对麻醉药品和第一类精神药品处方，按年月日逐日编制顺序号。

第四十条 药师对于不规范处方或者不能判定其合法性的处方，不得调剂。

第四十一条 医疗机构应当将本机构基本用药供应目录内同类药品相关信息告知患者。

第四十二条 除麻醉药品、精神药品、医疗用毒性药品和儿科处方外，医疗机构不得限制门诊就诊人员持处方到药品零售企业购药。

第六章 监督管理

第四十三条 医疗机构应当加强对本机构处方开具、调剂和保管的管理。

第四十四条 医疗机构应当建立处方点评制度，填写处方评价表（附件2），对处方实施动态监测及超常预警，登记并通报不合理处方，对不合理用药及时予以干预。

第四十五条 医疗机构应当对出现超常处方3次以上且无正当理由的医师提出警告，限制其处方权；限制处方权后，仍连续2次以上出现超常处方且无正当理由的，取消其处方权。

第四十六条 医师出现下列情形之一的，处方权由其所在医疗机构予以取消：

（一）被责令暂停执业。

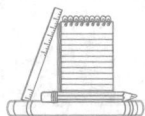

（二）考核不合格离岗培训期间。

（三）被注销、吊销执业证书。

（四）不按照规定开具处方，造成严重后果的。

（五）不按照规定使用药品，造成严重后果的。

（六）因开具处方牟取私利。

第四十七条　未取得处方权的人员及被取消处方权的医师不得开具处方。未取得麻醉药品和第一类精神药品处方资格的医师不得开具麻醉药品和第一类精神药品处方。

第四十八条　除治疗需要外，医师不得开具麻醉药品、精神药品、医疗用毒性药品和放射性药品处方。

第四十九条　未取得药学专业技术职务任职资格的人员不得从事处方调剂工作。

第五十条　处方由调剂处方药品的医疗机构妥善保存。普通处方、急诊处方、儿科处方保存期限为1年，医疗用毒性药品、第二类精神药品处方保存期限为2年，麻醉药品和第一类精神药品处方保存期限为3年。

处方保存期满后，经医疗机构主要负责人批准、登记备案，方可销毁。

第五十一条　医疗机构应当根据麻醉药品和精神药品处方开具情况，按照麻醉药品和精神药品品种、规格对其消耗量进行专册登记，登记内容包括发药日期、患者姓名、用药数量。专册保存期限为3年。

第五十二条　县级以上地方卫生行政部门应当定期对本行政区域内医疗机构处方管理情况进行监督检查。

县级以上卫生行政部门在对医疗机构实施监督管理过程中，发现医师出现本办法第四十六条规定情形的，应当责令医疗机构取消医师处方权。

第五十三条　卫生行政部门的工作人员依法对医疗机构处方管理情况进行监督检查时，应当出示证件；被检查的医疗机构应当予以配合，如实反映情况，提供必要的资料，不得拒绝、阻碍、隐瞒。

第七章　法律责任

第五十四条　医疗机构有下列情形之一的，由县级以上卫生行政部门按照《医疗机构管理条例》第四十八条的规定，责令限期改正，并可处以5000元以下的罚款；情节严重的，吊销其"医疗机构执业许可证"：

（一）使用未取得处方权的人员、被取消处方权的医师开具处方的。

（二）使用未取得麻醉药品和第一类精神药品处方资格的医师开具麻醉药品和第一类精神药品处方的。

（三）使用未取得药学专业技术职务任职资格的人员从事处方调剂工作的。

第五十五条　医疗机构未按照规定保管麻醉药品和精神药品处方，或者未依照规定进行专册登记的，按照《麻醉药品和精神药品管理条例》第七十二条的规定，由设区的市级卫生行政部门责令限期改正，给予警告；逾期不改正的，处5000元以上1万元以下的罚款；情节严重的，吊销其印鉴卡；对直接负责的主管人员和其他直接责任人员，依法给予降级、撤职、开除的处分。

第五十六条　医师和药师出现下列情形之一的，由县级以上卫生行政部门按照《麻醉药品和精神药品管理条例》第七十三条的规定予以处罚：

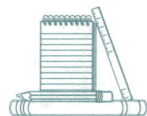

（一）未取得麻醉药品和第一类精神药品处方资格的医师擅自开具麻醉药品和第一类精神药品处方的。

（二）具有麻醉药品和第一类精神药品处方医师未按照规定开具麻醉药品和第一类精神药品处方，或者未按照卫生部制定的麻醉药品和精神药品临床应用指导原则使用麻醉药品和第一类精神药品的。

（三）药师未按照规定调剂麻醉药品、精神药品处方的。

第五十七条　医师出现下列情形之一的，按照《执业医师法》第三十七条的规定，由县级以上卫生行政部门给予警告或者责令暂停六个月以上一年以下执业活动；情节严重的，吊销其执业证书：

（一）未取得处方权或者被取消处方权后开具药品处方的。

（二）未按照本办法规定开具药品处方的。

（三）违反本办法其他规定的。

第五十八条　药师未按照规定调剂处方药品，情节严重的，由县级以上卫生行政部门责令改正、通报批评，给予警告；并由所在医疗机构或者其上级单位给予纪律处分。

第五十九条　县级以上地方卫生行政部门未按照本办法规定履行监管职责的，由上级卫生行政部门责令改正。

第八章　附　则

第六十条　乡村医生按照《乡村医生从业管理条例》的规定，在省级卫生行政部门制定的乡村医生基本用药目录范围内开具药品处方。

第六十一条　本办法所称药学专业技术人员，是指按照卫生部《卫生技术人员职务试行条例》规定，取得药学专业技术职务任职资格人员，包括主任药师、副主任药师、主管药师、药师、药士。

第六十二条　本办法所称医疗机构，是指按照《医疗机构管理条例》批准登记的从事疾病诊断、治疗活动的医院、社区卫生服务中心（站）、妇幼保健院、卫生院、疗养院、门诊部、诊所、卫生室（所）、急救中心（站）、专科疾病防治院（所、站）以及护理院（站）等医疗机构。

第六十三条　本办法自 2007 年 5 月 1 日起施行。《处方管理办法（试行）》（卫医发〔2004〕269 号）和《麻醉药品、精神药品处方管理规定》（卫医发〔2005〕436 号）同时废止。

附件 1　处方标准

一、处方内容

1. 前记　包括医疗机构名称、费别、患者姓名、性别、年龄、门诊或住院病历号，科别或病区和床位号、临床诊断、开具日期等。可添列特殊要求的项目。

麻醉药品和第一类精神药品处方还应当包括患者身份证明编号，代办人姓名、身份证明编号。

2. 正文　以 Rp 或 R（拉丁文 Recipe "请取"的缩写）标示，分列药品名称、剂型、规格、数量、用法用量。

3. 后记　医师签名或者加盖专用签章，药品金额以及审核、调配，核对、发药药师签名或

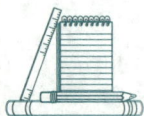

者加盖专用签章。

二、处方颜色

1. 普通处方的印刷用纸为白色。
2. 急诊处方印刷用纸为淡黄色，右上角标注"急诊"。
3. 儿科处方印刷用纸为淡绿色，右上角标注"儿科"。
4. 麻醉药品和第一类精神药品处方印刷用纸为淡红色，右上角标注"麻、精一"。
5. 第二类精神药品处方印刷用纸为白色，右上角标注"精二"。

附件 2 处方评价表

医疗机构名称：

填表人：   填表日期：

表1

序号	处方日期（年 月 日）	年龄（岁）	药品品种	抗菌药（0/1）	注射剂（0/1）	基本药物品种数	药品通用名数	处方金额	诊断
1									
2									
3									
4									
5									
6									
7									
8									
9									
10									
11									
12									
13									
14									
15									
16									
17									
18									
19									
20									
21									
22									
23									

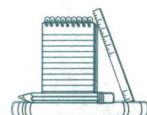

续表

序号	处方日期 （年 月 日）	年龄 （岁）	药品 品种	抗菌药 （0/1）	注射剂 （0/1）	基本药物 品种数	药品通 用名数	处方 金额	诊断
24									
25									
26									
27									
28									
29									
30									
总计			A=	C=	E=	G=	I=	K=	
平均			B=					L=	
%				D=	F=	H=	J=		

注：有＝1，无＝0；结果保留小数点后一位。

A.用药品种总数；B.平均每张处方用药品种数＝A/30；C.使用抗菌药的处方数；D.抗菌药使用百分率＝C/30；E.使用注射剂的处方数；F.注射剂使用百分率＝E/30；G.处方中基本药物品种总数；H.基本药物占处方用药的百分率＝G/A；I.处方中使用药品通用名总数；J.药品通用名占处方用药的百分率＝I/A；K.处方总金额；L.平均每张处方金额＝K/30。

表 2

序号	就诊时间 （分钟）	发药交 代时间 （秒）	处方用药 品种数	实发处方药 品数	标签标示完整的 药品数	患者是否了解全部 处方药用法 （0/1）
1						
2						
3						
4						
5						
6						
7						
8						
9						
10						
11						
12						
13						
14						
15						
16						
17						
18						
19						

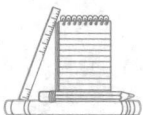

续表

序号	就诊时间（分钟）	发药交代时间（秒）	处方用药品种数	实发处方药品数	标签标示完整的药品数	患者是否了解全部处方药用法（0/1）
20						
21						
22						
23						
24						
25						
26						
27						
28						
29						
30						
总计			C=	D=	F=	H=
平均	A=	B=				
%				E=	G=	I=

注：是＝1，否＝0。

A. 患者平均就诊时间；B. 患者取药时药师平均发药交代时间；C. 处方用药品种总数；D. 按处方实际调配药品数；E. 按处方实际调配药品的百分率 =D/C；F. 标签标示完整的药品数；G. 药品标示完整的百分率 =F/D；H. 能正确回答全部处方药用法的例数；I. 患者了解正确用法的百分率 =H/30。

表3

综合评价指标	本机构数	本地区平均数
每次就诊平均用药品种数		
就诊使用抗菌药的百分率	%	%
就诊使用注射剂的百分率	%	%
基本药物占处方用药的百分率	%	%
通用名药品占处方用药的百分率	%	%
平均处方金额	%	%
平均就诊时间	分钟	分钟
平均发药交代时间	秒	秒
按处方实际调配药品的百分率	%	%
药品标示完整的百分率	%	%
患者了解正确用法的百分率	%	%
有无本机构处方集和基本药物目录	有 / 无	

意见：

签名：

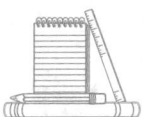

处方评价及填表说明：

1. 处方评价表是对医疗机构合理用药、处方管理、费用控制等情况实施的综合评价，可以由医疗机构对本机构药事管理整体情况实施评价，也可以对一名或者多名医师处方情况实施评价。卫生行政部门在对医疗机构实施监督管理过程中，也可以使用处方评价表对医疗机构药事管理情况实施评价。

2. 对本地区医疗机构实施群体评价时，可以在各医疗机构某一时段所有处方中随机抽取 30 例（张）处方进行分析评价；对某个医疗机构或者科室、医师的处方实施评价、比较时，应当随机抽取 100 例（张）处方进行分析评价。各医疗机构和各地卫生行政部门可以根据本机构和本地区实际情况，在处方评价表的基础上适当进行调整。

3. 表 1 中"药品品种""抗菌药（0/1）""注射剂（0/1）""基本药物品种数""药品通用名数""处方金额"均为每张处方的数据，其中，"基本药物品种数"为国家或者本省基本药物目录中的药物品种。

4. 填写表 2 时，可以从门诊取药患者中随机选取 30 位，由调查人员现场填写。

5. 表 3 中"本地区平均数"是指本地市或者本省医疗机构各项指标的平均值，计算方法为：随机抽取本地区 10 ~ 20 家医院，处方总量不少于 600 例（张）的平均值，即抽取 10 家医院时，每家医院随机抽取不少于 60 例（张）处方，抽取 20 家医院时，每家医院随机抽取不少于 30 例（张）处方。"意见"栏由医疗机构药事管理委员会或者卫生行政部门组织的药学专家，根据各项评价指标对医疗机构药事管理或者医师处方情况提出意见、建议，某项指标严重超常时，应当提出预警信息。

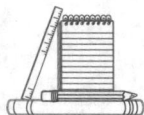

附录二　中药处方格式及书写规范

第一条　为规范中药处方管理，提高中药处方质量，根据《中华人民共和国药品管理法》《麻醉药品和精神药品管理条例》《处方管理办法》等国家有关法律法规，制定本规范。

第二条　本规范适用于与中药处方开具相关的中医医疗机构及其人员。

第三条　中药处方包括中药饮片处方、中成药（含医疗机构中药制剂，下同）处方，饮片与中成药应当分别单独开具处方。

第四条　国家中医药管理局负责全国中药处方书写相关工作的监督管理。

第五条　县级以上地方中医药管理部门负责本行政区域内中药处方书写相关工作的监督管理。

第六条　医疗机构药事管理委员会负责本医疗机构内中药处方书写的有关管理工作。

第七条　医师开具中药处方时，应当以中医药理论为指导，体现辨证论治和配伍原则，并遵循安全、有效、经济的原则。

第八条　中药处方应当包含以下内容：

（一）一般项目，包括医疗机构名称、费别、患者姓名、性别、年龄、门诊或住院病历号、科别或病区和床位号等。可添列特殊要求的项目。

（二）中医诊断，包括病名和证型（病名不明确的可不写病名），应填写清晰、完整，并与病历记载相一致。

（三）药品名称、数量、用量、用法，中成药还应当标明剂型、规格。

（四）医师签名和/或加盖专用签章、处方日期。

（五）药品金额，审核、调配、核对、发药药师签名和/或加盖专用签章。

第九条　中药饮片处方的书写，应当遵循以下要求：

（一）应当体现"君、臣、佐、使"的特点要求。

（二）名称应当按《中华人民共和国药典》规定准确使用，《中华人民共和国药典》没有规定的，应当按照本省（区、市）或本单位中药饮片处方用名与调剂给付的规定书写。

（三）剂量使用法定剂量单位，用阿拉伯数字书写，原则上应当以克（g）为单位，"g"（单位名称）紧随数值后。

（四）调剂、煎煮的特殊要求注明在药品右上方，并加括号，如打碎、先煎、后下等。

（五）对饮片的产地、炮制有特殊要求的，应当在药品名称之前写明。

（六）根据整张处方中药味多少选择每行排列的药味数，并原则上要求横排及上下排列整齐。

（七）中药饮片用法用量应当符合《中华人民共和国药典》规定，无配伍禁忌，有配伍禁忌和超剂量使用时，应当在药品上方再次签名。

（八）中药饮片剂数应当以"剂"为单位。

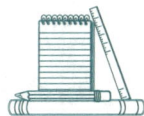

（九）处方用法用量紧随剂数之后，包括每日剂量、采用剂型（水煎煮、酒泡、打粉、制丸、装胶囊等）、每剂分几次服用、用药方法（内服、外用等）、服用要求（温服、凉服、顿服、慢服、饭前服、饭后服、空腹服等）等内容，例如："每日1剂，水煎400mL，分早晚两次空腹温服"。

（十）按毒麻药品管理的中药饮片的使用应当严格遵守有关法律、法规和规章的规定。

第十条　中成药处方的书写，应当遵循以下要求：

（一）按照中医诊断（包括病名和证型）结果，辨证或辨证辨病结合选用适宜的中成药。

（二）中成药名称应当使用经药品监督管理部门批准并公布的药品通用名称，院内中药制剂名称应当使用经省级药品监督管理部门批准的名称。

（三）用法用量应当按照药品说明书规定的常规用法用量使用，特殊情况需要超剂量使用时，应当注明原因并再次签名。

（四）片剂、丸剂、胶囊剂、颗粒剂分别以片、丸、粒、袋为单位，软膏及乳膏剂以支、盒为单位，溶液制剂、注射剂以支、瓶为单位，应当注明剂量。

（五）每张处方不得超过5种药品，每一种药品应当分行顶格书写，药性峻烈的或含毒性成分的药物应当避免重复使用，功能相同或基本相同的中成药不宜叠加使用。

（六）中药注射剂应单独开具处方。

第十一条　民族药处方格式及书写要求参照本规范执行。

第十二条　本规范由国家中医药管理局负责解释。

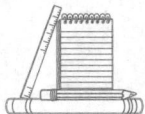

附录三　医疗机构中药煎药室管理规范

第一章　总则

第一条　为加强医疗机构中药煎药室规范化、制度化建设，保证中药煎药质量，根据有关法律、行政法规的规定，制定本规范。

第二条　本规范适用于开展中药煎药服务的各级各类医疗机构。

第二章　设施与设备要求

第三条　中药煎药室（以下称煎药室）应当远离各种污染源，周围的地面、路面、植被等应当避免对煎药造成污染。

第四条　煎药室的房屋和面积应当根据本医疗机构的规模和煎药量合理配置。工作区和生活区应当分开，工作区内应当设有储藏（药）、准备、煎煮、清洗等功能区域。

第五条　煎药室应当宽敞、明亮，地面、墙面、屋顶应当平整、洁净、无污染、易清洁，应当有有效的通风、除尘、防积水以及消防等设施，各种管道、灯具、风口以及其他设施应当避免出现不易清洁的部位。

第六条　煎药室应当配备完善的煎药设备设施，并根据实际需要配备储药设施、冷藏设施以及量杯（筒）、过滤装置、计时器、贮药容器、药瓶架等。

第七条　煎药工作台面应当平整、洁净。

煎药容器应当以陶瓷、不锈钢、铜等材料制作的器皿为宜，禁用铁制等易腐蚀器皿。

储药容器应当做到防尘、防霉、防虫、防鼠、防污染。用前应当严格消毒，用后应当及时清洗。

第三章　人员要求

第八条　煎药室应当由具备一定理论水平和实际操作经验的中药师具体负责煎药室的业务指导、质量监督及组织管理工作。

第九条　煎药人员应当经过中药煎药相关知识和技能培训并考核合格后方可从事中药煎药工作。

煎药工作人员需有计划地接受相关专业知识和操作技能的岗位培训。

第十条　煎药人员应当每年至少体检一次。传染病、皮肤病等患者和乙肝病毒携带者、体表有伤口未愈合者不得从事煎药工作。

第十一条　煎药人员应当注意个人卫生。煎药前要进行手的清洁，工作时应当穿戴专用的工作服并保持工作服清洁。

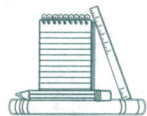

第四章　煎药操作方法

第十二条　煎药应当使用符合国家卫生标准的饮用水。待煎药物应当先行浸泡，浸泡时间一般不少于30分钟。

煎煮开始时的用水量一般以浸过药面2～5cm为宜，花、草类药物或煎煮时间较长的应当酌量加水。

第十三条　每剂药一般煎煮两次，将两煎药汁混合后再分装。

煎煮时间应当根据方剂的功能主治和药物的功效确定。一般药物煮沸后再煎煮20～30分钟；解表类、清热类、芳香类药物不宜久煎，煮沸后再煎煮15～20分钟；滋补药物先用武火煮沸后，改用文火慢煎40～60分钟。药剂第二煎的煎煮时间应当比第一煎的时间略缩短。

煎药过程中要搅拌药料2～3次。搅拌药料的用具应当以陶瓷、不锈钢、铜等材料制作的棍棒为宜，搅拌完一药料后应当清洗再搅拌下一药料。

第十四条　煎药量应当根据儿童和成人分别确定。儿童每剂一般煎至100～300mL，成人每剂一般煎至400～600mL，一般每剂按两份等量分装，或遵医嘱操作。

第十五条　凡注明有先煎、后下、另煎、烊化、包煎、煎汤代水等特殊要求的中药饮片，应当按照要求或医嘱操作。

（一）先煎药应当煮沸10～15分钟后，再投入其他药料同煎（已先行浸泡）。

（二）后下药应当在第一煎药料即将煎至预定量时，投入同煎5～10分钟。

（三）另煎药应当切成小薄片，煎煮约2小时，取汁；另炖药应当切成薄片，放入有盖容器内加入冷水（一般为药量的10倍左右）隔水炖2～3小时，取汁。此类药物的原处方如系复方，则所煎（炖）得的药汁还应当与方中其他药料所煎得的药汁混匀后，再行分装。某些特殊药物可根据药性特点具体确定煎（炖）药时间（用水适量）。

（四）溶化药（烊化）应当在其他药煎至预定量并去渣后，将其置于药液中，微火煎药，同时不断搅拌，待需溶化的药溶解即可。

（五）包煎药应当装入包煎袋闭合后，再与其他药物同煎。包煎袋材质应符合药用要求（对人体无害）并有滤过功能。

（六）煎汤代水药应当将该类药物先煎15～25分钟，去渣、过滤、取汁，再与方中其他药料同煎。

（七）对于久煎、冲服、泡服等有其他特殊煎煮要求的药物，应当按相应的规范操作。

先煎药、后下药、另煎或另炖药、包煎药、煎汤代水药在煎煮前均应当先行浸泡，浸泡时间一般不少于30分钟。

第十六条　药料应当充分煎透，做到无糊状块、无白心、无硬心。

煎药时应当防止药液溢出、煎干或煮焦。煎干或煮焦者禁止药用。

第十七条　内服药与外用药应当使用不同的标识区分。

第十八条　煎煮好的药液应当装入经过清洗和消毒并符合盛放食品要求的容器内，严防污染。

第十九条　使用煎药机煎煮中药，煎药机的煎药功能应当符合本规范的相关要求。应当在常压状态煎煮药物，煎药温度一般不超过100℃。煎出的药液量应当与方剂的剂量相符，分装剂量应当均匀。

第二十条　包装药液的材料应当符合药品包装材料国家标准。

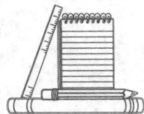

第五章 煎药室的管理

第二十一条 煎药室应当由药剂部门统一管理。药剂部门应有专人负责煎药室的组织协调和管理工作。

第二十二条 药剂部门应当根据本单位的实际情况制定相应的煎药室工作制度和相关设备的标准化操作程序（SOP），工作制度、操作程序应当装订成册并张挂在煎药室的适宜位置，严格执行。

第二十三条 煎药人员在领药、煎药、装药、送药、发药时应当认真核对处方（或煎药凭证）有关内容，建立收发记录，内容真实、记录完整。

每方（剂）煎药应当有一份反映煎药各个环节的操作记录。记录应保持整洁，内容真实、数据完整。

第二十四条 急煎药物应在 2 小时内完成，要建立中药急煎制度并规范急煎记录。

第二十五条 煎药设备设施、容器使用前应确保清洁，要有清洁规程和每日清洁记录。用于清扫、清洗和消毒的设备、用具应放置在专用场所妥善保管。

煎药室应当定期消毒。洗涤剂、消毒剂品种应定期更换，符合《食品工具、设备用洗涤卫生标准》（GB 14930.1）和《食品工具、设备用洗涤消毒剂卫生标准》（GB 14930.2）等有关卫生标准和要求，不得对设备和药物产生腐蚀和污染。

第二十六条 传染病患者的盛药器具原则上应当使用一次性用品，用后按照医疗废物进行管理和处置。不具备上述条件的，对重复使用的盛药器具应当加强管理，固定专人使用，且严格消毒，防止交叉污染。

第二十七条 加强煎药的质量控制、监测工作。药剂科负责人应当定期（每季度至少一次）对煎药工作质量进行评估、检查，征求医护人员和住院患者意见，并建立质量控制、监测档案。

第六章 附 则

第二十八条 本规范自发布之日起施行，国家中医药管理局于 1997 年印发的《中药煎药室管理规范》同时废止。

第二十九条 本规范由国家中医药管理局负责解释。

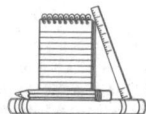

主要参考书目

［1］国家药典委员会.中华人民共和国药典［M］.北京：中国医药科技出版社，2020.

［2］徐德生，郭霞珍.中药学综合知识与技能［M］.8 版.北京：中国医药科技出版社，2020.

［3］中华人民共和国劳动和社会保障部教材办公室.国家职业标准（中药调剂员）［M］.北京：中国劳动社会保障出版社，2011.

［4］赵宝林，易东阳.中药调剂技术［M］.北京：中国中医药出版社，2018.

［5］翟华强，董志颖，郑敏霞.中药调剂学［M］.2 版.北京：中国中医药出版社，2020.

［6］蒋爱品.中药调剂技术［M］.北京：中国中医药出版社，2016.

［7］黄欣碧，傅红.中药调剂技术［M］.3 版.北京：中国医药科技出版社，2021.

［8］翟华强，黄辉，郑虎占.实用中药临床调剂技术［M］.北京：人民卫生出版社，2011.

［9］冷晓红.中药调剂技术［M］.南京：江苏教育出版社，2012.

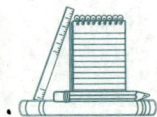

教材目录

注：凡标☆者为"十四五"职业教育国家规划教材。

序号	书名	主编		主编所在单位	
1	医古文	刘庆林	江 琼	湖南中医药高等专科学校	江西中医药高等专科学校
2	中医药历史文化基础	金 虹		四川中医药高等专科学校	
3	医学心理学	范国正		娄底职业技术学院	
4	中医适宜技术	肖跃红		南阳医学高等专科学校	
5	中医基础理论	陈建章	王敏勇	江西中医药高等专科学校	邢台医学院
6	中医诊断学	王农银	徐宜兵	遵义医药高等专科学校	江西中医药高等专科学校
7	中药学	李春巧	林海燕	山东中医药高等专科学校	滨州医学院
8	方剂学	姬水英	张 尹	渭南职业技术学院	保山中医药高等专科学校
9	中医经典选读	许 海	姜 侠	毕节医学高等专科学校	滨州医学院
10	卫生法规	张琳琳	吕 慕	山东中医药高等专科学校	山东医学高等专科学校
11	人体解剖学	杨 岚	赵 永	成都中医药大学	毕节医学高等专科学校
12	生理学	李开明	李新爱	保山中医药高等专科学校	济南护理职业学院
13	病理学	鲜于丽	李小山	湖北中医药高等专科学校	重庆三峡医药高等专科学校
14	药理学	李全斌	卫 昊	湖北中医药高等专科学校	陕西中医药大学
15	诊断学基础	杨 峥	姜旭光	保山中医药高等专科学校	山东中医药高等专科学校
16	中医内科学	王 飞	刘 菁	成都中医药大学	山东中医药高等专科学校
17	西医内科学	张新鹍	施德泉	山东中医药高等专科学校	江西中医药高等专科学校
18	中医外科学☆	谭 工	徐迎涛	重庆三峡医药高等专科学校	山东中医药高等专科学校
19	中医妇科学	周惠芳		南京中医药大学	
20	中医儿科学	孟陆亮	李 昌	渭南职业技术学院	南阳医学高等专科学校
21	西医外科学	王龙梅	熊 炜	山东中医药高等专科学校	湖南中医药高等专科学校
22	针灸学☆	甄德江	张海峡	邢台医学院	渭南职业技术学院
23	推拿学☆	涂国卿	张建忠	江西中医药高等专科学校	重庆三峡医药高等专科学校
24	预防医学☆	杨柳清	唐亚丽	重庆三峡医药高等专科学校	广东江门中医药职业学院
25	经络与腧穴	苏绪林		重庆三峡医药高等专科学校	
26	刺法与灸法	王允娜	景 政	甘肃卫生职业学院	山东中医药高等专科学校
27	针灸治疗☆	王德敬	胡 蓉	山东中医药高等专科学校	湖南中医药高等专科学校
28	推拿手法	张光宇	吴 涛	重庆三峡医药高等专科学校	河南推拿职业学院
29	推拿治疗	唐宏亮	汤群珍	广西中医药大学	江西中医药高等专科学校

序号	书 名	主 编		主编所在单位	
30	小儿推拿	吕美珍	张晓哲	山东中医药高等专科学校	邢台医学院
31	中医学基础	李勇华	杨 频	重庆三峡医药高等专科学校	甘肃卫生职业学院
32	方剂与中成药☆	王晓戎	张 彪	安徽中医药高等专科学校	遵义医药高等专科学校
33	无机化学	叶国华		山东中医药高等专科学校	
34	中药化学技术	方应权	赵 斌	重庆三峡医药高等专科学校	广东江门中医药职业学院
35	药用植物学☆	汪荣斌		安徽中医药高等专科学校	
36	中药炮制技术☆	张昌文	丁海军	湖北中医药高等专科学校	甘肃卫生职业学院
37	中药鉴定技术☆	沈 力	李 明	重庆三峡医药高等专科学校	济南护理职业学院
38	中药制剂技术	吴 杰	刘玉玲	南阳医学高等专科学校	娄底职业技术学院
39	中药调剂技术	赵宝林	杨守娟	安徽中医药高等专科学校	山东中医药高等专科学校
40	药事管理与法规	查道成	黄 娇	南阳医学高等专科学校	重庆三峡医药高等专科学校
41	临床医学概要	谭 芳	向 军	娄底职业技术学院	毕节医学高等专科学校
42	康复治疗基础	王 磊		南京中医药大学	
43	康复评定技术	林成杰	岳 亮	山东中医药高等专科学校	娄底职业技术学院
44	康复心理	彭咏梅		湖南中医药高等专科学校	
45	社区康复	陈丽娟		黑龙江中医药大学佳木斯学院	
46	中医养生康复技术	廖海清	艾 瑛	成都中医药大学附属医院针灸学校	江西中医药高等专科学校
47	药物应用护理	马瑜红		南阳医学高等专科学校	
48	中医护理	米健国		广东江门中医药职业学院	
49	康复护理	李为华	王 建	重庆三峡医药高等专科学校	山东中医药高等专科学校
50	传染病护理☆	汪芝碧	杨蓓蓓	重庆三峡医药高等专科学校	山东中医药高等专科学校
51	急危重症护理☆	邓 辉		重庆三峡医药高等专科学校	
52	护理伦理学☆	孙 萍	张宝石	重庆三峡医药高等专科学校	黔南民族医学高等专科学校
53	运动保健技术	潘华山		广东潮州卫生健康职业学院	
54	中医骨病	王卫国		山东中医药大学	
55	中医骨伤康复技术	王 轩		山西卫生健康职业学院	
56	中医学基础	秦生发		广西中医学校	
57	中药学☆	杨 静		成都中医药大学附属医院针灸学校	
58	推拿学☆	张美林		成都中医药大学附属医院针灸学校	